AF260419

ABREGÉ

DE L'HISTOIRE

DES

PLANTES USUELLES.

Dans lequel on donne leurs noms differens, François & Latins.

La maniere de s'en servir, la dose, & les principales compositions de Pharmacie, dans lesquelles elles sont employées.

Avec quelques observations de pratique sur leurs usages.

Par J. B. CHOMEL *Docteur Regent en la faculté de Medecine de Paris, de l'Academie Royale des sciences, & Conseiller Medecin ordinaire du Roy.*

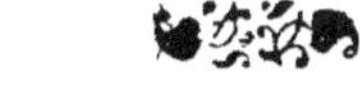

A PARIS.

Chez CHARLES OSMON, ruë Saint Jacques, à l'Ecu de France.

M. D. CC. XII.

AVEC PRIVILEGE DV ROY.

AVIS
AU LECTEUR.

L A diversité des Plantes est si
grande que la pluspart des jeunes gens qui s'appliquent à la Medecine, se rebutent de la Botanique presqu'aussitôt qu'ils commencent à s'y
appliquer. J'ay cru que le moyen de
les rappeller à une science si utile, étoit
de r'assembler dans un Jardin particulier celles d'entre les Plantes qui
fournissent la matiere des remedes que
nous employons avec le plus de succez dans la guerison des maladies ;
ces plantes que nous appellons Usuelles, n'excedent gueres le nombre de
quatre à cinq cent. Les Demonstrations que j'en fais depuis trois ans,
dans le Jardin que j'entretiens pour
cet effet, & le concours des Ecoliers
qui ont paru satisfaits de mes Leçons, m'ont determiné à faire imprimer cet abregé pour leur épargner la

peine d'écrire, & leur laisser plus de
temps pour examiner les Plantes avec
attention.

Ceux qui s'appliquent à l'Histoire
naturelle, & ceux qui sans faire pro-
fession de la Medecine, s'interessent à
la santé des malades en les assistant
de leur liberalitez & de leurs conseils,
trouveront dans cet ouvrage les vertus les plus éprouvées des Plantes qu
naissent dans nos bois & dans no
prairies ; lorsqu'ils auront appri
les connoître, ils auront la satis,
tion en se promenant à la Campag
de trouver à leurs pieds des secou
que la nature offre avec prodigalit
Ceux aussi qui voudront dresser d
Jardins de Plantes, pouront
faire sur le plan que je leur prese
te, dans lequel je me suis attaché
soulager autant la memoire qu'à co
duire le jugement, par l'ordre methou
que que j'ay observé dans leur arra
gement.

EXPLICATION

DES

NOMS ABREGE'S

Des Auteurs citez dans ce
Livre.

Ang. ANguillara, in Venegia 1561. in 8.

Alp. Alpini Dialogus de Balsamo, Venetiis
1594 in 4.

Alp. Ægipt. Alpinus de Plantis Ægipti Liber,
Venetis 1592 in 4,

Alp. Exot. Alpinus de Plantis Exoticis, Libri duo,
venetiis 1627 in 4

Bellon. Bellonius de Arboribus coniferis &c. Parisiis 1553 in 4.

Brunf. Othonis Brunfelsii, plantarum Historia,
Argentinæ 1538 in-folio.

C. B. Caspari Bauhini Pinax Theatri Botanici,
Basileæ 1671 in 4.

Cæsalp. Cæsalpinus de Plantis Libri xvi. Floren-
tiæ 1583 in 4.

Cam. Epit. Camerarius in epitome Mathioli
Francofurti ad Mænum 1588 in 4.

Clus. Hist. Caroli Clusii Atrebatis rariorum
plantarum Historia, Antuerpiæ 1601 in folio.

Clus. Exot. Ejusdem Liber de Plantis Exoticis,

Col. Fabij Columnæ, minus cognitarum stirpium Ecphrasis Romæ 1606 in 4.

Com. Præl. Caspari Commelini Præludia Bota-
nica, Lugduni Batavorum 1703.

Corn. Jacobi Cornuti planrarum Canaden-

EXPLICATION DES

um Historia Parisiis 1635 in 4.

Dale Samuelis Dale Pharmacologia: seu manu-
dućtio ad materiam medicam, Londini
1710 in 12.

Dod. Remberti Dodonæi stirpium Historiæ Pem-
ptades sex, Antuerpiæ 1616 in folio.

Ferr. Joan. Baptista Ferrarius Senensis S. J. de
Florum cultura Libri 4. Amstelodami 1646.

Fuchs. Fuchsii Historia plantarum Basileæ 1542
in folio.

Ger Joan. Gerardi Historia plantarum Angli-
ca, Londini 1597. in fol.

Gesn. Conradi Gesneri Tigurini Historia
plantarum Venetiis 1541 in 12.

Hern. Francisci Hernandes Plantarum Anima-
malium &c. Mexicanorum Historia à Nar-
do Antonio Recho digesta Romæ, 1651 in
folio.

Hort. Mal. Hortus Indicus Malabaricus per
Henricum Reed aliosque.

Hort. Lugd. Bat. Horti Academici Lugduno
Batavi Catalogus Anthore Paulo Herman-
no Lugduni batavorum 1687 in 8.

Hoffm. Caspari Hoffmanni Libri duo de Medi-
camentis Officinalibus Altorisii 1615 in 4.

J. B. Tom I. Part. 2 Tom. III. Part, 2, Joannes
Bauhinus plantarum Historiam edidit in
III Tomos digestam prima & tertia in duas
partes dividuntur Ebroduni 1590

Imper Ferrantis Imperati Neapolitani Histo
ria naturalis, Neapoli 1599 in fol.

Inst Institutiones Rei Herbariæ Jos Pitton Tour
nefort, Parisiis 1700

Lob, Obser. Adu. Mathiæ de Lobel plantarum
Historia cum Observationibus & Adversa
riis, Antuerpiæ 1576 in fol.

Lob. ic. Icones stirpium Mathiæ de Lobel Ai

NOMS ABREGE'ES.

tuerpiæ 1591 in 4.

Lugd. Dal. Historia Plantarum Dalechampi, Lugduni 1586 in fol.

Math. Petri Andreæ Mathioli Plantarum Historiæ commentaria in, folio venetiis.

Marcgr. Georgii Marcgravii de Liebstad rerum naturalium Brasiliæ Historia, Amstelodami 1648 in fol.

Mentz. Index nominum plantarum multilinguis, opera Christiani Mentzelij Berolini 1682 in fol.

Mor. Oxon. Plantarum Historia universalis Authore Roberto Morison, Oxonij 1680 in fol.

Mor. Vmb. Ejusdem plantarum Vmbelliferarum disttibutio nova Oxonij 1672 in fol.

Munt. Abrahami Muntingii Liber de vera Herba Britannica, Amstelodami 1681 in 4.

Park. Parkinsonij Theatrum Botanicum Londini 1629 in fol.

Pis. Guillelmi Pisonis de Indiæ utriusque Re naturali & medica Libri xiv Amstelodami 1658 in fol.

Plin. Caij Plinii secundi Historiæ mundi Libri xxxvii.

Pluk. Leonardi Plukenetii Phytographia, Londini 1661.1692 & 1696. in fol.

Raij Hist. Joannis Raij Historia Plantarum Londini 1693.

Ruel. Ruellius de natura stirpium Libri tres Parisiis 153 in fol.

Schrod. Joannis Schroderi Pharmacopæia medico Chimica, Lugduni 1649 in 4.

FIN.

DISCOURS

PRELIMINAIRE.

LE nombre prodigieux des Plantes qui ornent la furface de la terre, n'à pas été produit par l'Auteur de la nature pour embellir feulement fon ouvrage, & faire briller fa magnificence aux yeux des creatures, foit par l'inimitable varieté des couleurs, foit par la douceur des fruits ; l'ufage des Plantes eft encore plus noble & plus utile : elles nous montrent par leurs proprietez merveilleufes la puiffance & la bonté de nôtre Auteur ; & s'il à condamné le premier homme à fe procurer par un travail affidu les moyens de conferver fa vie, il luy à du-moins laiffé dans les productions de la nature une reffource confolante à fes maux.

Ses defcendans ont eu le même avantage, car ayant été obligez comme luy de cultiver la terre, pour y chercher une nourriture convenable, ils n'en ont pas feulement tiré des alimens capables de les raffafier, mais encore des fecours effi-

caces dans les maladies aux quelles ils
étoient devenus fujets, plus encore par
leur intemperance que par la foiblesse
de leur complexion. Ainsi les Plantes
ayant fourny la plufpart des alimens & des
remedes dont nos premiers Peres se font
servis, on peut avancer que la science
qui apprend à les connoître & à s'en fervir utilement, est aussi ancienne qu'elle
est necessaire à ceux qui font profes-
sion de conserver la santé des autres.

En effet on a toujours jugé qu'il étoit
du devoir des Medecins de s'appliquer
à l'etude des Plantes, & les Grands
hommes qui ont fondé nos universitez,
ont eu soin d'y entretenir des Jardins
pour la culture des simples & ont étably
des Profefleurs pour enseigner leurs noms
& leurs usages. Celuy de Paris est un des
plus confiderables de l'Europe de l'aveu
même des étrangers ; le nombre des
Plantes differentes qu'on y a élevé depuis cinquante ans excede celuy de dix
mille, l'art y sçait perfectionner la nature, ou y suppléer ; & cela par les soins
d'un des plus sçavans Botanistes de nôtre
siecle. (1)

(1) Monsieur Fagon, tendant du Jardin du
premier Medecin de Roy.
sa Majesté & sur-In-

La liberalité du Prince dont la santé luy à été confiée feconde fi bien fon attention pour le progrez de cette fcience, que nous luy avons l'obligation de trouver les plantes de l'un & de l'autre hemifphere dans un Jardin ou l'on peut en fe promenant s'épargner la peine de parcourir toutes les parties de l'Univers, & y admirer ce que la nature à produit de plus rare & de plus utile.

Mais comme dans l'arangement des Plantes de ce Jardin on à eu plus d'égard à leur culture & à l'ordre de leurs genres qu'à leurs ufages dans la Medecine, Monfieur Tournefort qui en étoit Profeffeur avoit formé le deffein de faire apres le cours public, des leçons particulieres dans lefquelles il auroit demontré les Plantes qui font en ufage, dans un Jardin qu'il vouloit entretenir à cet effet, fi les grans ouvrages qu'il avoit entrepris pour la perfection de la Botanique, luy en avoient permis l'execution. L'avantage que j'ay d'avoir été fon Difciple m'à engagé d'entrer dans fes veuës, & je m'y fuis d'autant plus volontiers determiné que les Statuts de la faculté de Medecine de Paris exigent que le Profeffeur des Plantes faffe dans les écoles la demonftration des drogues, apres en avoir expliqué les ufages. C'eft par ce

motif que m'étant trouvé dans cette place , j'ay commencé mes exercices dans
un Jardin que je cultive depuis longtems
pour mes propres obfervations fur les
plantes & apres les y avoir demontré fur
la terre , j'en ay fait voir les parties fêches
qui font employées dans la Pharmacie ,
auffi bien que les drogues étrangeres qui
fe tirent des vegetaux , afin de rappeller
dans la memoire de ceux qui affiftent
aux leçons publiques du Jardin Royal,
l'idée des Plantes ufuelles qui s'y trouvent mêlées avec quantité d'autres plus
curieufes qu'utiles. Ces demonftrations
ont paru d'autant plus commodes , qu'on
à trouvé dans la difpofition de mon Jardin le plan de toute la matiere medicinale , qui quoy que d'une vafte étenduë ,
s'y prefenteà l'imagination d'une maniere
fi claire & fi abregée qu'elle invite à fon
étude les jeunes gens, dont la plufpart fra-
pez par les decouvertes de l'Analyfe Chimique fur les animaux & fur les mineraux , & empottez par les charmes de la
nouveauté s'y abandõnent trop aifement,
& ne trouvent fouvent pas affez de loifir
pour s'appliquer à la connoiffance des vegetaux , qui fourniffent cependant les
plus utiles compofitions Galeniques &
Chimiques.

Il eft vray que les plantes formen la

partie la plus confuse de la matiere medi-
cale , & que c'eſt pour cela qu'elle à été
ſi negligée ; car il faut avoüer que la
diverſité des noms attachez à une même
plante , la mauvaiſe foy ou la credulité
de ceux qui ont authoriſé par leurs témoi-
gnages les vertus des plantes qu'ils n'a-
voient appris que par des rapports
ſuſpects ou incertains ; le peu d'exactitude avec laquelle Pline, Mathiole, Dalechamp, & quelques commentateurs de
Theophraſte & de Dioſcoride ont établi
les proprietez des ſimples, tout cela dis-
je à fait perdre à la Botanique ſon credit,
& à rebuté ceux qui ont voulu s'y atta-
cher. Mais ſi la Theorie de cette ſcience
à preſque été portée à ſon point de perfection dans le dernier ſiecle par Meſſieurs
Moriſon , Rivin , Grew, Malpighi , Rai,
Tournefort & quelques autres ; l'intereſt
public & l'honneur de la Medecine ne
doivent-ils pas nous engager preſentement à travailler à la pratique de
la Botanique , c'eſt à dire à verifier avec une ſcrupuleuſe exactitude un
grand nombre de vertus douteuſes trop
legerement attribuées à quelques plantes, & à mettre en uſage celles dont les
meilleurs praticiens conviennent univerſellement.

C'eſt dans cette veuë que j'ay fait plu-
ā iij

fieurs obfervations fur cettè matiere ;
dont j'en ay rapporté quelques-unes dans
cet abregé , & je les continuë tous les
jours pour en enrichir l'hiftoire generalle
de ces Plantes que j'efpere executer, fi le
Seigneur me conferve autant de fanté que
j'ay d'inclination pour la Botanique.
Comme il n'èft pas poffible qu'un feul
homme puiffe éprouver tout ce qu'il eft
à propos de verifier fur une matiere fi
étenduë ; j'exhorte ceux qui ont quelque
zéle pour le bien public , & pour le progrez de la Medecine , de me communiquer leurs remarques fur les ufages des
Plantes ; j'efpere qu'ils voudront bien
contribuer à la perfection d'un ouvrage
fi neceffaire , dans lequel je leur ren-
dray la juftice qu'ils meritent , en em-
ployant leurs noms, afin que la pofteri-
té fçache à qui elle à obligation de ces
découvertes.

Je ne doute point qu'entre les fçavans,
il n'y en ait plufieurs qui s'appliquent
particulierement à la connoiffance des
Plantes, & qui n'ayent au moins receüilli des relations fidelles fur leurs proprietez, dont ils fe feront affurez par leur
propre experience ; s'il y en a qui ayent
quelque traité complet fur cette matiere,
je les invite d'en faire part au public ,
j'en profiteray comme les autres pour

mon inſtruction ; je n'ay d'autre intention que de ramaſſer des faits bien authori-
ſez, car la pratique de la Botanique ne
doit pas être établie ſur des opinions &
des ſyſtemes, mais ſur des experiences
inconteſtables & univerſellement connuës
de tout le monde.

Il ſeroit à ſouhaitter que les Phiſiciens
repandus dans les differentes parties de
ce Royaume vouluſſent bien pour la
gloire de leur patrie travailler à l'hiſtoire naturelle de leur pays, & nous apprendre une infinité de choſes curieuſes &
utiles, leſquelles quoy que tres communes dans leurs Provinces, ſont ignorées
par tout ailleurs. Ceux qui n'auront pas
la facilité de les faire imprimer pouroient
m'adreſſer leurs memoires, ou à quelqu'amy à Paris, j'en ferois lecture dans
nos aſſemblées & lorſqu'ils ſeroient ju-
gez aſſez utiles pour les rendre publics on
en feroit mention dans l'hiſtoire de l'Academie Royalle des ſciences.

Pour l'execution de l'hiſtoire des Plantes uſuelles dont je preſente icy l'abregé ;
il ne me paroît pas neceſſaire de traiter
la methode de la Botanique qui regarde
l'établiſſement des genres de toutes les
Plantes en general plutoſt que leurs proprietez en particulier.

Nous regrettons encore le Botaniste il-
lustre (1) qui à traité cette matiere avec
beaucoup d'exactitude & de capacité.
D'ailleurs Monsieur Reneaume qui à été
chargé des manuscrits de Monsieur Tournefort, par l'extrait qu'il nous à donné
(2) des écrits de cet Auteur nous fait es-
perer qu'il avancera considerablement
l'histoire generalle des Plantes : C'est pour
le seconder que je luy ay offert le catalogue de celles qui naissent dans les montagnes d'Auvergne, dans le Bourbonnois
& dans les confins de ces Provinces, avec
les descriptions des moins communes
que j'y ay trouvé, & j'abandonne volontiers l'ouvrage particulier que j'avois dessein de donner sur ces plantes pour contribuer à l'histoire generalle que l'Academie à commencé, & à laquelle feu Messieurs Marchant & Dodart ont beaucoup
travaillé, & dont Monsieur Marchant le
fils est presentement chargé.

A l'égard de l'histoire particuliere des
plantes usuelles, celle que Monsieur
Tournefort à donné sur les plantes des
environs de Paris, m'à servi de modele,
soit par rapport à la Theorie qui regarde
l'intelligence des Auteurs & la connois-

(1) Monsieur Tour- | memoires de l'Acade-
fort. | mie des sciences année
(2) Voyez dans les | 1709, paage 315.

fance des plantes dont ils ont parlé ; foit par rapport à la pratique; c'eft a dire à l'application de ces mêmes plantes dans les maladies , & le choix de leurs proprietez les plus affurées.

Pour ce qui eft de la maniere dont on doit traitter chaque plante en particulier, il me paroift qu'avant de parler de fes ufages , il faut apprendre à la bien connoître, & fçavoir la diftinguer d'un autre plante qui lui reffemble , foit par fon port exterieur foit par quelqu'une de fes parties , & dont neanmoins les vertus font fouvent fort oppofées : Il feroit neceffaire pour cela d'en donner la figure, & d'y joindre une defcription affez étenduë pour faire remarquer les modifications que la figure ne peut reprefenter ; c'eft ce qu'on fe propofe de faire dans la fuite. Pour fuppléer aux figures & aux defcriptions que je n'ay pu mettre dans cet abregé , je me fuis attaché à choifir entre les Auteurs les plus connus dans la Botanique , ceux qui ont donné les meilleures figures, & les defcriptions les plus complettes ; & j'ay cité le plus correctement qu'il m'à été poffible les differens noms qu'ils ont impofé à chaque plante. Apres tout ce petit ouvrage pour être plus parfait fuppofe les demonftrations particulieres que je feray de ces plantes au Printems & en Eté, faifons favorable dans lesquelles on pourra les examiner dés leur naissance , dans leur progrez, & dans leur perfection.

Pour ce qui regarde les noms des Plantes, on en trouvera icy un denombrement assez considerable, qui contribuera à l'éclaircissement de la Botanique que la multiplicité des noms à rempli d'équivoques, & de confusion : Car un même nom se trouve quelquefois appliqué à differentes plantes , & une même plante est souvent indiquée par differens noms. Pour dissiper cette obscurité , apres avoir désigné les noms François lorsque les plantes en ont un ou plusieurs ; j'ay marqué les synonimes latins donnez par les Auteurs les plus celebres : Celuy de Gaspard Bauhin , dont le Pinax ou le Dictionnaire est entre les mains de tout le monde , m'à paru devoir être cité le premier , ensuite celuy de Jean Bauhin son frere dont l'histoire generalle des plantes est une Biblioteque universelle des Auteurs qui ont paru jusqu'à luy : J'y ay souvent joint celuy de Dodonée qui à écrit des commentaires sur Theophraste avec assez d'exactitude. Je n'ay pas oublié les synonimes de Messieurs Morison, Tournefort, & Rai , lorsqu'ils ont jugé devoir rapporter les plantes à d'autres genres. Ceux qui ont écrit sur les vertus des simples ou ſur les drogues étrangeres ; comme Tragus , Lobel , Cluſius , Dalechamp , Hernandes , Harmans , Marcgravius , Piſon & quelques autres ſont auſſi indiquez dans ce catalogue. Je n'ay pas obmis certains noms Grecs , Arabes , ou Barbares qui ſont en uſage dans les livres de Pharmacie. En un mot j'ay tâché de ne rien laiſſer à deſirer à ceux qui veulent s'inſtruire parfaitement dans la connoiſſance des vegetaux , pour les mettre en état de nêtre point arrêtez dans la lecture des Auteurs qui ont écrit ſur les proprietez des Plantes , & ſur les compoſitions de Pharmacie.

Apres avoir deſigné les meilleurs noms des Plantes & cité ceux qui les ont nommé differemment , il conviendroit d'examiner leurs ſentimens , de les concilier enſemble , & de rendre raiſon de la varieté de leurs opinions, en faiſant remarquer les fautes de quelques uns & ce qui les y a fait tomber , ce qui s'appelle la critique des Auteurs. Monſieur Tournefort l'à fait dans ſon hiſtoire des plantes des environs de Paris , j'eſpere l'executer de même dans celle des plantes d'uſage : Je n'aurois pu le faire dans cet abregé ſans paſſer les bornes que je m'y ſuis preſcrites , j'ay mieux aimé m'étendre un peu d'avantage dans ce qui regarde les vertus des plantes , mon but principal étant de rendre les jeunes Medecins capables de se servir utilement des secours que les plantes leur fourniſſent ſi abondamment.

Pour y parvenir je me ſuis particulierement attaché à remedier aux inconveniens dans leſquels ſont tombez les anciens Botaniſtes & apres eux la pluſpart de leurs Commentateurs , qui s'étendent ſouvent ſur les proprietez d'une plante à laquelle ils attribuent de grandes & rares qualitez ſans marquer preciſ. ment la partie de cette plante qu'il faut employer , & negligeant la doſe & la maniere dont on s'en doit ſervir ; ce qui me paroiſt cependant d'une conſequence infinie , une même plante ayant ſouvent differentes vertus dans ſes differentes parties , & la doſe d'un remede contribuant beaucoup à ſon action.

J'ay tâché d'eviter auſſi l'erreur de ceux qui outrent avec une complaiſance exceſſive , les avantages d'une plante dont ils font une panacée , & un remede univerſ l. Ne contribuay-je pas autant à l'utilité publique en marquant les mauvaiſes qualitez des plantes , qu'en étalant pompeuſement leurs vertus ; ne feray-je pas auſſi bien d'examiner ſcrupuleuſement les circonſtances & les cas particuliers ou leur ufage peut être nuifible, comme de faire connoître dans quelles occafions on peut s'en fervir avec fuccez. Un même remede ne convient pas toujours dans une même maladie : la complication d'accidens, & la diverfité des fymptômes obligent fouvent uu praticien habile à changer la methode ordinaire & à s'accommoder à un cas particulier dont il fait fon objet principal. De là ce petit nombre de vrais fpecifiques, de là les terribles inconveniens dans lefquels tombent ceux qui donnent trop à l'experience & qui negligent la methode, lefquels ayant veu reuffir deux ou trois fois un remede, le prônent hautement, l'appliquent fans difcretion à toutes fortes de maladies, & en font comme parle le vulgaire *une felle à tous Chevaux.*

Pour prevenir ce malheur & mettre les jeunes Medecins en état d'éviter ces éceüils dangereux, apres avoir marqué dans cet abregé les noms & les parties de la plante qu'on employe ordinairement, la dofe & la maniere de s'en fervir, je ne leur attribuë que les vertus le plus univerfellement approuvées par les Auteurs dignes de foy, & celles qu'une longue fuite d'experiences à confirmé : J'y ay joint auffi quelques unes des obfervations que j'ay receüilli dans l'exercice de la pra-

tique ; obſervations neceſſaires pour faire une juſte application des plantes. Enfin pour rendre cet abregé plus complet, j'ay fait une courte enumeration
des principalles preparations de Pharmacie, dans la compoſition deſquelles la
plante eſt employée, afin de rappeller
dans la memoire la vertu du remede compoſé & l'effet du remede ſimple.

Pour ce qui eſt de la maniere de ſe ſervir des plantes, & de leur doſe, je dois
faire icy remarquer en general qu'on les
employe fraiches ou ſéches ; en decoction ou en infuſion , & en ſubſtance ; en-
tieres ou en poudre : La pluſpart des racines fraiches & menuës s'ordonnent auſſi
bien que les feüilles par poignées, apres
les avoir netoyées de la terre & des feüilles mortes ou pouries. Les racines plus
groſſes ſe preſcrivent ordinairement au
poids d'une once ſur chaque livre d'eau.
On employe les fleurs par pincées, & les
ſemences au nombre, quand elles ſont
groſſes, & au poids lorſqu'elles ſont menuës. Il eſt bon d'obſerver que lorſqu'on
preſcritdes apozemes,tiſanes,infuſions ou
decoćtions, queles racines ſêches les bois,
& les écorces doivent boüillir plus long-
temps que les feüilles , étant plus com-
paćtes & plus dures; les fleurs au contraire ne doivent ſe jetter dans la liqueur que

lorſqu'on la retire du feu, auſſi bien que
que la Regliſſe, la Guimauve & les autres
racines gluantes. Ces preparations ne
doivent point être trop chargées d'ingrediens, car au lieu d'une liqueur coulante & legere, qui ſoit capable de ſe diſtribuer facilement dans le ſang, on fati-
gueroit l'eſtomac des malades par une
eſpece de mucilage épais qui les gonfle-
roit & leur feroit plus prejudiciable qu'u-
tile.

Examinons preſentement l'ordre que
j'ay obſervé dans le denombrement des
plantes uſuelles & la diviſion de leur hiſtoire dont je preſente icy le plan & l'a-
bregé.

La pluſpart des traitez de plantes dont
on ſe ſert en Medecine, ſont diſtribuez par
ordre alfab tique (1) ou ſuivant leurs
genres. (2) J'ay cru que je ne devois pas
ſuivre ces modeles, parceque les plantes dont les vertus ſont differentes ou oppoſées s'y trouvent confonduës; & lorſqu'on veut choiſir éntre les ſimples qui
ont une même proprieté, ceux qui conviennent le mieux à ſon ſujet, ou qu'on
peut avoir plus facilement, il faut fatiguer ſa memoire & parcourir tout un
catalogue. L'ordre que j'établis icy me

(1) Schoder. Lemery. / (1) Sam. Dale.

paroiſt plus commode , les plantes qui font le même effet y étant rangees dans une même Claſſe, ſont toutes apperçeuës d'un ſeul coup d'œil ; n'eſt il pas alors plus aiſé de les retenir & de s'en faire une memoire locale. D'ailleurs une methode qui s'accorde avec la diviſion des remedes & de toute la matiere medicinale établie depuis long-temps n'eſt-elle pas plus convenable à la pratique de la Medecine que celle qui eſt fondée ſur les genres des plantes qui regarde la Theorie de la Botanique. On trouvera cy apres au commencement de l'ouvrage la diviſion des Claſſes& l'ordre que j'ay obſervé dans l'arangement des plantes.

Quelque facile & commode que ſoit cet ordre , il s'y rencontre toutesfois une difficulté par rapport aux differentes proprietez d'une même plante : Pour remedier à cet inconvenient j'ay fait à la fin de chaque claſſe le denombrement des plantes qui ont la vertu particuliere à cette claſſe , & qui ſont rapportées dans quelque autre par rapport à leurs uſages les plus ordinaires ; par exemple la Guimauve eſt une des herbes qu'on employe le plus communement dans les decoctions & dans les fomentations Emollientes , & par conſequent j'ay cru la devoir placer dans la Claſſe qui traite des plantes Emolliéntes. Cependant fa racine, fes fleurs & fes graines font tres utiles dans les maladies de la poitrine ; elles ne conviennent pas moins dans celles de la veffie, & dans la fuppreffion d'urine : C'eft pour cela que j'en ay fait mention à la fin des claffes qui parlent des plantes Bechiques & des Aperitives.

Apres avoir donné une idée generalle des plantes ufuelles & de mes demonftations particulieres, voyons qu'elle en peut être l'utilité & fi par leur moyen je pourrois executer le deffein que j'ay de recüillir tant d'excellens remedes fimples tirez des plantes, qui font entre les mains de tout le monde ; tâchons enfuite de relever le merite des plantes de nôtre climat, dont on neglige injuftement l'ufage, pour recourir avec tant d'empreffement aux drogues étrangeres ; & finiffons ce difcours par quelques reflexions fur la methode la plus certaine pour fe convaincre des vertus qui font déja connuës, & par l'examen de ce qui peut conduire à quelques nouvelles decouvertes fur cette matiere.

La Botanique pratique n'eft pas feulement une des fciences les plus anciennes, & les plus neceffaires, elle eft auffi une des plus univerfelles, & la fcience pour ainfi dire de tous les Etats. Les fçavans comme les ignorans , les Riches aussi bien que les pauvres , les citoyens & les gens de la campagne , tous les hommes enfin se sentent naturellement portez à la Botanique pratique ; c'est à dire à remarquer avec soin par écrit ou par memoire une infinité de remedes simples fournis par les plantes , entre lesquels se rencontrent souvent d'excellentes compositions. L'attachement à la vie, le desir de la passer avec une santé parfaite , & l'attention qu'on à pour éviter les maux , sont les motifs justes & naturels qui nous portent à rechercher avec empressement ce qui peut contribuer à nôtre propre conservation. De la cette multitude prodigieuse de recettes dont nos livres sont remplis, de la ces pretenduës Medecines abregées ou Receüils de secrets imprimez par des personnes de l'un & de l'autre sexe ; de la tant de remedes qui ne sont connus que par tradition , & par des manuscrits , qui passant de famille en famille comme des heritages precieux , tombent souvent dans l'oubli par la negligence ou l'avarice des particuliers qui les possedent. N'oublions pas les remedes que les Paisans & les sauvages employent avec autant de succez dans leurs maladies , qu'ils les trouvent avec facilité & à peu de frais dans les bois & dans les campagnes.

Il eſt évident qu'un Receüil general de tant de remedes éprouvez fait par des perſonnes intelligentes & exactes ſeroit un ouvrage tres utile ; ne pourrois-je pas dans la ſuite y parvenir , & les demonſtratrations publiques que j'entreprens ne me fourniront elles pas les moyens de le faire par les relations & les correſpondances que j'entretiendray avec ceux qui y auront aſſiſté ; leſquels ayant appris à diſtinguer entre les plantes communes dans nos campagnes , celles qu'un long uſage à le mieux authoriſé , ſeront plus capables de faire de nouvelles découvertes ſur cette matiere , en s'aſſurant des bons effets des plantes par leur propre experience ; n'ay-je pas lieu d'eſperer qu'ils me voudront bien communiquer leurs obſervations, que je verifieray par moy même , ou par mes confreres.

Il ſeroit à propos que ceux qui ordonnent les plantes , & ceux qui les preparent , les connuſſent aſſez bien pour prevenir les terribles inconveniens qui arrivent tous les jours par les mepriſes des herboriſtes groſſiers & ignorans,aux quels les Medecins & les Apotiquaires ſe confient également : ces herboriſtes ſont ordinairement ſi intereſſez & ſi peu fidelles qu'ils fubftituent fouvent aux plantes qu'on leur demande & qu'ils n'ont point ou ne connoiffent pas ; les autres qu'ils croyent connoître, fans s'embaraffer fi leurs qualitez font les mêmes ou fi elles font oppofées. Etant allé il y à quelque temps chez un malade menacé d'une inflammation dans le bas ventre , auquel j'avois ordonné une decoction émolliente & adouciffante , j'y trouvay un paquet d herbes fournies par la fervante de l'herborifte , entre lefquelles je reconnus quelques bottes de Renoncules & d'autres plantes plus capables d'exciter des irritations dans les inteftins , & des tenfions douloureufes dans leurs fibres , que de les amollir , & de prevenir leur inflammation je fuis perfuadé que ces meprifes cruelles arrivent fouvent , & qu'on fonge moins à y remedier qu'à s'en prendre aux Medecins qu'on rend toujours refponfables des évenemens.

Je fçay par une experience journaliere que la plus part des herboriftes ne connoiffent qu'un petit nombre de plantes que les gens de la campagne leur apportent dans la faifon favorable; ils ne les diftinguent que par des noms corrompus, & confondant les efpeces ils font le plus fouvent des *qui pro quo* auffi pernicieux aux malades , qu'ils font prejudiciables

PRELIMINAIRE.

à la reputation des Medecins, & des Apotiquaires; abus d'une grande confequence
au quel je pretens remedier pour l'honneur des Medecins & pour l'intereft des
malades par les Cours de plantes ufuelles
où j'admettray volontiers & gratuitement
les herboriftes, qui devroient ce me femble dans une Ville auffi bien policée que
Paris donner des preuves de leur capacité, avant qu'il leur fut permis d'y debiter les Plantes. La plufpart des malades
croyent être plus furs des remedes qu'ils
font chez eux, de que ceux qui font preparez chez les Apotiquaires, en quoy ils
s'abufent fouvent, parcequ'ils fe fient à
un domeftique qui leur apporte ce qu'un
droguifte ou un herborifte ignorant luy
donne : Les Medecins ne font pas ordinairement affez d'attention à plufieurs
accidens qui leur arrivent dans le cours
des maladies, aux quels ils ne peuvent
obvier qu'en examinant foigneufement
la matiere des remedes qu'ils prefcrivent
& s'ils font executez avec fidelité.

Outre l'utilité de mes demonftrations
par rapport à l'inftruction des herboriftes, & aux malades de cette Ville qui en
feront mieux fervis ; ceux des Provinces
en reçevront auffi dans la fuitte de
grands avantages ; en ce que les Apotiquaires & les Chirurgiens qui vont ordi-

nairement à la campagne chercher les plantes qui leur font neceſſaires , ayant appris à les bien diſtinguer , feront plus capables d'en faire un bon choix ; n'eſt-il pas de leur devoir & de leur intereſt de s'inſtruire dans une ſcience qui doit être le premier objet de leur art, puiſqu'elle leur fournit les moyens de parvenir à leur fin principalle qui eſt la gueriſon de leur malades.

A l'égard des jeunes Medecins en faveur deſquels je me ſuis particulierementdeterminé à faire ces demonſtrations , ma veuë principalle à été de leur apprendre ce qu'il y à de plus ſimple dans la matiere medicinale , de plus utile & de mieux authoriſé par une longue ſuitte d'experiences : qu'ils faſſent attention qu'il y à ſouvent autant d'ignorance que de temerité d'entreprende la gueriſon des malades avec quatre ou cinq remedes generaux qu'on pretend employer dans toutes fortes de rencontres, en reduiſant la medecine à la Saignée , l'Emetique , le Quinquina , l'Opium & le Mercure : Cette ſimplicité de remedes eſt auſſi contraire à la bonne pratique que l'excez dans lequel tombent ceux qui chargent trop leur ordonnances , & qui au lieu par exemple d'une tiſane legere qui foulageroit les malades ſans les fatiguer , preſcrivent des apozemes remplis d'une douzaine de drogues, dont les qualitez differentes leur paroiſſent ſatisfaire à pluſieurs indications que l'imagination leur preſente tout à la fois. Deux ou trois plantes bien appliquées font ſouvent un effet plus ſur & moins de violence à la nature, qu'un amas de drogues qui fermentent dans l'eſtomac & qu'un malade à plus de peine à ſoutenir que la maladie qui l'afflige.

Voyons preſentement l'avantage qu'il y auroit à ſe ſervir des plantes qui croiſſent ſous nos pas, & qui reſpirent pour ainſi parler le même air qui nous environne. La pluſpart des hommes peu touchez des recherches purement phiſiques ſe plaignent toujours [quelquefois avec raiſon] qu'on neglige l'utile pour s'arrêter au curieux ; & des perſonnes trés ſenſées m'ont ſouvent temoigné qu'ils étoient ſurpris qu'on foulât aux pieds avec tant de negligence & de mepris, les plantes ſalutaires que la nature prodigue dans nos bois & dans nos campagnes ; pendant qu'on recherche à grans frais des plantes & des drogues étrangeres. En effet ne peut on pas preſumer avec uray ſemblance que l'Auteur de la nature à fait naître dans chaque pays des herbes & des nuits proportionnez aux beſoins & au nombre des creatures qui les habitent. La Provi-

dence du Createur ne fe fait-elle pas admirer lorfqu'on fait attention à la multitude des plantes differentes qui naiffent
aux environs de cette grande Ville : On
reconnoîſt par l'hiſtoire que Monſieur
Tournefort en à laiſſé, & qu'un de ſes
plus habiles Diſciples (1) doit augmenter au premier jour par ſes decouvertes ; que le nombre des plantes qui ſe
trouvent à dix ou douze lieües autour de
Paris, furpaſſe confiderablement celuy
des Plantes qu'on découvre dans des Provinces d'une plus grande étenduë.

D'ailleurs n'eſt-il pas raiſonnable de
croire que les Plantes de notre climat
font plus convenables à nos tempera-
mens que celles qui naiſſent pour ainſi
dire fous un autre Soleil, & qu'une con-
trée auſſi temperée que la nôtre fournit
à ſes habitans des fruits plus doux & plus
conformes à leur conſtitution, que les ſa-
bles de l'Affrique, les montagnes & les
plaines des Indes, du Breſil & du Perou.

Je ne pretens pas par ces reflexions dé-
faprouver les ſpecifiques & les remedes
pretieux qu'on apporte de ces terres éloi-
gnées : le Quinquina, & l'Hypecacuana

______

(1) Monſieur Vail-
lant fous - Demonſtra-
teur des Plantes du Jardin Royal de Paris.

font

font trop bien authorifez par leurs bons effets & le Public eft avec juftice prevenu eu leur faveur.

Auffi mon deffein n'eft pas d'affoiblir le merite des remedes qui nous viennent des Indes & de l'Orient ; mais je veux relever celuy des nôtres , & j'efpere de montrer quelque jour par des faits bien averez que nous avons en Europe des fpecifiques auffi furs dans leurs effets que plufieurs drogues etrangeres, dont la rareté & le prix font fouvent ce qui les fait rechercher. Les Empyriques & les charlatans n'ont la plufpart d'autre fecret que l'adreffe de vendre bien cher ce qui ne leur coute rien ou tres peu , & de faire paffer pour fpecifique etrangers & pretieux des remedes tres communs que nous employons fans myftere.

Je m'étendrois davantage fur cette matiere fi je voulois faire icy le Parallele de nos plantes d'Europe & de celles des autres parties de l'Univers ; il ne me feroit pas difficile de faire voir que dans la fanté nous pouvons trouver chez nous des herbes & des fruits qui nous conviennent auffi bien que le Thé, le Caffé, le Poivre, le Gingembre &c. que dans la maladie les plantes qui naiffent dans nos montagnes contribuent autant à la vertu

de nos plus celebres compofitions que celles de l'Orient , & que nos herbes fines &
Aromatiques font plus proportionnées à
nos temperamens que les aromats de
l'Afie & de l'Amerique ; en un mot on
pourroit demontrer que la France renferme dans fon fein ou fur fes frontieres ce
qu'il y a de plus neceffaire & de plus utile à la fanté de fes habitans.

Examinons prefentement comment on
pourroit apprendre les vertus des plantes
qui font éprouvées , & par quels effais
ou quels moyens on en découvriroit de
nouvelles.

La Tradition fondée fur des experiences
reiterées eft à mon fens une voye beaucoup plus fure pour nous convaincre des
proprietez d'une plante que fon Analyfe
chymique & la decompofition de ces principes. Nous devons à la verité d'excellens
remedes à la Chymie , elle à tiré des animaux & des mineraux des preparations
fi utiles , qu'il y auroit de l'injuftice à ne
luy pas attribuer la gloire d'un grand
nombre de découvertes. Elle n'à pas été
fi loin dans la recherche des facultez des
vegetaux ; les Analyfes fimples ou compofées , precedées de la fermentation , ou
de la feule digeftion ; aydées par la mélange des diffoluans, ou fans aucune addition ; executées par une chaleur douce &

& lente, ou par le feu fans aucun inter-
mede ; toutes ces fortes de compofitions
doivent être regardées come des moyens
plus propres à expliquer les effets des
plantes qui font déjà connus par l'experience, qu'à découvrir ceux que nous ne
connoiffons point. Prés de deux mille
Analyfes de Plantes differentes faites
par les Chimiftes de l'Academie Royalle
des fciences ne nous ont appris autre
chofe finon qu'on tire de tous les vegetaux une certaine quantité de liqueurs
acides ; plus ou moins d'huile effentielle
ou fetide ; de fel fixe, volatil ou concret,
de phlegme infipide & de terre, & fouvent prefque les mêmes principes & en
même quantité des plantes dont les vertus
font tres differentes ; ainfi ce travail tres
long & tres penible à été une tentative
inutile pour la decouverte des effets des
plantes, & n'à fervy qu'à nous detrom-
per des prejugez qu'on pouvoit avoir fur
les avantages de ces Analyfes.

Cependant pour ne pas perdre le fruit
des veilles de tant d'habiles Phificiens,
l'hiftoire d'une plante fera plus complette
en y joignant fon Analyfe comme ont fait
Meffieurs l'Emery Pere & fils dans le traité des Drogues fimples & celuy des Alimens, & Monfieur Tournefort dans l'hiftoire des plantes des environs de Paris.

Ce dernier à même été plus loing, car
il ne s'est pas contenté de nous dire qu'il
y a plus ou moins d'huile, de sel, de phlegme ou de terre dans une plante, ce qui
est assez vage en general, & qui par consequent ne conduit à rien de positif, mais il
à eu égard aux salez qui resultent du mélange de ces principes, & qui produisent
des sels analogues à ceux dont les proprietez nous sont connuës. Il à com-
paré le sel de certaines plantes à l'Alun, au
Nitre, au sel Ammoniac, au sel marin,
au tartre vitrole, au sel de Corial &c. il
nous apprend par des experiences fami-
milieres, & des essais faciles à verifier
que ces sels sont enveloppez dans une certaine quantité de souffre & de terre, &
que le tout est dissous dans une portion
plus ou moins considerable de phlegme:
Quoy qu'il n'employe ce sisteme que pour
expliquer les proprietez des plantes d'une
maniere plus intelligible, & qu'il ne donne ce qu'il avance que pour des conjectures phisiques, il faut cependant convenir
qu'il nous ouvre un chemin qui peut conduire plus loing que la seule Analyse; &
que les essais que cet Auteur rapporte
dans sa preface pour découvrir la nature
du sel naturel de la terre'& des autres sels
fossiles, peuvent être de quelque utilité
dans la recherche des vertus des plantes,

par exemple Monſieur Tournefort recoñ
noît par l'Analyſe des plantes aſtringentes
& ſtiptiques que l'acide & la terre domin-
nent en elles , qu'outre cela quelques
unes donnent un eſprit urineux , ſur ce
fondement il ſe croit en droit d'avancer
que leur ſel eſt analogue à l'Alun & que
dans leur tiſſure il y a auſſi quelque peu de
ſel Amoniac. Suivant cette opinion il ſemble qu'on pourroit dire que toutes les plantes aſtringentes donnent des indices de ſel
acide mêlé avec une portion conſiderables
de terre, ce qui forme un ſel alumineux ;
on y devroit trouver auſſi un peu de ſel
Amoniac, comme il ſe rencontre dans la
Quintefeüille , la Millefeüille, l'Argentine & quelques autres , mais cela n'eſt
pas toujours vray ; car la ſanicle & la
Bourcette qui ſont aſtringentes ne donnent dans l'Analyſe aucuns indices de ſel
alumineux : ce qu'on tire de la Bourcette
eſt preſque tout alcalin , & il y a peu de
plantes qui donne plus de ſel volatile concret, plus de ſixe lixiviel & plus de terre
ſuivant les Analyſes de l'Academie- [1]
L'Auteur apres avoir dit que ſa ſaveur eſt
d'un goût d'herbe ſalé & comme deterſif,
& que le ſuc de ſes feüilles rougit un peu

(1) Voyez l'hiſtoi-   virons de Paris page
re des plantes des en: 11.

le papier bleu ; ces essais joints à l'Analyse cy dessus la determinent à conjecturer que dans cette plante le sel Ammoniac
est dissous dans une portion considerable
de phlegme , moderé par beaucoup de
terre , & un peu de souffre. La sanicle
[2] donne par l'Analyse apres plusieurs
liqueurs acides , un esprit urineux & du
sel volatile concret, beaucoup d'huile &
beaucoup de terre , d'ou Monsieur Tournefort conclut qu'elle contient du sel ammoniac , du souffre & des parties terres-
tres ; il ne reconnoist dans ces deux plantes aucune marque de sel alumineux ; cependant l'experience journaliere nous apprend qu'elles sont tres utiles dans les pertes de sang & les hemorragies , dans la
dissenterie &c. il ne s'ensuit donc pas des
principes établis par cet Auteur, que le
sel alumineux domine dans toutes les plantes astringentes , mais seulement que les
Plantes dans lesquelles le sel alumineux
est en plus grande abondance que les autres principes,ces plantes disje peuvent ê-
tre reputées capables de resserrer plustost
que d'avoir d'autre proprieté;ce qui souffre cependant quelque difficulté que nous
nous reservons d'examiner plus ample-

(2) Voyez *Idem* pag. 531.

ment dans une histoire generalle, dans laquelle nous employerons les differentes Analyses & les analogies des sels essentiels des plantes avec les sels naturels ou artificiels. J'ajouteray seulement icy que la pluspart des sels contenus dans les plantes s'y forment aussi bien que les autres principes ou par les fermens naturels qui s'y trouvent, ou par les differens organes qui les filtrent ; verité confirmée par les Analyses faites par Monsieur Homberg [1] sur les mêmes plantes semées dans deux quaisses differentes remplies de terre dessalée par une forte lessive, & arrosées ensuite, l'une avec l'eau commune & l'autre avec une dissolution de nitre dans l'eau simple ; ces plantes rendirent cependant à peu pres les mêmes principes.

Un Chimiste moderne à fait beaucoup valoir les Analyses fermentées par l'addition du miel, & le livre des secrets que son frere à donné au Public apres sa mort, nous apprend quelques preparations assez utiles sur tout celle de l'Opium : Je me suis servi de sa metode en travaillant sur les plantes ameres pour essayer si l'on pourroit corriger leur amertume sans al-

---

(1) Histoire de ces années 1709. pag. l'Academie des scien- 65.

terer leur qualité : L'histoire de l'Academie [1] fait mention de l'Eupatoire d'A-
vicenne [2] dont j'ay donné une Analyse fermentée avec le miel ; j'en ay fait
d'autres sur des plantes ameres odorantes,
ou sans odeur, comme la Gentiane, la
petite Centaurée, l'Absinte, la Tanaisie
la Marube blanc & quelques autres. J'ay
distillé ces plantes au feu de sable apres
les avoir laissé en digestion dans l'hydromel simple, jusqu'a ce qu'elles commen-
çassent à fermenter sensiblement ; j'en ay
tiré d'abord une liqueur spiritueuse d'une
odeur plus douce que la plante ne l'avoit
auparavant, la saveur en étoit devenüe
vineuse & moins amere ; à cette liqueur
spiritueuse a succedé un phlegme insipide
& sans odeur, que j'ay rejetté comme inutile ; le reste de la matiere filtré & eva-
poré m'à donné un extrait qui contenoit
le sel fixe & quelque portion de souffre
grossier enveloppé dans la partie terreuse
de la plante; ayant versé sur cet extrait la
liqueur spiritueuse des premieres distillati-
ons elle s'est chargée en peu de temps d'u-
ne teinture assez forte, cette teinture essentielle renfermoit par ce procedé les princi-

(1) année 1805. | se des Plantes Hepa-
page | tique No. 11.
(2.) Voyez la Clas-

les plus agiſſans de la plante, & deux ou trois onces d'une telle preparation conte-noient la vertu de pluſieurs livres d'une decoction amere & degoutante. Mais comme la fermentation deſunit les par-ties & forme de nouveaux compoſez, & que d'ailleurs l'acide du miel peut alterer la qualité des mixtes, je n'ay pas reconnu que ces eſpeces de quinteſſences euſſent la même vertu que la plante donnée en decoction ou en ſubſtance ; Il vaut ſou-vent mieux employer les plantes ameres comme la nature nous les preſente, d'au-tant que ce qui nous rebute le plus eſt peut-être ce qui conſtituë leur qualité la plus efficace, puiſqu'en eſſayant par cette methode de depoüiller par exemple l'Eu-patoire de ſon amertume on affoiblit en même temps ſa vertu.

Toute l'utilité de ces ſortes d'Analyſes fermentées avec le miel m'à paru conſiſ-ter, parcequ'elles, nous procurent les principes ſalins & ſulfureux des vegetaux dégagez de la partie terreuſe qui les en-velope ordinairement, ces principes actifs reunis enſemble, & corrigez l'un par l'au-tre dans la fermentation, étant diſſous dans une quantité ſuffiſante de phlegme peuvent ſe diſtribuer plus promtement dans les vaiſſeaux ſanguins, ſans ſubir les digeſtions & les alterations qui ſe font

dans les premieres voyes ; ainfi les Plantes aromatiques & celles dont l'odeur eft
forte & penetrante , lefquelles abondent
en fel volatile aromatique huileux, peuvent (devenir par cette preparation plus
propres à être portées jufques dans le
fang , fans exciter par leur amertume &
leur acreté des fecouffes trop vives dans
les fibres nervéufes de la gorge & de l'eftomac , fur lefquelles les remedes font
leur premiere impreffion ; ces irritations
violentes n'étant utiles & neceffaires que
dans des maladies extremes dans lefquelles on à befoin d'un fecours prompt &
efficace.

Tout bien examiné on peut avancer
qu'entre les medicamens tirez des plantes les plus fimples & les plus naturels
doivent être preferez aux plus recherchez
& aux plus compofez , a moins que l'excellence de ceux cy nait été confirmée
par un tres grand nombre d'experiences :
La nature n'à t'elle pas reglé plus fage-
ment que nous la dofe des principes dans
chaque mixte ; la terre & l'eau que les
Chimiftes rejettent fouvent comme inutiles font quelquefois plus capables de
produire les bons effets que nous remar-
quons dans les plantes , en moderant l'activité des foufres trop volatiles , & en
adouciffant l'acreté des fels , que ces mé-

langes raffinez de Quinteſſences , d'eſprits , d'huiles étherées , d'elixirs , & d'extraits qui deviennent des poiſons dans la
main des ignorans qui ne ſçavent pas les
employer avec meſure & avec methode.

On peut raiſonnablement avancer que
les ſaveurs & les odeurs ſont capables de
nous conduire plus loing que l'Analyſe
dans la decouverte des facultez des Plantes. Les ameres par exemple ſeront plutoſt ſoubçonnées propres à retablir les
fonctions de l'eſtomac & à faire mourir
les vers , que les inſipides ; on pouroit
employer plus hardiment dans les vapeurs hyſteriques & les affections ſoporeuſes une Plante dont l'odeur eſt penetrante & aromatique & la ſaveur acre ,
qu'une autre qui n'auroit nulle odeur &
nulle ſaveur ſenſible. Mais qui nous aſſu-
rera que ces herbes ameres ou inſipides ,
odorantes ou ſans odeur , acres ou douces
n'ont aucune qualité contraire aux maladies aux quelles nous les croyons propres ,
ſi ce n'eſt l'experience ; laquelle n'eſt autre choſe qu'une acte reiteré pluſieurs fois
& preſque toujours uniforme : Cette experience doit ſouvent ſon origine au hazard , à l'exemple des animaux guidez par
le ſeul inſtinct, à la couleur, à la figure exterieure, & à pluſieurs autres circonſtan-

ces auffi bien qu'aux faveurs, aux odeurs, & aux autres qualitez fenfibles.

Apres tout les proprietez des plantes quoy qu' bien établies par l'experience font toujours relatives à la difpofition de nos l um urs & à la conftitution de nos vifcer s ; l'alteration des parties folides ou la depravation des liqueurs qui les ar-rofent mettent fouvent les malades hors d'état d'être gueris par les plus affurez fpecifiques. La diverfité des tempera-mens, la nature de la maladie, l'âge, la faifon, la differente temperature de l'air, la qualité des alimens dont les malades ont été nourris, leur regime de vie, leurs mœurs; & plufieurs autres circonftances demandent une attention particuliere, & être fur de l'heureufe application d'un re-mede quoy qu'il foit tres fimple & recon-nu pour fpecifique, il eft neceffaire que la perfonne qui l'ordonne foit auffi pru-dente qu'exercée dans la profeffion de Medecine. Tout le monde fent cette ve-rité; cependant avec quelle facilité pour ne pas dire avec quelle imprudence ne confie t'on pas fa fanté, & n'abandonne t'on pas fa vie entre les mains des igno-rans dont toute la capacité n'eft fondée que fur beaucoup d'effronterie authorifée par quelque cure faite au hazard, ou fur des relations fufpectes & mandiés. Le meil-

leur moyen de de tromper le public pre-
nu en faveur des Charlatans dont il eſt
la dupe, ſeroit à mon avis de ſe perfectionner dans la matiere medicinale &
d'avoir à la main outre les remedes generaux qui ſont les armes ordinaires de la
Medecine pluſieurs autres remedes tirez
du ſein de la nature, qu'on ſçeutplacer
à propos pour ſe conſilier la confience des
malades en les ſoulageant dans leurs maux
lorſqu'il n'eſt pas poſſible de les guerir
abſolument. Les plantes fourniſſent abondamment ces ſecours dont un Medecin ne
peut ſe paſſer s'il veut remplir dignement
les devoirs de ſon miniſtere. Finiſſons ce
diſcours en faiſant remarquer que cet ouvrage ne ſera pas ſeulement neceſſaire &
utile à ceux qui s'attachent à l'étude de la
Medecine & à l'hiſtoire naturelle; ceux
auſſi qui plus attentifs à leur ſanté que les
autres, & fondez ſur quelques legeres experiences ſe croyent en état de ſe ſuffire à
eux mêmes dans leurs infirmitez, en de-
viendront plus capables, en connoiſſant
les plantes dont ils apprendront icy les
uſages; mais qu'ils ſe ſouviennent auſſi
de ne pas tant preſumer de leurs lumieres
& d'appeller dans leurs maladies un Medecin auſſi ſage qu'éclairé qui les guide
dans la juſte application des remedes dans

laquelle confiste principalement l'art de
guerir.

A l'égard des fçavans & des bons Praticiens je les prie de regarder cet abregé comme l'ébauche & l'ssay d'un plus grand ouvrage que je ne dois entreprendre qu'aprés avoir été éclairé de leurs lumieres & plus instruit par leur frequentation & leurs experiences ; j'espere que l'utilité publique les engagera de m'accorder leurs avis & leurs reflexions pour une execution plus parfaite de mon projet ; quoy qu'il arrive je m'estimeray toujours heureux. Si les jeunes Medecins trouvent dans mes demonstrations plus de facilité à connoître les plantes, & si les malades rencontrent par leurs secours un plus grand nombre de remedes aussi surs dans leur operations qu'ils sont commodes & à peu de frais.

ADDITIONS.

Page 192 Nº. XXXVII. Apres Pareyra Brana, ou Vigne batarde ajoutez.

Butua, overo Brutua Zan. pag. 59. Ambutua legno ejusdem Tab. XXI.

LA figure que Zanoni donne de l'Arbre que je viens de nommer & surtout de sa racine represente assez bien celle qu'on nous envoye des Indes sous le nom de Pareyrabrava ; & quoy que cet Auteur ne fasse aucune mention de sa vertu aperitive j'ay cru que je devois la rapporter dans cette Classe, cette proprieté étant confirmée par des experiences journalieres. J'ajouteray seulement icy que Zanoni assure que les Indiens s'en servent pour les abcez interieurs & exterieurs, & même pour les hemorragies, ils la prennent en poudre dans de l'eau ou dans du lait, cet Auteur n'en donne point la dose.

Nous devons &c.

Page 400. Ajoutez aux especes de Panais le Daucus de Candie.

Daucus creticus Offic. Daucus foliis Fæniculi tenuissimis C. B. 150. Daucus semine hirsuto I. B. Tom. III. Part. 2. pag. 56.

Myrrhis annua, femine ftriato, villofo, incana Mor. umb. 67. *Daucus creticus Tab. it.* 75.

LA femence de cette efpece de Daucus eft plus eftimée que celle de la premiere, outre qu'elle eft Carminative, elle eft auffi Diuretique, Hifterique, & Bechique, on l'employe comme les autres femences & à la même dofe.

ABREGE'
DE
L'HISTOIRE
DES PLANTES
USUELLES.

E dessein que je me suis proposé dans cet Ouvrage étant d'expliquer les proprietés les plus éprouvées des Plantes dont l'usage est familier dans la Pharmacie, je suivrai dans la distribution de ces Plantes le même ordre que nos Anciens ont étably dans là division des medicamens. Et comme ils ont remarqué que ces medicamens agissoient sur les corps en deux manieres generales, ils les ont séparés en deux parties ; dans la premiere ils ont renfermé les Remedes qui procurent l'évacuation des humeurs par les voyes sensibles & ordinaires, & les ont appelez Evacuans ; dans la seconde ils ont compris les medicamens

A

qui changent d'une maniere imperceptible la tiſſure des humeurs, & les ont nommés Alterans; cette diviſion formera les deux parties de cette hiſtoire abregée.

La premiere partie ſera ſubdiviſée par rapport aux routes differentes par leſquelles la nature ſe delivre des humeurs étrangeres, leſquelles cauſent la pluſpart des maladies lors qu'elles ſont retenuës; ces routes ſont l'ouverture ſuperieure & inferieure de l'eſtomac & des inteſtins; la bouche & le nez par leſquels la poitrine & le cerveau ſont delivrez d'une pituite ſur-abondante ou depravée; la voye particuliere au ſexe; celle des urines; celle enfin qui eſt ouverte dans toute l'habitude du corps pour la tranſpiration inſenſible; ces routes differentes formeront ſix claſſes.

Dont la premiere traitera des Plantes Purgatives & Emetiques.

La ſeconde des Plantes Bechiques & Expectorantes.

La troiſiéme des Errhines & Sternutatoires.

La quatriéme des Hyſteriques.

La cinquiéme des Diuretiques & Aperitives.

La ſixiéme enfin des Diaphoretiques & Sudorifiques.

La ſeconde partie de cet ouvrage qui traite des Plantes Alterantes ſera ſeparée

en deux Sectoins ; dans la premiere feront
comprifes les Alterantes que j'appelle du
premier ordre, lefquelles font deftinées
où à certaines maladies en particulier, où
aux differentes parties du corps; cette fection renfermera huit claffes.

Dont la premiere fera pour les Plantes
Cordiales & Alexiteres.

La feconde traitera des Cephaliques &
Aromatiques.

La troifiéme des Ophtalmiques.

La quatriéme des Stomachiques & de
celles qui tuënt les vers.

La cinquiéme des Febrifuges.

La fixiéme des Hepatiques & Spleniques.

La feptiéme des Carminatives qui diffi-
pent les vens.

Et la huictiéme des Anti-Scorbutiques.

La feconde Section de la feconde Partie
comprendra les Plantes Alterantes que je
nomme du fecond ordre, lefquelles font
également utiles à plufieurs maladies & à
plufieurs parties du corps, cette Section
renfermera cinq claffes.

Dans la premiere feront comprifes les
Plantes Vulneraires que je feparerai en
trois chapitres, par rapport à leur grand
nombre & à leurs differens effets, le premier traitera des Vulneraires proprement
dites, dont la plufpart font Aftringentes,
on y joindra les Plantes qui ont la vertu

de resserrer ; le second parlera des Vulneraires Detersives, le troisiéme des Vulneraires Aperitives.

La deuxiéme classe de cette seconde
Section contiendra les Herbes Emollientes.

La troisiéme traittera des Resolutives.

La quatriéme des Anodines & Assoupissantes.

La cinquiéme enfin des Plantes Rafraichissantes & Incrassantes.

Voila la division generale de cet A-
bregé, & en même tems le Plan de mon
Jardin, dans lequel j'ay rangé es Plantes
dans le même ordre, & sous les mêmes
nombres qu'on les trouvera icy.

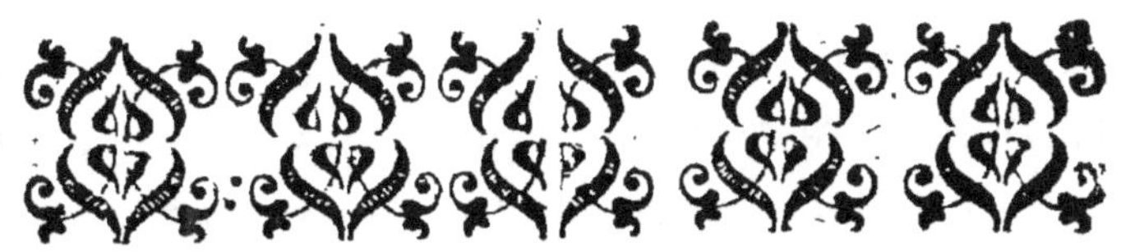

PREMIERE PARTIE

Des Plantes appelées Evacuantes, parce quelles vuident les humeurs par les voyes sensibles & ordinaires.

PREMIERE CLASSE

Des Plantes Purgatives.

N comprend sous ce titre les Plantes qui purgent, soit par le vomissement, & alors on les appelle Emetiques, soit par le ventre, & on les nomme Purgatives, ou Cathartiques ; entre ces dernieres, celles qui agissent avec plus de douceur s'appellent Minoratifs, comme les fleurs de Pêcher, les Roses, la Casse, la Manne &c. Je ne distingue point dans cette classe les Plantes Emetiques des Purgatives, parceque les unes & les autres font quelquefois le même effet, selon la qualité des humeurs

A iij

& la difpofition de l'Eftomac des malades, je défigneray feulement celles qui font ordinairement vomir en marquant leur dofe & la maniere de les employer. Je commenceray cette claffe par les purgatifs les plus doux, je parleray enfuite de ceux qui agiffent avec plus de violence & dont l'adminiftration demande plus de circonfpection.

I.

CA R T A M E, Saffran batard, ou d'Allemagne, Graine de Perroquet. *Carthamus fivè Cnicus I. B. Tom. III. pag. 79. Raij hift. 302. Cnicus fativus fivè Charthamum Officin. C. B. 327. Cnicus vulgaris Cluf. Hift. C L I I. Crocus Sylveftris Anguil.*

LA femence de cette Plante eft en ufage, elle purge tres foiblement, elle donne le nom aux Tablettes *Diacarthami* dont la vertu purgative vient du Turbith & de la Scamonée ; leur dofe eft d'une demy-once ou de fix gros, on les mêle ordinairement avec d'autres purgatifs : on ordonne rarement cette femence en fubftance, en decoction, ou en infufion, à caufe de fa vifcofité, fa dofe eft alors de deux onces ou environ.

II.

PRUNIER, petit Damas noir.
Pruna parva dulcia atrocærulea C. B. 443.
Prunus fructu paruo, dulci, atro-cæruleo Inst.
622. Pruna Damaſcèna noſtratia Bellon. Officin.

ON prefere cette eſpece de Prunes pour l'Electuaire Diaprun ſimple, dans lequel entrent pluſieurs autres purgatifs & differens ingrediens, dont la doſe eſt d'une once & même plus ; pour en faire le Diaprun compoſé, on ajoûte la ſcamonée ; la doſe de celui-cy eſt de ſix gros auplus, & de demy-once ordinairement ; la decoction d'une demy-livre de Prunaux ſert ſouvent de baſe aux infuſions purgatives, ſur tout pour les enfans.

III.

PRUNELLIER, Prunier Sauvage.
Prunus Sylveſtris C. B. 444. I. B. Tom. 1.
pag. 193. Acacia germanica Officin.

LES Prunelles bien mures ſont laxatives, on les employe moins pour cet uſage, que pour reſſerrer dans les cours de ventre & dans la diſſenterie, alors on n'atend par leur parfaite maturité on en tire le fuc par expreſſion que l'on fait épaiſſir en extrait & qu'on ſubſtituë au veritable Acacia d'Egypte, ſa doſe eſt d'une dragme auplus; on l'employe auſſi de même & à la place du *Lycium* des Anciens. Les fleurs du Prunier ſauvage, ou plûtôt leur eau diſtilée aprés deux jours de maceration dans le Vin blanc eſt ſudorifique, je l'ay ſouvent éprouvé avec ſuccés dans la Pleureſie, la doſe eſt de quatre à ſix onces.

IV.

NErprun, Noirprun, Bourg-epine. *Rhamnus Catharticus C. B.* 478. *I. B. Tom. I. page 55. Rhamnus ſolutiuus Dod.* 756. *Spina infectoria Math. Spina cervina vulgò Geſn. Merula Hoſm.* 74.

ON employe en Medecine les bayes ou les fruits de cet Arbre dont on fait un Sirop, la doſe en eſt d'une once comme des autres Sirops purgatifs, il eſt fort en uſage dans l'Hydropiſie, la Cachexie, la Goute. J'en ay donné a des malades enflez conſiderablement, deux deſquels avoient de l'eau épanchée dans la capacité du bas ventre, leſquels en ont été gueris; ils en ont pris juſqu'à quatre fois de deux jours l'un, une once à chaque fois avec

autant de Manne diſſoûte dans une décoction convenable ; on donne juſqu'à vingt
fruits ou bayes de Nerprun en ſubſtance,
ou quarante à cinquante en décoction.

V.

P E'c h e r ,
Malus Perſica I. B. Tom. I. pag. 157. Dod.
796. Perſica molli carne & vulgaris viridis &
alba C. B. 440.

O N prend les fleurs & ſouvent les jeunes feuilles du Pécher, pour en faire
un Sirop qui purge aſſez-bien a une once,
ou bien on en met une petite poignée
dans un boüillon de veau , qu'on fait infuſer légerement ſur un feu moderé ; on
les ordonne aux perſonnes d'un temperament pituiteux & ſujettes aux fluxions
dans la tête , & aux enfans qui ont des
vers. Les fruits de cet Arbre ſont tres
agreables au goût ; leurs noyaux & leur
amandes ont un uſage tout different.
Voyez ci-aprés aux Plantes Hyſteriques.

VI.

R o s e s P a s l e s .
Roſa purpurea C. B. 481. Roſa rubello flore
majore, multiplicato ſivè pleno , incarnata vulgò

I. B. Tom. II. pag. 36. Rosa Provincialis major. Tab. ic. 1084. Rosa Damascena. Lob. ic. 206. Rosa Pallida. Adu. & Officin.

ON employe ordinairement les fleurs de cette espece pour faire l'eau des neuf infusions, qu'on ordonne à Montpellier à deux onces dans les potions purgatives. L'eau-rose distilée se fait aussi avec les fleurs de cette espece, où les Roses blanches simples. Quelques Apotiquaires préferent pour l'eau-rose les calices des fleurs aux fleurs mêmes. Le sirop de Roses pâles se prépare avec leur suc épuré, & parties égales de sucre, on l'ordone à une once dans les fluxions du cerveau, particulierement celuy qui est composé dans lequel entrent le Sené, l'Agaric, & quelquefois la Rhubarbe; on donne souvent ce dernier seul a une once & demy : On fait aussi avec le suc de Roses un Electuaire qui est estimé, dans lequel entre la scamonée, & dont la dose est de demy. once.

VII.

ROSES MUSCATES ou de Damas
Rosa moschata simplici flore C. B 482. Rosa moschata minor flore simplici I. B. Tom. I. pag. 45. Rosa Muscata alba Tab. ic. 1086.

Nefrim vel nefrim Serapionis Anguil. Rofa Damafcena, quam coroneolam vocant Lugd. 125.

PLufieurs fe purgent avec une ou deux pincées de Rofes mufcates infuféss dans un boüillon au veau, ces Rofes purgent plus fortement que les precedentes. Dans la Provence & dans les Pays chauds. où elles ont plus d'odeur, trois ou quatre de ces fleurs en infufion ou en conferve, purgent avec violence.

ROSES fauvages ou églantier. Rofes rouges où de Provins. Voyez aux Plantes Aftringentes.

RAPONTIC Voyez cy-apres, Rubarbe.
VIII.

FLAMBE ou Iris, Glaïeul.
Iris vulgaris Germanica fivè Sylveftris C. B. 30. Iris vulg. violacca feu purpurea Sylv. I B. Tom. II. pag. 709. Iris Sylveftris Tab. ic. 648. Iris noftras Offic. Gladiolus cæruleus Trag. 699.

ON employe la racine de cette plante, on en tire le fuc par expreffion qu'on ordonne depuis un once jufqu'à deux dans l'Hydropifie qui commence j'en ay veu de tres bons effets, mais il faut continuer ce remede trois ou quatre fois. & même plus, de deux jours l'un.

IX.

IRIS DE FLORENCE,
*Iris alba Florentina C. B. 31. Iris flore albo
I. B. Tom. I. pag. 719 Iris Illirica vel Flo-
rentina Officin.*

LOrsque la racine de cette espece est
recente, on peut l'employer comme la
precedente : on la fait sécher ordinairement aprés l'avoir depouillé de son écorce,
alors elle acquiert une odeur agreable ,
elle entre dans la composition de plusieurs
parfums : On en prepare une poudre simple , & une composée , tres propres aux
Asthmatiques , & pour faciliter l'évacuation d'une serosité gluante & trop épaissie dans les bronches du Poulmon. La
poudre d'Iris , simple se fait avec la racine d'Iris, la poudre Diatragacant froide
& le sucre - candy : sa dose est d'un demy
gros ; la poudre d'Iris composée, appellée
de Salomon , est plûtôt un Electuaire
qu'une poudre V. Lémery Pharm. pag. 371.

X.

COULEVRE'E, Bryone ou Vigne
blanche.
Bryonia aspera sivè alba baccis rubris C. B.

297. *Vitis alba sivè Bryonia J. B. Tom. II pag. 143 Math. Adu. Lob. ic. 624 Bryonia alba Dod. 400. Tamarum vulgò vel cerasiola Cæsalp. 206.*

LA racine est fort en usage dans l'enflure ; l'Hydropisie, & les obstructions des visceres, lorsqu'elle est recente le suc qu'on en tire par expression s'ordonne depuis deux gros jusqu'à demy once ; son infusion dans le Vin blanc se prend jusqu'à deux onces, comme ce purgatif est assez violent & fait quelquefois vomir, on le corrige avec la crême de Tartre, le Sel-vegetal, ou quelque poudre Cephalique de Marjolaine, ou d'Origan. L'eau de Bryone se tire ainsi, on decouvre la racine dans le Printems sans l'arracher de terre, on en coupe la tête de travers on creuse en suitte la partie inferieure & on la recouvre avec celle qu'on a coupé, on prend garde qu'il n'entre point d'ordures dans la cavité qu'on vient de faire ; le lendemain on la trouve pleine d'une eau dont une cuillerée purge assez doucement. Lorsque le suc de Bryone est épuré & reposé, la partie terrestre & farineuse qui se precipite au fond du vaisseau étant dessechée, s'apelle Fécule, on ne s'en sert gueres présentement n'ayant pas grande vertu. La racine de cou-

levrée sèche & en poudre, s'ordonne depuis un scrupule jusqu'à deux dans demy
verre de vin blanc. Les jeunes pousses
ou asperges de Bryone, ses fruits ou bayes
ont à peu-près la même vertu que la racine, on fait un extrait des unes & des
autres avec le vin blanc & l'Esprit de
vin, dont la dose est jusqu'à une dragme.

XI.

SOLDANELLE ou Chou marin.

*Soldanella maritima minor C. B. 245. Braf-
sic. Marina sivè Soldanella J. B. Tom. II. pag.
166. Convolvulus maritimus nostras rotundifolius Mor. Hist. Ox. Part. II. pag. 11. Soldanella Dod. 395.*

LEs Feuilles de cette plante purgent
assez fortement les serositez, on les
employe differemment, quelques uns en
donnent une ou deux poignées macerées
dans le vinaigre avec le cresson d'eau,
d'autres les mettent en poudre & en donnent deux scrupules ; plusieurs en font
boüillir dans un boüillon de veau deux
ou trois dragmes, & y jettent un peu de
canelle en poudre. La meilleure maniere
de s'en servir est de faire macerer ces
feuilles dans le vinaigre ; où avec la
crême de tartre, ou le tartre vitriolé. On

prepare auſſi une conſerve avec les feuilles de Soldanelle, le ſucre & la canelle :
Cette plante entre dans la compoſition
du Sirop Hydragogue de M. Charas, &
dans l'Hydragogue merveilleux de Du
Renou.

XII.

S UREAU.

*Sambucus fructu in umbella nigro C. B.
456. Sambucus vulgaris I. B. Tom. I. pag.
544. Sambucus Dod. 845. Acté Græcorum.*

TOutes les parties de cet Arbre ſont
en uſage dans la Medecine ; une once
de l'écorce moyenne de la racine & de la
tige, ou demy-once de feuilles infuſées dans
ſix onces d'eau avec quinze grains de Sel
d'Abſinte & un ſcrupule de canelle, purgent bien les ſeroſités ; un gros de ſemence de Sureau en poudre avec vingt grains
de Sel de tartre & quinze grains de Mercure doux, mis en bol avec ſuffiſante quantité de Sirop de chicorée, fait le même effet : Une poignée de jeunes feuilles ou
bourgeons en ſalade purgent doucement ;
on fait avec les bayes de ſureau un Rob
ou ſuc épaiſſi qu'on donne avec ſuccès
juſqu'à une once dans le cours de ventre &
dans la diſſenterie. Les fleurs de ſureau
ſont reſolutives, anodines, adouciſſantes

& diaphoretiques ; on les applique en fomentation sur les Erefipeles & pour les autres maladies de la peau. Le vinaigre furat s'appelle ainfi, parce qu'on y a fait infufer des fleurs de fureau pour lui donner de l'odeur & de la force ; ce vinaigre eft moins contraire à l'Eftomac & plus fain que le commun : Les feuilles de fureau échaufées fur le feu, font fort refolutives en fomentation, on les fubftitue à celles d'yeble.

XIII.

Y EBLE ou petit Sureau.

Sambucus humilis fivè ebulus C. B. 456. Ebulus fivè fambucus herbacea I. B. Tom. I. pag. 546. Ebulus Dod. 381 Chamæ acte Diofc.

ON employe cette plante comme la precedente, fa racine & fa femence purgent plus que celles du fureau : deux gros de femence d'yeble infufez dans un demy-feptier de vin blanc fans y joindre d'autre purgatif, vuident abondamment les ferofités, & conviennent dans le Rhumatifme, la goûte & l'Hydropifie ; les racines & les femences de cette plante entrent dans les compofitions Hydragogues de M. Charas & de Du Renou ci-deffus defignées.

XIV.

XIV.

AULNE NOIR, Bourgêne.
Alnus nigra baccifera C. B. 428. I. B.
Tom. I. pag. 560. Frangula Dod. 784.
Inft. 612. Park.

L'Ecorce moyenne particulierement de la racine, eft vomitive lorfqu'elle eft recente, quand elle eft féche elle eft purgative ; on la fepare de l'arbre dans le printems, & on la fait fécher à l'ombre, on la donne en fubftance à un gros, & en infufion jufqu'à deux dans le vin blanc, y ajoutant quelque aromate ou ftomachique pour correctif, comme la canelle, ou l'a_nis, ou plûtôt le fel d'abfinte ou quel_qu'autre fel fixe. Les Gens de la campagne s'en fervent dans les fievres intermit_tentes avec fuccéz, parce que ce remede les purge par haut & par bas affez vigou_reufement.

XV.

TITIMALE, Herbe à lait, Efule ou Reveille matin.

Quoyque toutes les efpeces de Titimale foient purgatives, on employe principa-

lement les suivantes qui se trouvent tres-
communement.

1. TITHYMALUS *foliis Pini , fortè Dioscoridis Pityusa C. B. 292. Tithymalo cyparissiæ similis , Pityusa multis I. B. Tom. III. pag. 665. Tithymalus Pinea Lob. ic. 357. Esula major Cæsalp. 374. Esula minor Officin. Adv. Lob. Tithymalus cupressinus 2. Tab. ic. 595.*

2. *Tithymalus cyparissias C. B. 291. Esula offic. Cæsalp. 374. Tithymalus cupressinus sivè humipinus Lob. ic. 356.*

3. *Tithymalus latifolius catapucia dictus Hort. Lugd. Bat. Lathyris major C. B. 293. Lathyris sive Catapucia minor. I. B. Tom. III. App. pag. 880. Esula major Rivini.* Epurge, Catapuce.

ON employe ordinairement les racines d'Esule , sur tout leur écorce ,
on la fait macerer dans le vinaigre pendant vingt-quatre heures , on la donne ensuite depuis un scrupule jusqu'à une dragme en substance , & au double en infusion ; on s'en sert avec succez dans l'hydropisie , la jaunisse , les obstructions des
visceres , les fievres opiniâtres & les maladies rebelles. On prepare l'extrait des
racines d'Esule avec du vin blanc ou l'esprit de vin , en y ajoutant quelques

gouttes d'esprit de soufre, ou d'huile d'anis ; la dose en est d'un scrupule. On tire aussi l'extrait des feüilles dans le vinaigre, dans la solution de crême de tartre, ou dans les sucs de Coing, d'Oseille, de Limons ou autres acides ; elles agissent avec moins de violence que la racine. Le suc laiteux de toute la plante mis en digestion avec le sel de tartre & puis épaissi, fournit une matiere qui vaut bien la Scamonée de Smirne, qui est souvent alterée par des sucs de plantes acres mal preparez. Les semences d'Esule, sur tout celles de l'Epurge, sont d'un usage familier dans la campagne ; les Paysans en prennent dix ou douze, c'est un violent purgatif, s'il n'est corrigé par la coction avec le sel d'absinte, ou quelqu'autre sel fixe.

La racine d'Esule a donné le nom aux pilules *de Esula* de Fernel, dont la dose est d'un demi gros, elle entre aussi dans la composition de la Benedicte Laxative, de l'Extrait Catholique & Colagogue de Rolfinsius, & de l'Hydragogue merveilleux de Du Renou.

XVI.

AGARIC.
Agaricus sivè fungus Laricis C. B. 375.

Agaricum I. B. Tom. I. Part. 2. pag. 268.
Raii Hist. 107. Agaricus Dod. 486.

L'Agaric eſt une ſorte de Champignon ou d'excroiſſance qui naît ſur le tronc du Meleze, on l'employe en infuſion dans l'eau, depuis deux dragmes juſqu'à demi once, & en ſubſtance depuis un gros juſqu'à deux : comme c'eſt un purgatif tres acre, on le corrige avec le Gingembre, la Canelle ou quelqu'autre drogue aromatique, ou bien avec quelque ſel fixe. On ordonne plus ordinairement les Trochiſques qu'on prepare avec l'Agaric & le Gingembre, leur doſe eſt depuis demi gros juſqu'à un dans les maladies rebelles, & les obſtructions des viſceres ; l'Agaric convient aſſez aux perſonnes ſujettes aux Catharres & Fluxions dans la tête : On tire auſſi de l'Agaric un extrait qu'on donne à un ſcrupule, & une reſine qui ſe prend juſqu'à quinze grains. Il entre dans pluſieurs compoſitions purgatives, entr'autres la confection Hamec, l'*Hierapicra*, l'*Hieradiacolocinthidos*, l'Extrait Panchimagogue de Crollius, & d'Arthman, les Pilules cachectiques de Charas, &c.

XVII.

CONCOMBRE sauvage.

Cucumis Sylvestris Asininus dictus C. B.
314. I. B. Tom. II. pag. 248. Cucumis
agrestis sive Asin. Park. Cucumer elaterii Syl-
vestris Adv. Lob. ic. 646.

ON employe ordinairement le fruit
dont on tire le suc, lequel épaissi par
l'évaporation, est l'Elaterium dont nos
anciens se servoient si familierement ;
c'est un violent purgatif qu'on n'ordonne
presentement que dans les vieilles maladies, lorsqu'il y a des obstructions inveterées à emporter, ou des matieres vermineuses à détruire, la dose en est de douse à quinze grains. La poudre de la racine du Concombre sauvage s'ordonne jusqu'à demi dragme au plus, & l'extrait de
de toute la plante a la même dose. L'Elaterium entre dans l'extrait Panchimagogue de Crollius.

XVIII.

GRATIOLE, Herbe à pauvre
homme.

Gratiola centauroides C B. 279. Gratiola
I. B. Tom. III. pag. 434. Dod. 362. Digitalis

*minima gratiola dicta Mor. Hist. Oxon. Part.
2. pag. 479. Inst. 165. Gratia Dei cujus semen
Gelbenech, Papaver pumicum forte Ang. Lim-
nesium sivè Centauroides Gord.*

LEs feüilles de cette plante purgent
avec violence par haut & par bas, demi - poignée au plus sur un demi septier
d'eau en infusion ; c'est un remede familier aux pauvres d'où vient son nom,
mais il ne convient qu'à des corps robustes ; j'ai vû des personnes délicates souffrir des tranchées & des superpurga-
tions dangereuses pour en avoir usé
inconsiderément : On court moins
de risque à s'en servir en lavement,
une poignée dans chopine d'eau ou de
lait. La poudre des feüilles a demi
dragme, infusée avec un peu de canelle, l'extrait tiré avec le vin blanc a
deux scrupules, ou la conserve à deux ou
trois dragmes ; s'ordonnent avec succez
dans les fievres opiniâtres, dans les longues maladies, les vers, les vieilles obstructions & les rhumatismes gouteux.

XIX.

CABARET, Oreille d'Homme,
Oreillette, Rondelle, Girard Rous-
sin, Nard Sauvage.

Asarum C. B. 197. I. B. Tom. III. pag. 548. Dod. 358. Asarum Baccaris sivè Baccatus Adv. Lob. ic. 601. Nardus rustica Hofin. Altorff.

ON employe ordinairement sa racine en infusion dans le vin blanc depuis deux dragmes jusqu'à demi once dans un demi septier, & en poudre depuis un gros jusqu'à deux; c'est un Emetique assez puissant, qui a perdu beaucoup de son credit depuis l'usage du Tartre Emetique; on employe plus communément cette racine en infusion dans l'eau, elle n'est alors qu'aperitive, & pousse abondamment par les urines sans purger. Sept ou huit feüilles de cette plante infusées comme la racine, font le même effet. La racine en poudre est un excellent remede pour le farcin des chevaux; l'Extrait d'Asarum fait avec l'esprit de vin, se donne à demi gros, cette plante a donné le nom à l'Electuaire *Diasarum* de Fernel, dont elle est la base, & qu'on ordonne à demi once; elle entre aussi dans le sirop Hydragogue de Charas.

XX.

PAIN de Pourceau.
Cyclamen orbiculato folio infernè purpuras-

cente C. B. 308. Cyclaminus orbicularis folio rotundiore vulgatior I. B. Tom. III. pag. 551. Panis porcinus & Arthanita , Rapum terræ Lob. ic. 604.

LA racine de cette plante est plûtôt employée exterieurement qu'interieurement ; son suc qui est extrêmement acre, entre dans la composition de l'onguent *de Arthanita* , auquel il donne le nom , cet onguent purge par bas, lorsqu'on en frotte le bas ventre , & fait vomir lorsqu'on en frotte l'estomac. Les purgatifs les plus violens entrent dans cet onguent ; il est tres-resolutif, & propre pour les tumeurs schirreuses de la ratte & du mesentere, appliqué sur ces parties.

XXI.

ELLEBORE noir.

1. *Elleborus niger flore roseo C. B. 186. Elleborus niger legitimus Cluf. Hist. 274. Veratrum nigrum 1. Dod. 385. Elleborus niger flore albo, interdum etiam valdè rubente I. B. Tom. III. pag. 635.*

2. *Elleborus niger vulgaris flore viridi C. B. 185. Elleborus niger vulgaris flore viridi, vel Herbaceo , radice diuturna I. B. Tom. III. pag. 636. Veratrum nigrum 2. Dod. 385.*

On

ON emploïe indifferemment les racines de ces deux especes, pour en faire l'Extrait d'Ellebore, qu'on ordonne depuis un scrupule jusqu'à un demi gros dans les affections soporeuses, l'épilepsie, la manie, la fievre quarte, & les autres maladies rebelles. L'usage de l'Ellebore en substance on en infusion est delicat, il porte à la tête, cause quelquefois des convulsions & des irritations dans les parties nerveuses ; les racines d'Ellebore en poudre se donnent depuis quinze grains jusqu'à un scrupule, & en décoction depuis une dragme jusqu'à deux ; son extrait preparé avec l'eau de pluye, & la crême de tartre, ou avec l'esprit de vin, est moins dangereux dans son operation. L'Ellebore noir entre dans l'Extrait Catholique de Sennert, l'Extrait Panchimagogue de Crollius & d'Arthman, l'Extrait Catholique & Colagogue de Rolfinsius, les Pilules Tartarées de Quercetan, le Diabalsemer ou Electuaire de Sené.

XXII.

ELLEBORE BLANC.

1. *Elleborus albus flore atro-rubente C. B.* 186. *Veratrum flore atro-rubente Inst.* 273. *Elleborus albus I. B. Tom. III. pag.* 633. *El-*

leborum album sivè Veratrum *Dod.* 383. Elleborus albus *Math. Lugd.* 1632.

2. *Elleborus albus flore subviridi C. B.* 286. *Veratrum flore subviridi Inst.* 273.

ON se sert également des racines de ces deux especes, & on les prépare comme celles de l'Ellebore noir, mais comme elles sont plus acres & plus violentes dans leurs operations, on les employe plus communément pour purger les chevaux, que pour les hommes ; on en trouve cependant dans les Auteurs quelques préparations assez utiles. L'usage ordinaire de l'Ellebore blanc est de le mêler avec les poudres sternutatoires pour en augmenter la violence, & les rendre plus capables d'irriter les fibres nerveuses du nez ; on l'employe avec succez dans l'apoplexie, la lethargie, & les autres affections soporeuses.

XXIII.

LAUREOLE.

1. *Laureola semper virens flore viridi quibusdam Laureola mas C. B.* 462. *I. B. Tom. 1. pag.* 564. *Daphnoides sivè Laureola Adv. Lob.* 156. *Lugd.* 211. *Thymelæa lauri folio semper virens seu Laureola mas Inst.* 595.

2. *Laureola folio deciduo flore purpureo of-*

ficinis Laureola fæmina C. B. 462. Laureala folio deciduo sivè Mezereon Germauicum J. B. Tom. I. pag. 566. Chamælæa Germanica Dod. 364. Chamædaphne sivè Pusilla laurus Adv. Lob. ic. 367. Thymelæa Laurifolio deciduo sivè Laureola fæmina Inst. 595. Piper montanum Gesn. Mezereon officin. Bois Gentil.

LEs feüilles & les bayes de ces deux especes purgent avec une force égale, & les Paysans s'en servent familierement : la dose en est d'un gros en substance, & en infusion au double. Comme ce purgatif est violent, il faut le corriger avec la crême de tartre ou quelqu'autre sel fixe & lixiviel, ou le mettre en maceration dans le vinaigre, ou quelqu'autre acide pendant vingt-quatre heures : on l'ordonne dans l'hydropisie, le Rhumatisme, les vapeurs histeriques & la fievre quarte. L'écorce de ces arbrisseaux s'employe de la mêmè maniere.

XXIV.

GArou ou Timele'e,
Thymelæa foliis lini C. B. 463. Thymelæa Monspeliaca I. B. Tom. I. pag. 591. Thymelea grana gnidii Adv. Lob. ic. 369. Chamælæa tenui-folia & nigra Serapioni.

LEs feüilles & les fruits de cette plante font fi acres, qu'on ne s'en fert plus comme on faifoit autre fois, fes fruits ou bayes font appellées *cocca gnidia* ou *grana gnidia*, il faut les laiffer macerer long-temps dans le vinaigre avant de s'en fer-vir, fans cette précaution leur ufage eft pernicieux. La racine nous eft apportée féche du Languedoc, on l'employe comme un veficatoire pour attirer les ferofitez dans les migraines & les fluxions violen-tes, aprés avoir percé l'oreille, on y paffe un petit morceau de cette racine : ces for-tes de cauftiques font de mauvais reme-des,& augmentent fouvent l'inflammation.

PLANTES ETRANGERES.

XXV.

CAsse.

Caffia fiftula Alexandrina C. B. 403. *Caffia purgatrix I. B. Tom. I. pag.* 416. *Caf-fia nigra Dod.* 787. *Caffia folutiva vulgaris Park. Quauhayohuarli ii fivè Caffia fiftula Hern.* 87.

CEt arbre croît dans le Levant , en Egypte , & fur tout prés du Kaire, c'eft pour cela qu'on l'ordonne quelque-fois fous le nom de *Medulla Ægiptiaca*: depuis vingt ans la Caffe de Levant eft rare en France ; celle qui vient des Isles de l'Amerique & de la nouvelle Espagne y est plus commune, & n'est guéres moins bonne, sur tout lorsqu'elle est nouvelle & pesante ; car la vieille, celle qui est legere, sêche, ou moisie, ne vaut rien. Les bâtons de casse, ou ses fruits, s'ordonnent jusqu'à demi livre : on les concasse, & on les fait boüillir legerement dans chopine d'eau ou de petit lait, qu'on donne aux malades par verrées ; lorsqu'on y ajoûte d'autres purgatifs, on en diminuë la dose. La Casse mondée est la pulpe ou moëlle tirée des bâtons ou gousses, & passée par le tamis ; elle s'aigrit alors aisément, cause des tranchées & porte à la tête ; elle agit plus doucement, lorsquelle est boüillie ; sa dose ordinaire est d'une once ou de dix gros ; il y a peu de purgatif plus doux, c'est pour cela qu'on l'ordonne avec succez dans les fievres ardentes, les maladies des reins & de la vessie, lors même qu'il y a des dispositions inflammatoires dans le bas ventre, & qu'il est necessaire de purger. On l'ordonne quelquefois en bol à demi once ou six gros pour lâcher le ventre. La moëlle de la Casse donne son nom à l'Electuaire de Casse, elle entre dans le Lenitif fin, le Diaprun, la Confection Hamech, & l'Electuaire de Psyllio.

C iij

XXVI.

TAMARINS.

Siliqua Arabica quæ Tamarindus C. B. 403. Tamarindi I. B. Tom. 1. pag. 422. Raii Hist. 1748. Tamarindus Derelside appellata Alp. Ægypt. 37. Tamar sivè Dactylus Indorum & Palmula quorumdam. Balam pulli, seu Maderam pulli Hort. Mal. Intay sivè Tamarindus Pis. 157.

L'Arbre des Tamarins croît en Arabie, dans les Indes Orientales & Occidentales, & dans cette partie de l'Afrique appellée Senega ; leur fruit est en usage, on nous l'apporte mondé, & separé de sa gousse ; c'est une espece de moëlle un peu solide mêlée avec les semences ou noyaux, qu'on doit choisir la plus reçente, & d'une saveur vineuse & aigrette ; ce purgatif est tres-doux, il corrige même par son acide l'âcreté des autres, ausquels il est ajoûté ; on l'ordonne dans les mêmes maladies, & de la même maniere que la Casse ; les Tamarins entrent dans les mêmes Electuaires purgatifs, ils donnent le nom à l'Electuaire des Tamarins d'Horstius, ils entrent aussi dans l'Electuaire Hydragogue de François Sylvius, dont la dose est de demi once.

XXVII.

Sené.

1. *Senna Alexandrina sivè foliis acutis C. B.* 397, *Senna I. B. Tom. I. pag.* 377. *Sena Orientalis Tab, ic.* 517. *Abalzemer Persar. Mes.* Sené de Seyde ou de la Palte.

2. *Senna Italica sivè foliis obtusis C. B.* 397. *Sena Florentina sivè foliis per extremum latis pene cordatis I. B. Tom. I. pag.* 377. *Sena Italica Tab.ic.* 518. Sené d'Italie ou de Tripoli.

3. *Sené Mauritanorum Ruel.* 194. *Senna Sylvestris quibusdam malè Gesn. Hort. Colutea vesicaria C. B.* 396. *I. B. Tom. I.* 380. *Dod.* 784. Bagnaudier ou faux Sené.

L E Sené est le purgatif le plus en usage, & un des plus surs dans son operation. La premiere espece est la plus recherchée : La seconde la suit de prés, & la troisiéme doit être rejettée, n'ayant pas à beaucoup prés la même vertu; on ordonne souvent les deux premieres especes sous le nom de feüilles d'Orient, on se sert quelquefois de leurs fruits ou gousses sous le nom de Follicules ; les uns & les autres s'employent en infusion & en décoction depuis un gros jusqu'à deux dans demi septier d'eau , souvent au double & au triple pour plusieurs prises en maniere de tisane laxative. On ajoûte ordinairement au Séné ou quelque semence aromatique, comme l'anis ou la canelle, ou quelque sel fixe, comme le sel d'absinte, le sel vegetal, soit pour adoucir son âcreté, soit pour faciliter son action. On en corrige aussi la saveur desagréable par les sucs acides de citron, du verjus ou autres. On le prend en poudre, depuis un scrupule, jusqu'à demi gros dans les bols ou opiates, mais rarement, à cause de son volume. Enfin, on en fait un extrait, qu'on ordonne depuis un scrupule, jusqu'à une dragme.

Le Séné purge assez bien toutes sortes d'humeurs : on ne doit pas l'ordonner dans les Hemorrhoïdes, les Hemorrhagies, les maladies de la poitrine, non plus que dans les dispositions inflammatoires. Il entre dans la plûpart des Electuaires purgatifs, entr'autres dans le Lenitif, le Catholicon, la Confection Hamech, les Tablettes de Citro, l'Electuaire de Tamarins d'Horstius, l'Extrait Panchimagogue de Crollius, la poudre Arttritique de Paracelse, &c. Il a donné le nom à l'Electuaire de Séné. Les Follicules s'employent dans les Pilules Tartarées de Quercetan.

XXVIII.

Manne.

Manna Schrod. Mel aëreum, Ros cælestis, Drosomeli, Mensiracost & Terniabin Arab. Trungibin & Terenbigil Serap. Avic.

La Manne n'est pas une rosée comme l'ont crû les Anciens, mais le suc nourricier de certains arbres, comme les Modernes l'ont découvert, & verifié par des experiences incontestables ; ceux qui fournissent la Manne qui est si familiere, sont les deux especes de Frêne suivantes.

1. *Fraximus rotundiore folio C. B. 416. I. B. Tom. I. pag. 177. Ornus quorumdam.*

2. *Fraxinus humilior sivè altera Theophrasti, minore & tenuiore folio C. B. 416. Fraximus tenuiori & minori folio I. B. Tom. I. pag. 177. Ornus Lugd. 83.*

LA Manne vient d'Italie, & sur tout de la Calabre & de Sicile, on en trouve de trois sortes chez les Drogistes. La premiere est la blanche, qui est la plus belle, en bâtons longs comme le doigt, elle n'est pas toûjours la meilleure, étant quelquefois falsifiée & blanchie avec la chaux, ce qu'il eſt aiſé de reconnoître, car alors elle eſt plus blanche, plus peſante, & plus compacte que la Manne naturelle. La ſeconde eſt la Manne graſſe ou la commune, qui eſt jaunâtre & gluante, elle eſt tirée par inciſion de l'écorce & du tronc de l'arbre : elle s'appelle en Italie *Manna forſata & Sforzatella ſeu Manna di corpo*, elle eſt préférable à la précedente, ſelon quelques-uns, quoyqu'elle ſoit remplie de terre & d'ordures qui la font mépriſer par les connoiſſeurs : mais la plus recherchée eſt la troiſiéme eſpece, qui coule naturellement & s'échape des aiſſelles des feüilles dans les chaleurs de l'Eté, elle s'épaiſſit en petits grains d'un blanc qui devient jaune, à meſure qu'ils ſe durciſſent ; cette eſpece s'appelle *Manna di fronda*. Il y en a une quatriéme eſpece qui coule de l'arbre ſuivant, & s'appelle Manne de Bryançon, elle n'a pas la vertu des précedentes.

Larix folio deciduo conifera J. B. Tom. I. pag. 265. *Larix Dod.* 868. C. B. 493. Meleze.

On receüille dans le Printems, ſur les feüilles du Sicomore, de l'Erable & de quelques autres arbres, un ſuc qui s'épaiſſit en forme de Manne ſur leur ſuperficie, mais qui n'eſt pas d'uſage.

La Manne ordinaire s'ordonne depuis une once jusqu'à deux , & quelquefois trois : lorſqu'on la donne ſeule, on la fait diſſoudre dans un boüillon de veau . o1 dans une infuſion purgative ; elle purge aſſez doucement , & peut être employée dans les mêmes maladies que la Caſſe , elle paſſe pour purger les ſéroſitez , & ſoulager la tête, on l'employe en aſſez grande doſe dans l'Eſquinancie , ſitôt qu'un malade peut avaller : elle entre dans l'Electuaire Diacarthami & l'Hydragogue merveilleux de Du Renou.

XXIX.

ALOE.

1. *Aloë vulgaris C. B. 286. Aloë J. B. Tom. III. pag. 696. Dod. 359. officinarum ; Aloë Dioſcoridis Col. 40. Aloë vulgaris ſivè ſempervivum marinum Ger. Park. Caraguata Braſilienſibus Marcg. 38. Tertia Piſ. 193. Aloë vera vulgaris Munt. 17.*

2. *Aloë ſuccotrina anguſti-folia ſpinoſa flore purpureo Breyn. Prod. 2. Aloë Indiæ Orientalis ſerrata ſivè ſuccotrina vera floribus Phœniceis H. Beaum. Aloë ſuccotrina offic. Aloë Americana Ananæ folio floribus ſuave-rubentibus Pluk. Phith.*

3. *Aloë Caballina Officin. Aloë Guineenſis Caballina , vulgari ſimilis , ſed tota maculata Comm. Prœl. Bot. 40.*

L'Aloë est un suc épaissi, dont on trouve trois sortes chez les Droguistes , que la plûpart des Auteurs croyent être tirées de la même plante par expression, (a) ou par incision, (b) lesquelles ne different que par le degré de pureté : ces Auteurs marquent la maniere de tirer ce suc, qu'il seroit trop long d'expliquer ici. La premiere espece d'Aloë est appellée Aloë succotrin , soit comme l'avance Pomet, (c) parce que c'est un suc concret , soit comme il est plus vray-semblable , parce qu'il vient de l'Isle de Soccotora sur la mer rouge ; cette espece d'Aloë est la plus pure & la plus en usage ; elle est d'un jaune tirant sur le rouge foncé , luisante , friable en Hyver, qui s'amollit aisément en Eté , & dont l'odeur approche de celle de la Myrrhe. La seconde espece est l'Aloë Hepatique , ainsi appellée, parce qu'elle est de la couleur du Foye , d'un rouge plus obscur que la précedente , & d'une substance moins pure ; on les employe de la même maniere , & on s'en sert indifferemment pour en tirer l'extrait. La troisiéme espece s'appelle Aloë Caballin , parce qu'elle n'est

(a) Jean Bauhin. Tom. III. pag. 697.
(b) Raii Hist. 1195. Fab. Columna rarior. stirp. pag. 40.
(c) Hist. des Drogues pag. 298.

en ufage que pour les chevaux ; elle eft fi
noire & fi remplie d'ordure , qu'on doit
la rejetter comme le marc des autres qui
n'a pas grande vertu.

Quelques Autheurs des plus modernes
(1) doutent avec raifon fi ces trois efpeces
viennent de la même Plante étant differentes par l'odeur & la qualité. C'eft pour
cela que j'ay raporté les differents noms
des efpeces d'Aloë dont ils foupçonnent
que ces fucs épaiffis ont été tirés. Quoi
qu'il en foit, on nous les apporte de Perfe,
des Indes , & des Ifles de l'Amerique ; on
n'employe que les deux premieres fortes,
qu'on prepare avant de s'en fervir par
une lotion reïterée avec les fucs de Rofes
ou de Viollettes: on tire enfuitte l'extrait de
cette maffe, après l'avoir fait diffoudre dans
l'efprit de vin, filtrer & évaporer ; cet extrait ainfi preparé s'ordonne a la dofe de
douze ou quinze grains auplus , en opiate
ou en Pilules, à caufe de fon infuportable
amertume. L'Aloë convient aux mélan-
coliques, aux perfonnes fujettes aux vers,
aux aigreurs d'Eftomac, & à ceux qui
font affligez de maladies chroniques &
opiniatres caufées par des obftructions
dans les vifceres, pour veu qu'ils ne foient
point fujets à aucun flux hemorrhoïdal

(1) Comelin Prel. | Sam. Dale Pharm.
Bot. 46. | 231.

crachement ou perte de fang. L'Aloë
eft auffi contraire aux Femmes enceintes,
car il éxcite un trop grand mouvement
dane le fang. L'Aloë eft la bafe de la plus
grande partie des Pilules purgatives le
plus en ufage ; les Pilules Angeliques où
de Francfort en font prefqu'entierrement
compofées, auffi bien que celles qu'on appelle Grains de vie, & qu'on avalle a-
vant le repas. Il entre auffi dans *L'Hiera-*
Diacolocynthidos. L'Extrait catholique de
Francfort & de Sennert, les Pilules cachectiques de Charas, celles Diambra dela
Pharmacopée de Londres, les Peftilentielles ou fetides, & dans les Pilules tartarées de Schroder. L'Aloë donne le nom au
Dialeë ou *hiera-picra* de Galien & il entre
dans l'Elixir de proprieté deParacelfe,dans
leBeaume duCommandeur& plufieurs autres compofitionsVulneraires &deterfives,
étant tres propre à refifter à la pouriture.

X X X.

R HUBARBE,
Rhabarbarum Officinarum C. B. 116 *I. B.*
Tom. II. pag. 98. *Rhabarbarum genuinum*
Officin. Parif. Rhabarbarum lanuginofum fivè
lapathum Chinenfe longifolium Munt 196. *Raii*
Hift. 1077. *Rha five Rheum quorundam.*

LA racine de cette Plante nous eſt aportée de la Chine où elle croîſt abondamment, il faut la choiſir la plus nouvelle, jaune au dehors, & au dedans ſemée de veines rouges, à peu prés comme la noix Muſcade; elle doit être d'une odeur aromatique & aſſez agréable ; infuſée dans l'eau elle luy communique aſſez promptement une couleur ſaffranée. Quand elle eſt ainſi choiſie, la meilleure preparation eſt de la prendre en ſubſtance ou en poudre dans quelque cuillerées de boüillon, ou la mâcher ſimplement, ſon amertume étant ſuportable ; la doſe eſt depuis quinze ou vingt grains juſqu'à demy-gros ; mais en infuſion dans l'eau on l'ordonne ordinairement à un gros. Les proprietez de la Rhubarbe ſont en ſi grand nombre qu'un Autheur celebre (1) en a compoſé un traité tout entier: Ses vertus les mieux authoriſées par l'experience ſont de purger avec douceur les humeurs bilieuſes, de retablir enſuite le reſſort des des fibres inteſtinales lorſqu'elles ont été trop relâchées par des flux de ventre & des lienteries ; de fortifier l'eſtomac, de faciliter la digeſtion, de détruire les matieres vermineuſes & de tuer les vers

(1) Math. Tilingius Rhabarbarologia Francofurti 1679. in 4.

aufquels les enfans font fujets ; c'eft pour
cela qu'on leur donne avec fuccés pendant quelques jours pour boiffon ordinaire, une legere inffufion d'un gros de
Rubarbe dans une pinte d'eau avec un
peu de reglifle.

On prepare des Pilules de Rubarbe
dont la dofe eft depuis demy-gros jufqu'à
un gros. Son Extrait fait avec l'eau de pluie
fe donne à demy gros, auffibien que les
Trochifques de Rhubarbe de Du Renou.
Cette Racine entre dans le Catholicon fimple & dans le double, dans la Confection
Hamech, l'Electuaire de Pfyllio, l'Extrait
benit de Schroder, l'Extrait Panchimagogue de Crolius & d'Arthman, l'Extrait Catholique de Sennert. Les Pilules Panchimagogues de Quercetan, &c.

XXXI.

RHAPONTIC ou Rhubarbe des Moynes
*Rhabarbarum forte Diofcoridis & antiquorum
Inft. 89. Rhaponticum Alp. Exot. 187 Raii
hift. 170. Rha verum antiquorum Ger. Rhabarbarum rotundifolium verum Munt. 192. Hip-
polaphaibum maximum rotundifolium exoticum
fivè Rhaponticum Thracicum fed veriùs Rhabarbarum verum Park.*

ON eleve aifement cette Plante étrangere dans nos Jardins, où elle eft
comme

comme naturalisée, on substituë sa Racine à celle de la Rhubarbe de la Chïne, en l'ordonnant à double dose, & depuis une dragme jusqu'à deux & trois en substance ; mais plus commodement en infusion à demy-once. Elle est tres utile dans les cours de ventre, où elle m'a souvent mieux reüssi que la Rhubarbe : j'en ordonne la tissane faite avec un once de Rhapontic coupé par petits morceaux sur trois chopines d'eau, reduite à cinq demy-septiers, y adjoûtant un peu de reglise. Les Paysans des Alpes & des Montagnes d'Auvergne, se servent avec succés dans leurs cours de ventre de la racine de la Plante suivante, qu'ils employent comme la precedente.

Lapathum majus sivè Rhabarbarum Monachorum I. B. Tom II. pag. 985. Lapathum hortense latifolium C. B. 115. Hippolapathum sativum Ger. Raii hist 171. Hippolapathum sivè Rhabarbarum Monachorum Dod. 648.

Je n'ay pas reconnu que la racine de cette espece, fût aussi éfficace que celle du Rhapontic.

XXXII.

MYRABOLANS.

IL y a cinq sortes de Myrabolans, sçavoir, les Citrins, les Chebules, les Bellirics, les Embliques & les Indiens ; ce sont des

fruits ſecs qu'on nous apporte des
Indes où il naïſſent, ſurtout auprés
de Goa, au Royaume de Bengala & de
Malabar. On employe le plus ordinairement les Citrins; on les concaſſe & on les
fait infuſer ou boüillir legerement depuis
deux gros juſqu'à demy-once dans ſix
onces de liqueur; en ſubſtance & en poudre, on les donne juſqu'à un gros. On les
employe ordinairement dans le cours de
ventre, la diſenterie, & lorſqu'il eſt neceſſaire de rafermir l'Eſtomac. Ils entrent
dans la confection Hamech, les pilules
tartarées de Quercetan, celles d'Eſule de
Fernel, dans le Sirop magiſtral & dans
celuy de Fumeterre.

1. *Myrobalani Teretes citrini bilem purgantes*
C. B. 445. *Myrobalani citrinæ I. B. Tom.*
I. pag. 205. Myrobalanifera ſorbi foliis Jonſt.
Azafar Arab.

2. *Myrobalani maximi anguloſi pituitam*
purgantes, C. B. 445. Myrobalani Chebulæ
citrinis ſimiles nigricantes I. B. Tom. I. pag.
205. Quebolia & Quebulgi Arab. Myrobala-
nifera Perſica folio Jonſt.

3. *Myrobalani rotundæ Belliricæ C. B. 445.*
Myrobalani Belliricæ rotundiores I. B. Tom. I.
pag. 206. Myrobalanus laurifolio ſubcinericeo
Jonſt. Bellegu, Belleregi, Bellileg. Arab.

4. *Myrobalani emblicæ C. B. 445. Myro-*

*balani Emblicæ in segmentis nucleum habentes,
angulosæ I. B. Tom. I. pag. 206. Myrobalanifera foliis minutim incisis Jonst. Embelgi,
Ambegi Arab.*

*5. Myrobalani nigræ octangulares C. B.
445. Myrobalani Indæ, nigræ sine nucleis
I. B. Tom. I. pag. 204. Myrobalanifera salicis folio, Jonst. Asuar Arab.*

XXXIII.

SCAMONE'E.

*Scammonia Syriaca C. B. 294. Scammonia
Syriaca flore majore convolvuli I. B. Tom. II.
pag. 163. Convolvulus Syriacus & Scammonia
Syriaca Mor. Hist. oxon. Part. 2 pag. 12.
Scammonium Syriacum Antiochenum Lob. ic.
620.*

LA Scamonée est un suc resineux, qui se
tire par incision de la racine de cette
Plante : il est rare de la trouver à present
bien pure & sans mêlange des sucs de
Periploca, de Titimale ou d'autres Plantes laiteuses & corrosives ; c'est pour cela
qu'on la prepare, soit à la vapeur du soufre,
soit avec les sucs de Limon, de coing,
ou de reglisse. Lorsqu'elle est preparée
elle s'appelle Diagrede, dont la dose est
depuis six grains jusqu'à douze ou quinze.
La Scamonée qui est pure, d'un gris cen-

dré, luifante & refineufe, laquelle fe
met en poudre blanchâtre en la preffant
dans les doigts, n'a befoin d'aucune préparation, & vaut bien le Diagrede; c'eft
la veritable Scamonée d'Alep qu'on trouve avec peine chez les Droguiftes: celle
qu'ils debitent ordinairement eft la Scamonée de Smirne, la quelle eft noirâtre &
alterée par d'autres matieres.

ON ordonne la Scamonée en bol, en
Opiate, ou en Pilules & rarement en liqueur
parce qu'elle ne fe diffout pas, à moins
que ce ne foit par l'addition d'un Acide,
comme le jus de Citron, le Verjus, &c. On
la corrige avec les Sels Fixes comme la
plûpart des autres purgatifs trop acres,
ou bien avec parties égales de Mercure
doux : ce fondant empêche que cette refine ne s'attache à la furface interne de
l'Eftomac & des inteftins, ou elle pouroit caufer des tranchées douloureufes fans
cette précaution. On tire l'Extrait ou la
refine & le magiftere de la Scamonée
avec l'efprit de vin dont la dofe eft de fix
à dix grains. Le Sirop de Scamonée dont
quelques Charlatans font un grand fecret
fous le nom de Sirop purgatif, ou Sirop
pour la bile, fe fait avec l'eau de vie,
le fucre & la Scamonée en poudre; on y
met le feu, on remue la matiere jufqu'à
ce que la flame s'éteigne, on garde en-

ſuitte cette Liqueur dans une Boüteille &
on on prend une ou deux cuillerées dé-
laïée dans un verre d'eau, c'eſt une aſſez
bon purgatif.

L A Scamonée ſert d'aiguillon à la
plus grande partie des Electuaires purgatifs, entr'autres au Diaprun compoſé,
au Diaphenit, à la Benedicte laxative,
à l'Electuaire de Pſyllio, à l'Electuaire
Diacarthami, à celui de Citro, & à celui de
ſuc de Roſes ou de Violletes ; elle entre
dans la confection Hamech, & dans l'Extrait catholiqu de Sennert. Preſque toutes
les Pilules celebres tirent leur vertu de la
Scamonée comme les Pilules Cochées Majeures & Mineures, les Pilules Mercuriel-
les, les Pilules des deux de la Pharmacopée
de Londres, les Pilules Panchimagogues
de Zuvelfer, les Pilules Hydropiques de
Bontius, la poudre Artritique de Paracelſe, &c.

X X X I V.

*Scammonia Monſpeliaca foliis rotundioribus
C. B. 294. Scammonia Monſpeliaca flore parvo I. B. Tom II. pag. 136 Periploca Monſpeliaca foliis rotundioribus Inſt. 93.*

O N fait avec le ſuc de cette Plante
une fauſſe Scamonée dont on altere
la veritable.

X X X V.

J A L A P.

Jalapa flore purpureo Inst. 129. *Solanum Mexicanum flore magno purpureo seu Kermesino C. B.* 168. *Iesminum mexicanum sivè Elos mexicanus multis I. B. Tom. II pag.* 814. *Viola Peruviana Tab. ic.* 315. *Tlaquilin Mirabilis Peruana Hern.* 279. Belle de nuit.

QUELQUES UNS sur le rapport de Clusius croïent que la racine de cette Plante est le Jalap dont nous nous servons ; en effet cet Autheur assure sur les observations de Cortusus, que deux gros de la racine purgent bien, quoi qu'elle soit cultivée en Europe ; mais le sentiment le plus universelement approuvé, est que le Jalap qu'on nous apporte de l'Amerique est la racine de la plante suivante.

Jalapa officinarum fructu rugoso Inst. 130. *Bryonia Mechoacana nigricans C. B. Prod.* 135. *Convolvulus Americanus, Jalapium dictus, Raii Hist.* 724. *Jalapium Chelopa, Gelapo, aliis Mechoacana nigra vel mas.* Jalap.

L'usage du Jalap est trés-commun, surtout parmi le peuple qui se purge avec un demi-gros en poudre, ou un gros en infusion dans le vin blanc. Ce remede leur eſt auſſi commode & utile, qu'il eſt à peu de frais : il évacuë par merveilles les féroſitez, & on l'ordonne principalement dans l'Hydropiſie & aux perſonnes d'un tempérament pituiteux. Quelque-uns font infuſer cette racine en poudre avec pareille quantité d'Iris dans de bonne eau de vie pendant trois ou quatre jours & même plus, l'expoſant au Soleil ou au bain de ſable, ils en donnent enſuitte une ou deux onces, qui purgent bien les eaux & ſoulagent conſidérablement les Hydropiques. Pluſieurs font un grand ſecret de cette compoſition qu'ils regardent comme un ſpecifique dans l'enfleure ; ils l'appellent eau de vie Allemande.

On tire la reſine de Jalap avec de l'eau de vie & l'eſprit de vin dont la doſe eſt de huit à dix grains en poudre & en bol. Le Jalap entre dans l'Electuaire Hydragogue de Sylvius Deleboë, dans l'Extrait Catholique & Colagogue de Rolfinſius les pilules Artritiques de Scheffer, les Pilules Cathartiques & le Syrop Hydragogue de Charas.

XXXVI.

M ECOACAN, Coulevrée d'Amerique, ou Rhubarbe blanche.
Mechoacana Alba Officin. Bryonia Mechoa-

cana alba C. B. 297. Mechoacan. I. B. Tom.
II. pag, 149. Mechoaca Peruviana Lob. ic.
625. Convolvulus Americanus Mechoacan dic-
tus Raii Hist. 723. Jericucu Brasiliensibus
sive Radix Mechoacan Marcgr. 41. Pis. 253.
Tacuacne seu Radix Michuacanica Hrtn. 164.

LA racine de cette Plante a perdu beaucoup de son credit en France depuis
que le Jalap y est si commun, & on a de
la peine à en trouver de nouvelle qui
soit bien resineuse, pesante & peu cariée.
Quand elle a ces qualitez c'est un trés-bon
purgatif pour tirer les serositez & pour
les personnes sujettes au Rhumatisme, à
la Goutte Sciatique & a l'enflure. On la
prépare & on l'employe de même & à
pareille dose que le Jalap. Le Mechoacan
qu'on trouve presentement chez les Droguistes est si vieux & si mauvais & pour
l'ordinaire leger, friable blanchâtre
& carié qu'on a raison de lui preferer le
Jalap. Le Mechoacan vient de l'Amerique
sur tout de cette partie Meridionale qu'on
appelle Mechoachan, dans laquelle elle
croist si abondamment, qu'elle en a retenu
le nom.

CETTE racine entre dans l'Hydragogue
merveilleux de Du Renou, dans le Sirop
Hydragogue de Charas, & dans l'Extrait
Catholique de Vvichard.

XXXVII.

XXXVII.

HERMODACTE.

Hermodactylus officin. Park. Colchic um dice ficcatâ albâ C. B. 67. Hermodactylus legitimus Dod. 461. Hermodactyli non venenati Officin. Lob. ic. 146. Colchicum minus malignum fivè Hermodactylus Offic. I. B. Tom. II. pag. 658.

LEs fentimens font fort partagez fur la nature de cette drogue, fçavoir fi c'eft une racine, ou un fruit: fi la plante eft une efpece d'Iris, ou de Dent de Chien ou de Colchique. Sans trop m'étendre ici fur une queftion que nous traiterons plus amplement dans une hiftoire generalle, j'embraffe l'opinion la plus vray-femblable, en croyant que l'Hermodacte eft la racine bulbeufe de la plante cy-deffus, qui nous vient de la Syrie par la voye de de Marfeille;

CETTE racine purge affez doucement les humeurs fereufes & gluantes qui s'arrêtent dans les jointures, c'eft pour cela qu'on l'ordonne avec fuccez dans la goutte, la fciatique, le rhumatifme & autres fortes de maladies : on l'ordonne en fubftance ou en infufion comme le Jalap, rârement feule, le plus fouvent mêlée avec

E

les Hydragogues précédens & le Turbith.

LES Hermodactes entrent dans la poudre Artritique de Paracelse, la poudre Panchimagogue de Quercetan, le sirop Hydragogue de Charas, le sirop apéritif Cachectique du même, la Benedicte laxative, l'Electuaire Diacarthami, les Pilules Foetides, ils donnent aussi le nom aux Pilules des Hermodactes de Mesué.

XXXVIII.

TURBITH.

Turpethum repens foliis Altheæ vel Indicus C. B. 149. Turbith Garziæ, Dod. 380. Convolvulus Indicus alatus maximus, foliis Ibisco nonnihil similibus angulosis Raii Hist. 1882. Turbith Hern. 179.

LA racine de cette plante nous est apportée des grandes Indes & de l'Isle de Ceylan, de Goa & de Surate. La plus resineuse est la meilleure, elle purge assez bien les serositez, comme les drogues dont on vient de parler, & on l'ordonne comme elles, en substance à demi gros ou un gros au plus, & en infusion au double : on l'employe dans les mêmes maladies avec le même succez. Un Praticien Moderne trés-habile (1) ordonne cette racine dans la dyſſenterie, à la même doſe & de la même maniere que l'Hypecacuana, ce remede merite d'être mis en uſage ſur l'autorité d'un ſi bon Medecin.

L E Turbith entre dans le Diaphenit, la Benedicte laxative, le Diacarthami, l'Electuaire de Citro, l'Extrait Catholique de Sennert, l'Extrait Panchimagogue d'Arthman, les Pilules Tartarées & le ſirop d'Ellebore de Quercetan, la poudre Artritique de Paracelſe, & le ſirop Hydragogue de Charas.

X X X I X.

T H A P S I E, ou faux Turbith.

N Ous avons dans nos montagnes des plantes, dont les racines ſont ſubſtituées au Turbith par les Colporteurs, mais qu'on ne doit pas employer ſans de grandes précautions, à cauſe de leur âcreté ; les deux eſpeces ſuivantes ſont communes dans les Alpes, les Pyrenées & les moutagnes d'Auvergne.

1. *Thapſia officinarum. Laſerpitium foliis Latioribus Lobatis Mor. Umb.* 29. *Libanotis*

*Latifolia altera fivè vulgarior C. B. 157. Sefeli
Æthyopicum Herba Dod. 313.*

*2. Apium Pyrenaicum, Thapfiæ faciè Inft.
305. Sefeli Pyrenaicum Thapfiæ faciè D. Fagon Sch. Bot. Par. Bat. 229.*

On se sert communément de la premiere espece dans les Monts d'Or, & de
la seconde en Espagne.

XL.

IPECACUANA.

*Ipecacoanha Brafilienfibus Marcgr. 17. Pif.
231. Herba paris Brafilienfis polycoccos Raii.
Hift. 669. Periclymenum parvum Brafilianum
Alexipharmacum Pluk. Almag. Bexuguillo
Lufitanis, Cagofanga, Beloculo.*

LA racine de cette plante doit être regardée comme un des plus assurez specifiques pour la dissenterie; on en distingue
de trois fortes, celle qui vient du Pérou
par la voie de Cadis, celle qu'on apporte du Bréfil à Lifbone, & la blanche. La
plus estimable & la plus sure dans son action, est la premiere appellée des Efpagnols Bexuguillo, elle a deux ou trois lignes de grosseur, elle est tortuë & comme ridée par anneaux, sa couleur est un
peu plus grifâtre que celle de la Canelle;

le nerf qui occupe le milieu eſt blanchâtre, ſe met difficilement en poudre & peut être rejetté. Son écorce en poudre a quelqu'odeur réſineuſe, ſa doſe ordinaire eſt d'un demi gros, ou moins, ſuivant la délicateſſe & la foibleſſe des malades : on la fait prendre dans quelques cuillerées de boüillon, dont on boit le reſte par deſſus, elle excite le vomiſſement, qu'on facilite par le boüillon qu'on donne de tems en tems par cuillerées. Quoyque cette racine ſoit violente dans ſon opération, elle ne guérit jamais plus ſûrement que lorſque la diſſenterie eſt plus inveterée, & qu'il y a même ulcére dans les inteſtins.

La ſeconde eſpece d'Ipecacuana eſt inferieure à la précédente, elle eſt plus menuë, ridée plus profondement, d'un rouge brun & comme tanné, & d'une ſaveur plus amére ; la doſe en eſt un peu moindre que de celle du Pérou, parce qu'elle excite le vomiſſement avec plus de violence.

La troiſiéme eſpece ou la blanche n'eſt point ridée, elle a une ou deux lignes de groſſeur, ſans amertume, & d'un blanc jaunâtre ; Piſon avouë qu'elle agit avec plus de douceur, & que c'eſt un contre-poiſon ; elle ne fait point vomir, & purge ſeulement par bas depuis un gros juſqu'à deux, ſans guérir la dyſſenterie.

L'Ipecacuana ne réüſſit jamais

mieux que lorfqu'il fait vomir, c'eft fur cette obfervation qu'on a tenté plufieurs fois le Tartre émetique dans cette cruelle maladie avec fuccez : Si la premiere ou la feconde prife d'Hypecacuana ne guérit pas, il ne faut pas s'opiniâtrer à le réïterer.

XLI.

COLOQUINTE.

1. *Colocynthis fructu rotundo major C. B.* 313. *Colocynthis I. E. T. II. pag. 232. Dod.* 665. *Cucurbita Agreftis Brunf.*

2. *Colocynthis fructu rotundo minor. C. B.* 313. *Colocynthis fungofa & lævis Cord. Hift.* 118. *Cucurbita Sylveftris fructu rotundo minor Caf. 198.*

LEs fruits de ces deux efpeces de Coloquinte font employez indifferemment, ils croiffent dans plufieurs endroits du Levant, d'où on les apporte à Marfeille : ces fruits font femblables à des pommes dépoüillées de leur écorce, elles font legeres, blanches, bien fechées, remplies de femences qui s'en féparent aifément, & qu'on rejette comme inutiles ; le refte du fruit ou la pulpe eft d'une amertume intolérable, & purge avec beaucoup de violence, auffi l'employe-t'on rarement feule & fans préparation ; on la met en poudre en l'arrofant d'huile d'amandes douces, de peur que la poudre ne s'envole & n'incommode ceux qui la préparent, on la mêle enfuite avec le mucilage de Gomme-Adragant pour en former des Trochifques, lefquels fechez fe donnent depuis quatre grains jufqu'à huit au plus, en pilules ou en opiate mêlez avec d'autres purgatifs ; on les appelle Trochifques Alhandal. On tire auffi l'Extrait de la Coloquinte avec l'efprit de vin, qui fe donne depuis trois jufqu'à fix grains. Ce purgatif convient dans les maladies rebelles, l'Afthme humide, la Sciatique, le Rhumatifme, l'Hidropifie, les Vertiges & les Obftructions des vifceres. Les Correctifs de la Coloquinte en infufion, font le vinaigre, l'eau de vie avec la crême de tartre & l'efprit de vin tartarifé.

LA Coloquinte a donné le nom à *l'Hiera-Diacolocynthidos* : elle entre dans la confection Hamech, les Pilules Cachectiques de Charas, les Iliaques de Rhafis, les Pilules d'Euforbe & de Sagapenum de Quercetan, celles des deux de la Pharmacopée de Londres, l'Extrait Catholique de Senhert, le Panchimagogue de Crollius, & d'Arthman, l'Extrait Colagogue & Catholique de Rolfinfius.

XLII.

PIGNONS d'Inde , Ricin , Palme de Chrift , Grains de Tilli.

1. *Ricinus vulgaris C. B.* 432. *Ricinus Tab. ic.* 776. *I. B. Tom. III. pag.* 643. *Ricinus Dod.* 367. *Ricinus fivè Catapucia major vulgaris Par. Ricinus fivè Palma Chrifti vel Kiki Ger. Nambu Guacù fivè Ricinus Americana Pifon* 180. Ricin.

2. *Ricinus americanus major feminè nigro C. B.* 432. *Ricinoïdes Americana Goffipii folio Inft.* 656. *Ricinus americanus major. Curcas dictus & Faba purgatrix Indiæ Occidua I. B. Tom. III. pag.* 643. *Munduy Guacù Brafilienfibus Marcg.* 96 *Pif.* 179. Pignons de Barbarie.

3. *Ricinus Indicus arborefcens grana tiglia dictus officin. àn Lignum Moluccenfe Lugd.* 1864. *Pavana Incolis Acofta , Cluf. Exot.* 277. *Pinus Indica nucleo purgante C. B.* 492. *Pinei nuclei Malucani Lugd.* 1874. *Acoftæ Cluf. Exot.* 292. Pignons d'Inde.

LEs Pignons d'Inde font des fruits ou des efpeces d'amandes qu'on nous apporte des Indes Occidentales & de l'Amerique : on en trouve de trois fortes ; la premiere & la plus commune eft le Ricin

ou *Palma Christi*, qu'on distingue aisément,
parce que son fruit est marbré de noir &
de blanc, on le séme dans nos jardins où
on l'éleve facilement ; il purge avec moins
de violence que les autres, les Paysans &
les Sauvages en prennent huit ou dix grains
qui les purgent par haut & par bas „ c'est
un dangereux remede, & qui ne convient
qu'à des corps robustes, à moins qu'il ne
soit adouci & corrigé par le sel de tartre ;
on pile huit ou dix de ces grains, on les
délaye ensuite avec six onces d'eau tiede,
dans laquelle on a dissout un scrupule de sel de tartre, on y ajoûte deux où
trois goutes d'huile de Canelle ou d'anis ;
ce remede ainsi préparé peut être employé
avec succez dans l'Hydropisie.

La seconde sorte de Pignons d'Inde s'appelle Pignons de Barbarie, ils sont plus
gros, & semblables à des amandes de noisettes, mais noirâtres : Trois ou quatre suffisent pour purger, préparez comme les
précédens ; on en peut donner jusqu'à une
once en lavement dans l'eau de graine de
Lin, ou de Son pour la Colique ou dans
l'Hydropisie ; on pouroit dans un besoin
faire une émulsion purgative, comme
nous l'avons décrite cy-dessus, & prendre
garde en l'ordonnant de les confondre
avec les Pignons blancs, qui sont les amandes de la pomme de Pin, qu'on prescrit

jufqu'à une once , avec les amandes douces dans les émullions pour appaifer l'inflammation des vifceres ; on tomberoit
dans l'inconvenient qui arriva à une perfonne qui fe mêloit de Medecine , laquelle peu inftruite dans la matiere Medicinale , ordonna dans une violente Colique d'eftomac une once de Pignons d'Inde
dans un boüillon de poulet en forme d'é-
mulfion ; il en auroit coûté la vie à la
malade , fi les Pignons d'Inde avoient été
auffi communs qu'ils font rares préfente-
ment ; car heureufement pour elle, on n'en
trouva point dans deux ou trois endroits
où on fut en chercher.

La troifiéme efpece de Pignons d'Inde
ou les grains de Tilli, font moins gros que
les Pignons de Barbarie , mais un peu plus
que les fruits de Ricin , dont on les dif-
tingue parce qu'ils ne font point mar-
brez ; ils font beaucoup plus violens que
les précédens , & doivent être regardez
comme un poifon , trois ou quatre grains
étant capables de purger avec la derniere
violence.

Les Anciens (1) tiroient des Pignons
d'Inde une huile par expreffion , appellée
huile de *Kerva* ou *Oleum Cicinum*, laquelle
purge les férofitez en frottant feulement
l'eftomac & le bas ventre.

(1) Diofc. Liv. 1. Chap. 58.

XLIII.

GOMME-GUTTE.

Succus Laxativus ex flavo rufescens C. B. 497. Succus xi qui Ghitta gemaù dicitur Cluf. Exot. 82. Gummi-gutta, Guttagamba, Gutta gomandra, Gummi Pervanum, Ghitta gemaù, Gummi de Peru, Gummi de Gemù, Gutta Cambodia.

C'Eſt une ſorte de Gomme réſineuſe qu'on apporte des Indes, qui ſort par inciſion d'une plante épineuſe, & charnuë comme la Jombarde, qui eſt remplie comme le Titimale d'un ſuc laiteux, lequel épaiſſi devient d'un jaune foncé, qu'on employe également pour la Medecine & pour la peinture. C'eſt un trés-violent Emetique & purgatif, il évacuë particulierement les ſéroſitez, & aproche par ſon âcrêté de l'Euforbe : on ne l'ordonne guére ſans préparation, ſoit en Extrait, ſoit en Magiſtere ; celuy-là ſe fait en diſſoluant la Gomme-Gutte dans le vinaigre, l'eſprit de ſouffre, ou de vitriol, & enſuite l'évaporant en conſiſtence d'extrait ordinaire ; le Magiſtere ſe fait en diſſoluant cette gomme dans l'eſprit de vin, verſant enſuite de l'eau commune ſur cette ſolution, une poudre jaune dorée se précipite au fond, laquelle séchée, s'ordonne comme l'Extrait depuis cinq grains jusqu'à dix ou douze.

La Gomme-Gutte entre dans l'Extrait Catholique de Sennert, & de Rolfinsius, les Pilules Hydragogues de Bontius, l'Electuaire Anti-Hydragogue de Charas : on prépare aussi des Pilules de Gomme-Gutte de la Pharmacopée de Londres.

PLANTES PURGATIVES

QUI SONT

RAPPORTE'ES DANS D'AUTRES CLASSES.

HERBE aux puces, *Psyllium*. Sa semence est peu purgative par elle-même ; elle donne son nom à l'Electuaire de Psyllio, dans lequel elle entre, plûtôt pour adoucir l'âcreté des autres purgatifs par son mucilage, que pour en augmenter la vertu. La dose de cet Electuaire est de demi once au plus. Voyez cy-aprés à la Classe des Plantes Raffraichissantes.

Violier, *Viola*. La décoction d'une poignée de ses feüilles ou de ses fleurs dans un demi septier d'eau est laxative, le sirop

qu'on fait avec ses fleurs, sur tout lorsqu'il est nouveau, une once sur six onces
de petit lait purge legerement ; sa semence, a la dose d'une once, pilée & délayée
avec chopine d'émulsion ordinaire, la rend
purgative : on la mêle aussi souvent dans
les infusions purgatives. Voyez cy-aprés
aux Plantes Emollientes.

Mercurielle, *Mercurialis*, le suc de ses
feüilles, comme celui de la Poirée, Seneçon, Bouroche & Buglose, depuis quatre
onces jusqu'à six dans un petit boüillon au
veau, lâchent le ventre, & conviennent à
ceux qui l'ont paresseux, & qui ne veulent
pas s'assujettir à prendre des lavemens.
Voyez cy-aprés la Classe des Plantes E-
mollientes.

Fumeterre *Fumaria* ; une poignée des
feüilles infusées dans demi-septier de petit lait pendant la nuit, & prise le matin
à jeun, entretient le ventre libre & fait
couler la bile. Voyez cy-aprés aux Plantes
Hepatiques.

Polipo le *Polipodium*: la racine est en usage dans la plûpart des infusions purgatives, depuis une once jusqu'à une once &
demi, en substance. Voyez aux Plantes
Hepatiques.

Epithym ou Cuscute, *Epithymum*: deux
ou trois pincées de cette plante se jettent

dans les infusions purgatives. Voyez la même Classe des Plantes Hepatiques.

Genest, *Genista.* Les sommitez des jeunes tiges & les boutons des feüilles, les fleurs & les semences boüillies legerement, une ou deux pincées dans un demi-septier d'eau purgent assez bien, même par haut & par bas, les semences ne purgent pas tant que les autres parties. Voyez la Classe des Plantes Aperitires.

Pié de veau, *Arum.* Sa racine séche en poudre à une ou deux dragmes en opiate purge assez bien. Lorsqu'elle est fraiche elle est trop âcre, à moins qu'on ne la corrige. Voyez cy-aprés la Classe des Hepatiques.

Serpentaire, *Dracunculus*, sa racine s'employe comme la précédente. Voyez la même Classe.

Digitale, *Digitalis.* La décoction d'une ou deux poignées de ses feüilles purgent violemment par haut & par bas. Voyez la Classe des Plantes Cephaliques.

Eupatoire d'Avicenne, *Eupatorium.* Les racines en infusion dans le vin blanc, une poignée ou une once dans un demi-septier font quelquefois vomir & vuider les sérositez. Voyez les Plantes Hepatiques.

Sceau de Salomon, *Polygonatum :* qua-

torze ou quinze de ſes bayes provoquent
le vomiſſement. On dit qu'un gros de ſa
racine fait de même. Voyez la Claſſe
des Vulnéraires au chapitre des Aſtringen
tes.

Raifort, *Raphanus*. Deux onces de ſa ſemence en décoction dans huit onces de liqueur, ou une once de jus tiré de la racine,
purgent par le vomiſſement. Voyez les
Plantes Apéritives.

Triquemadame, *Sedum minus*, le ſuc de
cette herbe, ſur tout celle qui eſt d'une
ſaveur âcre, pilée depuis deux onces juſqu'à quatre, eſt un purgatif & un émetique aſſez violent. Voyez cy-aprés la
Claſſe des Plantes Anti-Scorbutiques.

Lierre, *Hedera* ; ſes bayes purgent par
haut & par bas aſſez violemment, les
Payſans s'en ſervent pour ſe guérir de la
fiévre, ils en prennent dix ou douze.
Voyez cy-aprés la Claſſe des Vulnéraires au chapitre des déterſives.

Nicotiane, *Nicotiana*, les feüilles ſéches
boüillies legerement à demi once dans
chopine d'eau, ſe donnent en lavement
dans l'apoplexie & les affections ſoporeuſes : dans un autre cas, c'eſt un remede
trop violent & qui peut être pernicieux ;
une cuillerée de cette décoction priſe par
haut, eſt un puiſſant émetique. Voyez

la Claſſe des Plantes Errhines.

Herbe aux poux, *Staphis agria*, ſa ſemence depuis douze ou quinze grains juſqu'à un ſcrupule en poudre, eſt un violent
émetique. Voyez la même Claſſe des Errhines.

Morelle ou douce amere, *Dulcamara*,
le ſuc de ſes feüilles & de ſes bayes purge
aſſez fortement à deux ou trois onces.
Voyez la Claſſe des Plantes Anodines.

Betoine, *Betonica*, la décoction d'une poignée de ſes racines, purge avec vomiſſement. Voyez les Plantes Cephaliques.

Euphorbe, *Euphorbium*, ſix ou huit grains
de cette gomme-réſine en poudre, ſont
un trés-violent purgatif & émetique, qu'on
ne donne que dans l'extrêmité. Voyez
la Claſſe des Plantes Errhines.

Opoponax, on n'ordone ce ſuc gommeux
& réſineux que dans l'apoplexie à un ſcrupule. Voyez cy-aprés les Plantes Hiſteriques.

Sagapenum, cette drogue s'employe de
même, on ordone rarement ces gommes
ſeules, elles entrent dans la compoſition
de quelques violens purgatifs, Voyez les
Plantes Hiſteriques.

Sebeſtes, *Myxa*, la décoction de ces
fruits, eſt laxative, on en donne une ou
deux onces dans chopine d'eau, ſur tout

dans les maux de poitrine. Voyez les Plantes Béchiques.

* * *

SECONDE CLASSE

DES PLANTES BECHIQUES

ou

PECTORALES.

NOus appellons Remedes Béchiques ceux qui appaisent la toux, & qui procurent l'évacuation des matieres pituiteuses, grossieres & épaisses, lesquelles compriment les vesicules pulmonaires, & sont attachées à la surface interne de la Trachée-artere & de ses rameaux. Cette évacuation se fait par les crachats, ce qui s'appelle Expectoration, & les remedes qui la procurent Expectorans. Les crachats deviennent plus ou moins abondans, selon que les matieres sont plus ou moins fluides & divisées : & la toux s'appaise d'autant plus aisément, que l'âcreté de ces matieres est plus adoucie. C'est pour cela qu'entre les Plantes Béchiques les unes sont adoucissantes comme la réglisse, les jujubes, les figues, les dattes &c. Les autres

E

ont la vertu de diviſer la pituite épaiſſie ,
& de la rendre plus fluide comme les Capillaires , l'Aunée , le Lierre terreſtre , la
Pulmonaire , &c. Les premieres conviennent dans les toux violentes & convulſi-
ves qui viennent par irritation , & les autres dans l'aſthme , & la difficulté de reſpirer. Toutes ces plantes n'agiſſent point
en coulant dans la poitrine par la tra-
chée-artére , la ſtructure de l'Epiglotte
s'oppoſe à leur paſſage , & il n'eſt permis
qu'à l'air de s'inſinuer dans la cavité du
poulmon par ce chemin ; mais elle y par-
viennent par la voye de la circulation du
ſang , & conjointement avec le Chyle par
le canal thorachique , la veine ſoucla-
viere , & l'artere du poulmon.

I.

CAPILLAIRES ou Cheveux de Venus.

ON compte ordinairement entre les
Capillaires quatre ou cinq ſortes de
plantes , dont quelques-unes ſont rares à
Paris , & les Herboriſtes ignorans leur
ſubſtituent les feüilles de Scolopendre &
celles du Polypode , & même la racine
de cette derniere plante qui eſt trés-com-
mune ; les veritables Capillaires ſont le

Capillaire noir, celui de Montpellier, le
Politric, la Ruta muraria & le Ceterac.
Ces sortes de Plantes s'employent en tisane ou en sirop, en infusion ou en décoction ; on fait boüillir legerement une petite poignée de chacune dans deux pintes
d'eau, à laquelle on ajoûte un morceau
de reglisse, & on fait prendre cette tisane
un peu dégourdie & par verrées.

1. *Aliantum foliis longioribus pulverulentis
pediculo nigro C. B. 355. Adiant. nigrum I. B.
Tom. III. pag. 743. Driopteris nigra Dod.
466. Filicula quæ Alianthum nigrum officin.
Pinnulis obtusioribus Inst. 542.* Capillaire
commun.

On lui substituë celui de Canada, qui n'est
pas rare à Paris, & qui est plus agréable
au goût, on fait infuser l'un & l'autre
comme le Thé ; une bonne pincée sur un
demi-septier d'eau boüillante, à laquelle
ensuite on ajoûte un peu de sucre.

2. *Adiantum fruticosum Brasilianum C. B.
355. Adiantum Americanum Corn. 7.* Capillaire de Canada.
Plusieurs préferent cette espece pour faire le sirop.
3. *Adiantum foliis coriandri C. B. 355. A-
diantum sivè Capillus veneris I. B. T. III.* pag.

751. *Raii Hist.* 147. Capillaire de Montpellier.

On estime avec raison le sirop qui se fait avec cette espece, qui est fort commune en Languedoc & en Provence.

Dans les lieux où on ne trouve pas commodement les Capillaires précédens, on peut substituer les feüilles de Feugere, entr'autres celles de l'espece suivante, qu'on employe de la même maniere.

4. *Filicula fontana major sivè Adiantum album folio filicis C. B. 358. Ad. album filicis folio I. B. Tom. III. pag. 711. Dryopteris Candida Dod. 465.* Capillaire blanc.

II.

POLITRIC.

Trichomanes sivè Politricum offic. C. B. 356. I. B. Tom. III. pag. 754. Tricobomanes Dod. 471. Adiantum rubrum Lon. Capillus veneris officin.

III.

RUTA-MURARIA.

Adiantum album Tab. ic. 796. Ruta muraria C. B. 356. I. B. Tom. III. pag. 753. Dod. 470. Salvia vitæ Adv. Lob. ic. 811. Paroni-

thia Math. Saxifraga seu Empetrum Fuch. Filicula petrea rutæ faciè Mor. Ox.

L'Infusion ou le sirop de cette plante est un excellent remede pour les Pulmoniques, j'en ay vû de trés-bons effets, j'ai même fait vuider un vomica ou abcez dans la poitrine, à une malade qui avo t été mal guérie d'une pleuresie, en lui faisant user pour boisson ordinaire, d'une tisane faite avec une poignée de cette plante sur une pinte d'eau boüillie demi quart-d'heure, y ajoûtant deux onces de sucre aprés l'avoir passée.

III.

CETERAC.

Ceterac officin. C. B. 354. Asplenium sive Ceterac I. B. Tom. III. pag. 749. Dod. 468. Scolopendria vera Tragi 551. Scolopendrium quorumdam.

ON employe cette plante comme les précédentes, outre le sirop, les tisanes & les infusions qu'on en prépare, on met aussi quelquefois une poignée de Capillaires dans les boüillons, sur tout dans celui qu'on fait avec un vieux coq, le mou ou le poulmon de veau, & quelque autres herbes Béchiques.

LES Capillaires ne font pas feulement propres aux maladies de Poulmon, ils conviennent auffi à celles du foye, de la ratte & de la veffie, étant des apéritifs moderez, ainfi on peut avec fuccez les employer dans la jauniffe, les obftructions des vifceres, la fuppreffion d'urine, &c. Sur tout le Ceterac & le Ruta muraria.

La Langue de Cerf ou Scolopendre, que les Herboriftes donnent tous les jours à la place des veritables Capillaires, auffi bien que les feüilles du Polipode, font Béchiques & Expectorantes, elles font cy-aprés à la Claffe des Plantes Hépatiques.

V.

PULMONAIRE.

1. *Pulmonaria maculofa Ger. Raii Hift.* 488. *Pulmonaria Italorum ad bugloffum accedens I. B. Tom. III. pag.* 595. *Symphytum maculofum fivè Pulmonaria latifolia C. B.* 259. *Pulmonaria vulgaris maculofo folio Cluf. Hift.* CLXIX.

2. *Pulmonaria foliis Echii Lob. ic.* 586. *Pulmonaria Anguftifolia rubentè cæruleo flore C. B.* 260. *Pulm. Plinii anguftifolia Tab. ic.* 558. *Pulm. V. Pannonica Cluf. Hift.* CLXX.

3. *Pulmonaria arborea offic. Pulmonaria Trag.* 524. *Dod.* 474. *Mufcus Pulmonarius C. B.* 361. *Lob. ic.* 248. *Lichen arborum fivè Pul-*

monaria arborea I. B. Tom. III. pag. 759.
Pulmonaire de Chêne.

LA premiere de ces especes est commune dans les Alpes, les Pyrenées & les hautes Montagnes ; la seconde se trouve en abondance dans tous les bois, on employe indifferemment les feüilles de l'une & de l'autre, soit pour les tisanes & les boüillons, dans lesquels on l'ordone par poignées, une pour chaque boüillon ou chaque chopine de tisane ; soit pour en faire le sirop. J'en ay vû de bons effets dans les maladies du poulmon. La troisiéme espece vient communément sur les chênes & autres grands arbres dans les forêts, sur tout en Lorraine & en Franche-Comté où on l'appelle Thé de Vauge, parce qu'on s'en sert à la maniere du Thé, une petite poignée en infusion sur chopine d'eau boüillante avec du sucre ; elle est plus amere que les autres, & moins sûre dans ses effets.

VI.

REGLISSE.
Glycirrhisa siliquosa vel Germanica C. B. 352. Glycirrhisa radice repentè vulgaris Germanica I. B. Tom. III. pag. 328. Glyc. vulgaris Dod. 341. Liquiritia Brunf. Dulcis radix Trag. 925.

L'Usage de cette racine est si commun
qu'on ne fait point de tisane où la reglisse n'entre , soit pour corriger par sa
douceur la saveur desagréable des autres
ingrediens , soit pour lui communiquer la
vertu particuliere qu'elle a d'adoucir l'â-
creté des humeurs qui excitent la toux. On
en met ordinairement demi-once dans chaque pinte d'eau , on ne la fait boüillir
qu'un boüillon , de peur qu'elle ne rende
la liqueur trop épaisse & trop gluante. Les
sucs de reglisse noir ou blanc, sont emploïez
familierement dans les rhumes & dans la
toux opiniâtre ; ce sont des extraits faits
par l'évaporation d'une forte décoction de
reglisse , à laquelle on ajoûte des gommes
adragant & arabique , du sucre, de l'a-
midon , & quelquefois de l'iris & de l'ambre gris.

V I I.

PAS-D'ASNE: Tussilage.

*Tussillago vulgaris C. B. 197. I. B. Tom.
III. pag. 563. Bechium sivè Farfara Dod. 596.
Ungula Caballina Trag. 418. Ungula Asinina
& Lactuca ustularia Germanorum Cord. Cha-
mæleuce Plin. Filius antè patrem quorumdam.*

Les

LEs feüilles & les fleurs font en ufage, fur tout les fleurs, lefquels entrent dans la plûpart des tifanes pectorales : on en ordonne deux ou trois pincées pour chaque pinte de liqueur. On en fait un firop fimple, dont la dofe eft d'une once come des autres : le firop de Tuffillage compofé, fe fait avec les racines, les feüilles & les fleurs de cette plante, aufquelles on ajoûte les capillaires & la regliffe : l'eau diftilée des fleurs fe donne jufqu'à fix onces, & la conferve à demi-once.

VIII.

COquelicoc. Pavot rouge.

Papaver erraticum majus, Rhœas Diofc. Theoph. Plin. C. B. 171. Pap. erraticum rubrum campeftre I. B. Tom. III. pag. 395. Rhœas fivè caduco flore puniceo Adv. Lob. ic. 275.

ON n'employe que les fleurs de cette plante, foit en firop ou en infufion, àla maniere du Thé, une pincée fur un demi-feptier d'eau, & en tifane une petite poignée dans deux pintes de liqueur : on ne les jette dans le coquemarc que fur la fin en le retirant du feu, avec la regliffe : ou les autres fleurs ; par la raifon que j'ay ex-

pliquée dans le Discours Préliminaire. On
tire aussi de ces fleurs l'eau distilée ; on en
fait une conserve, leur dose est pareille à
celle des préparations semblables qui ont
été expliquées ci-dessus. Dans les pleuresies,
esquinancies, fluxions de poitrine, toux o-
piniâtres, cette plante s'ordonne avec succez: elle m'a réüssi souvent pour la colique
venteuse, faisant prendre une infusion un
peu chargée d'une petite poignée de ses
fleurs avec peu de sucre chaudement comme le Thé. En donnant une pareille infusion
le trois ou le quatriéme jour de la pleuresie,
lorsque la sueur se présente, elle en devient plus abondante, & je l'ai éprouvé
plusieurs fois comme un sudorifique plus
efficace, que le sang de Bouc la fiente de
Mulet & les autres qu'on vante tant.
Quand on a saigné deux ou trois fois brus-
quement dans cette maladie, la sueur survient ordinairement, & pour peu que
cette crise naturelle soit aidée, la maladie
se termine bien-tôt heureusement.

IX.

PIE' DE CHAT.

Gnaphalium montanum flore rotundiore G.B.
263. Pilosella major & minor quibusdam, aliis
Gnaphalii genus I B. Tom. III. Part. 1. pag.
162 Elichrysum montanum flore rotundiore

Inst. 453. Auricula muris Lon. Lagopiron Hipp. Gesn. Lagopus 2. Trag 332. Æluropus, Hispidula, Pescati Offic.

LE s seules fleurs de cette Plante sont employées par pincées dans les tisanes & apozemes bechiques, le Sirop qu'on en prépare est ou simple, ou composé; dans ce dernier on ajoûte les Dattes, les Jujubes, les Sebestes & les Bechiques adoucissans, on l'ordonne dans les mêmes occasions que le Sirop de Coquelicoc, de Tussilage, &c.

X.

CHOU ROUGE.

Brassica Capitata rubra C. B. III. I. B. Tom. II. page 831. Brassica rubra capitata Dod. 621.

TOutes les especes de Chou sont propres pour les maladies de la Poitrine, mais on employe ordinairement celle-cy pour la tisane & les boüillons qu'on prescrit au Pulmoniques, la tisane se fait avec la decoction de deux ou trois poignées de Chou rouge coupé par morceaux dans deux pintes d'eau, réduites à trois chopines, à laquelle on ajoûte ensuite demy - quarteron de miel blanc

qu'on fait écumer dans les boüillons faits
avec le mou de veau : on ajoûte le Chou
rouge avec la Pulmonaire, les Capillaires
&c. le Chou rouge a donné le nom au
Looch de Caulibus Gordonii & Mesue.

XI.

Navet.

Napus Sativa radice alba C. B. 95. Na-
pus I. B. Tom. II. pag. 842. Rapum sativum
alterum & Napus veterum Trag. 730. Bunias
sivè Napus Adv. Lob. ic. 200.

LA racine de Navet en décoction est
d'un usage trés - familier dans les
boüillons propres pour la poitrine ; la décoction de Navets avec suffisante quantité de sucre, fournit un sirop trés-estimé
pour appaiser la toux invetérée & pour
l'asthme. La semence du Navet est apéritive, deux gros concassez & infusez dans un
verre de vin blanc : Celle du Navet sauvage entre dans la Thériaque, sous le nom de
Semen Buniados.

XII.

Bouroche ou Bourache.

Borrago Dod. 627. Borrago floribus cæruleis
I. B. Tom. III. 574. Buglossum latifolium Bor-
rago flore cæruleo C. B. 356.

XIII.

BUGLOSE ou Bouglose.

Buglossum angustifolium majus flore cærulea C. B. 256. Buglossum vulgare majus I.B. Tom. III.578. Cirsium Italicum Fuchs. Lycopsis Ang.

LA Bouroche & la Bouglose s’emplo-yent communément ensemble, ou se substituënt l’une à l’autre, ayant la même vertu ; leurs fleurs sont du nombre des quatre fleurs cordiales, & s’ordonnent par pincées en infusion, ou leur conserve depuis deux gros jusqu’à demi-once: Leurs feüilles s’employent trés-communément dans les tisanes pectorales & dans les boüillons ra-fraichissans, aussi bien que les racines, sur tout de cette derniere; elles s’employent en hyver lorsque les feüilles sont passées : le suc de Bouroche & de Buglose tiré par ex-pression & clarifié , se donne avec succez par prises de quatre à cinq onces dans la pleuresie, on y ajoûte souvent les feüil-les de Chicorée sauvage & le Cerfeüil ; quelquefois aussi le sirop violat à une once pour chaque prise, sur tout lorsque vous avez intention d’ouvrir le ventre, & de disposer le malade à la purgation ; on donne trois & quatre de ces prises par jour, entre les boüillons. Ce remede est trés-propre à rétablir le mouvement libre du fang , lorfqu'il croupit dans les parties , où fa circulation eft ralentie ; le fuc de ces Plantes entre dans le Sirop de longue vie , dans le Byfantin fimple & compofé , & dans le Siropde Scolopendre de Fernel. La plûpart des Herboriftes fubftituént a la racine de Buglofe , celle de la Viperine , qui eft plus commune & de moindre veitu.

XIV.

VIPERINE ou herbe aux Viperes.
Echium vulgare C. B. 254. I. B. Tom. III. pag. 586. Lycopfis Cord. Anchufa major quorumdam. Echion Cæf. 436. Bugloffum Sylveftre Lob. ic. 579.

XV.

AUNE'E , Enule-Campane.
Helenium vulgare C. B. 276. Helenium fivè Enula campana I. B. Tom. III. pag. 108. After omnium maximus Helenium dictus Inft. 483. Panax Chironium Theoph. Ang. Elenion Trag. 170.

ON n'employe ordinairement que la racine de cette plante ou fraîche ou féche & en poudre. Lorfqu'elle eft fraiche on la donne en décoction dans les tifanes, ou apozémes Béchiques, elle fait cracher les afthmatiques, & foulage fort les pulmoniques, on l'ordonne depuis demi-once jufqu'à une once dans les boüillons: on en fait une conferve, dont la dofe eft d'une once. Cette racine n'eft pas feulement Béchique, elle eft auffi Diaphoretique & Apéritive, elle divife les matieres épaiffies & emporte les obftructions. On prépare un vin en faifant infufer la racine d'Aunée dans le mouft, ce vin eft ftomacal & pouffe les urines. Cette racine féche eft Aromatique & fent l'Iris ; on la donne à deux gros au plus. On fait un onguent avec l'Aunée trés-utile pour la galle, & dans les maladies de la peau. Voyez cy-aprés Patience. Cette plante entre dans le firop d'Armoife, dans le firop Hydragogue de Charas, le firop Anti-Aftmatique du même, le Loock-Sain, & le Loock Pectoral.

XVI.

L IERRE terreftre. Terrette, herbe de S. Jean.

Hedera terreftris vulgaris C. B. 306. Chamaciffus fivè Hedera terreftris I. B. Tom. III. App. 855. Calamintha humilior folio rotundiore Inft. 194. Malacociffos Lugd. 1311. Chama-

elema Cord. Elatine Brunf. Humilis Hedera, corona terra Lob. ic. 613.

TOute la plante eſt en uſage en décoc-tion ou en infuſion ; une petite poi-gnée ſur une pinte d'eau ; elle eſt pecto-rale, inciſive ; outre cela elle eſt fort apé-ritive, elle eſt auſſi vulneraire déterſive. On prépare l'Extrait, la conſerve & le ſi-rop des fleurs & des feüilles ; ſon ſirop eſt excellent pour l'aſthme, j'en ay vû de trés-bons effets : la doſe de ces prépa-rations eſt la même, que celle des autres de même eſpece, c'eſt-à-dire d'une once pour le ſirop & la conſerve, & demi-once pour l'extrait.

XVI.

VELAR, Tortelle.
1. *Eryſimum vulgare C. B.* 100. *Eryſimum Tragi floſculis luteis, juxta muros proveniens I. B. Tom. II. pag. 863. Eryſimum Irio 1. Tab. ic. 448. Hierobotane fæmina Brunf. Verbena fæmina & ſinapi 7. Trag. 102. Cleome Octavii Ang. Eruca hirſuta, ſiliqua cauli ap-preſſa Eryſimum dicta Raii Hiſt. 810.*

2. *Eryſimum Latifolium majus glabrum C. B. 101. Irio Apulus alter lævi folio eruca Col. part. I. 265. ſinapi Sylveſtre Monſpeſſulanum, lato folio, floſculo luteo, minimo, ſiliqua lon-*

giſſima 1. B. Tom. II. pag. 858. Eryſimum Monſpeßulanum ſinapeos foliis Raii Hiſt. 812.

ON employe ordinairement la premiere eſpece, & à ſon deffaut la ſeconde, pour faire le ſirop du Chantre, ſi eſtimé, pour rétablir la voix & guérir l'enrouëment ; ce ſirop peut ſe faire ſimplement avec une forte décoction, ou le ſuc de la plante & du ſucre, dont la doſe eſt depuis demi-once juſqu'à une, dans un verre de tiſane pectorale ; le ſirop d'Eryſimum de Loüel eſt fort compoſé : car outre pluſieurs Béchiques, quelques Cephaliques y ſont employées ; ſçavoir les fleurs de Romarin, de Stæcas & de Bétoine. On fait avec les feüilles & les fleurs du Velar une tiſane, en mettant une poignée de la plante ſur chaque pinte d'eau réduite à trois demi-ſeptiers, on y ajoûte la regliſſe : ces préparations ſont excellentes pour la toux inveterée, & l'embarras du poulmon cauſé par des matieres épaiſſies.

XVIII.

ROSE'E du Soleil.

Ros Solis folio ſubrotundo C. B. 357. Rorida ſivè Ros Solis major Lob. ic. 811. Solſirora ſivè Sponſa ſolis Thal. Rorella minor I. Tab. ic. 816.

TOute la plante est en usage pour l'asthme, la toux inveterée, & l'ulcere du poulmon: on l'ordonne en infusion jusqu'à deux gros, & à un gros en poudre ; on en fait un sirop fort estimé pour les mêmes usages, qu'on ordonne à une once.

XIX.

AMANDIER.

Amygdalus sativa, fructu majori C. B. 441.
Amygd. dulcis I. B Tom. I. pag. 174. Amygdalus T. b. ic. 996. Amygdala Math. Lob.
Nux græca Cord.

LE fruit de cet arbre est fort en usage dans la Medecine, & dans les alimens ; on le confit étant encore verd avec son écorce, on couvre l'amande de sucre & on en fait des dragées, on la mange dans les meilleures tables, & on l'employe ordinairement dans les émulsions rafraichissantes au nombre de huit ou dix sur chaque pinte d'eau avec les autres semences froides. L'amande est pectorale & adoucissante ; l'huile qu'on en tire par expression sans le secours du feu, mêlée avec partie égale de sirop de Capillaire ou autre, & sucée à petite dose & à plusieurs reprises avec un petit bâton de reglisse émoussé en forme de brosse, est un remede trés-propre pour adoucir l'âcreté de la toux opiniâtre, sur tout pour les enfans.

X X.

FIGUIER.

Ficus communis C. B. 457. Ficus I. B. Tom. I. pag. 128. Raii Hist. 1431. Ficus passæ vel carica Offic.

LES Figues s'employent dans les tisanes pectorales avec les fruits suivans, on en met cinq ou six sur chaque pinte d'eau qu'on fait boüillir legerement, on s'en sert aussi dans les fluxions sur la gorge & sur la luette, en gargarisme & boüillies dans du lait ; elles sont propres à adoucir la toux & les rhumes opiniâtres : appliquées exterieurement, elles sont résolutives & émollientes. Tout le monde sçait que les Figues fraîches sont trés-agréables au goût ; on les mange aussi séches, & on en fait un sirop propre pour les maladies du poulmon.

X X I.

RAISINS.

On employe dans les Apozémes & tisanes qu'on ordonne dans les rhumes, les fluxions de poitrine & la toux opiniâtre, trois especes de Raifins, fçavoir.

1. *Vitis Apiana C. B. 298. Paſſulæ majores feu Vuæ Maſſilioticæ quorumdam ; Vua muf-caiela Car. fteph. Præd. Ruſt. 342.* Muſcats de Provence.

2. *Vua paſſa major, Bumatos Græcis C. B. 299. Paſſula maxima feu Damaſcenæ, zibe-bæ dicta Schr, Vuæ zibeba Tab. ic. 891.* Raiſins de Damas.

3. *Vuæ Paſſæ minores, vel paſſula Corynthia-ca C. B. 299. Paſſula Trag. 1054.* Raiſins de Corinthe.

ON fe fert ordinairement des deux premieres efpeces, on monde les raiſins fecs de leurs pepins, qui ont quelque faveur auſtere & ſtiptique, & on en met une petite poignée fur chaque pinte de tifane, on les employe comme les figues dans la medecine & dans les alimens; elles entrent comme elles dans les firops compofez, préparez pour les maladies de la poitrine, comme le firop Anti-afthmatique de M. Daquin, celui d'Eryſimum de Lobel, celui de Althæa, &c. Les Raiſins de Corinthe entrent auſſi dans les tifanes pectorales, demi-once pour une pinte d'eau ; on compofe avec cette efpece de raiſins un firop Laxatif, qui en retient le nom, & qu'on appelle *Syrupus paſſu-*

larum laxativus, le Sené & la Manne en
font la vertu purgative, on l'ordonne jufqu'à deux onces.

XXII.

POMMIER de Renette.
*Malus sativa fructu subrotundo è viridi pal-
lescente acido-dulci Inst. 634. Mala Prasomila
C. B. 433.*

ON préfere le fruit de cette efpece
pour faire la gelée de pomme, & le
firop qu'on donne aux malades pour adoucir les âcretez de la gorge & l'enrouëment.
Les pommes font pectorales, elles appaifent la foif & la toux, elles font cracher, on
en met une ou deux coupées par roüelles
dans les tifanes Béchiques & rafraichiffantes. Il y a plufieurs préparations différen-
tes du firop de pomme, fur tout de celui
qui eft compofé; celui qui eft le plus en
ufage eft le firop de pommes du Roi Sa-
bor, dans lequel outre les fucs de pomme, de bouroche, & de buglofe; les feüilles de fené, le tartre foluble, le faffran,
& le fucre font employez; on doit juger
par là qu'il eft plûtôt purgatif que béchique; auffi l'ordonne-t'on ordinairement
à une once dans les infufions ou potions
purgatives. Le firop de pomme compo-

ſé magiſtral , & celui qui eſt compoſé avec l'Ellebore , ſont encore plus chargez de drogues , on en peut voir la diſpenſation dans la Pharmacopée univerſelle de Lemery pag. 172. 183. Je ne parlerai point ici du Cidre , liqueur auſſi agréable au goût qu'utile pour la ſanté. Voyez le Traité des Alimens de Lemery pag. 504.

XXIII.

JUJUBIER. Jujubes.

Jujuba majores oblongæ. C. B. 446. Ziziapha ſativa I. B. Tom. I. pag. 40. Ziziphus Dod. 807. Rutila Jonſt. Jujuba Offic.

LE fruit de cet arbre qui croît en Provence vers Toulon , eſt fort eſtimé pour les maladies de la poitrine , on en met une douzaine dans une pinte de tiſane , on l'ordonne communément avec les Sebeſtes , les Dattes , & les autres fruits pectoraux , mais il faut prendre garde à la doſe , car au lieu d'une tiſane legere , qui ſe diſtribuë facilement dans le ſang pour le délayer , on fait ſouvent une décoction trop épaiſſe & trop chargée , laquelle dégoûte un malade , fatigue ſon eſtomac & le gonfle , & par conſéquent augmente ſouvent l'oppreſſion & la difficulté de reſpirer , loin de l'adoucir ; quand la tisane se trouve trop épaisse, il faut y ajoûter de l'eau. Les Jujubes entrent dans la plûpart des sirops composez qu'on prépare pour le poulmon ; entr'autres dans celui qui en retient le nom.

PLANTES ETRANGERES.

XXIV.

Sebestes.

Sebestena domestica C. B. 446. Myxa sivè sebesten I. B. Tom. I. Part. 2. p. 197. Sebesten Trag. 1021. Myxa Dod. 806. Prunus Sebestena Lugd. 359. Myxara. Myxaria. Prunus Malabarica fructu racemoso, calyce excepto Raii Hist. 1563. Vidimaram Hort. Mal.

LEs Sebestes sont les fruits d'un arbre qui croît en Asie, on nous les apporte de Syrie & d'Egypte ; la décoction d'une once ou deux dans chopine d'eau avec la manne & la casse, est un purgatif doux qui convient dans les maladies du poulmon, car ces sortes de fruits sont laxatifs comme les prunaux ; ils sont adoucissans, émolliens, propres à modérer l'âcreté des humeurs ; aussi les ordonne-t'on avec succez dans les catharres, les fluxions de poitrine, la toux, le rhume, l'ardeur d'urine ; on les mêle en nombre égal

avec les Jujubes dans les tifanes pectorales. Ils entrent dans le Lenitif & dans l'E-
lectuaire qui porte leur nom.

XXV.

DATTES.

Dactyli Officin. Palmulæ, Caryotæ, Ca-
rotides, Phænicobalani, fructus palmæ. Leme-
ry Traité des Drogues fimples.

Les Dattes font les fruits d'une efpece
de Palmier qui croît en Afrique & en E-
gypte, dont voicy les noms.

Palma major C. B. 506. Palma Raii Hift.
1252. Palma Dactylifera major vulgaris Jonft.
Palma fivè Dachel Alp. Æg. 28. Phænicoba-
lanus quorumdam.

ON employe ordinairement les Dattes dans les tifanes pectorales, au
nombre de dix ou douze pour deux pintes d'eau, aprés les avoir mondé de leurs
noyaux. Elles font propres dans les cours
de ventre, comme adouciffantes & legerement aftringentes & déterfives. Elles
fourniffent un aliment affez doux, lorfqu'elles font fraîches & nouvelles: des
Peuples entiers s'en nourriffent dans l'O-
rient, & les Solitaires de la Paleftine n'a-
voient

voient guéres d'autre aliment, suivant leurs Historiens. La pulpe ou la chair des Dattes cuitte dans l'Hydromel & passée par le tamis, est la base de l'Electuaire Diaphenit, dont la vertu purgative dépend de la Scamonée & du Turbith : sa dose est jusqu'à une once en lavement, plus communément qu'en potion.

XXVI.

PISTACHES.

Pistacia peregrina, fructu racemoso, sivè Terebinthus Indica Theoph. C. B. 401. Pistacia I. B. Tom. I. pag. 175. Nux Pistacia Park. Raii Hist. 1682. Fistici Lem. Drog.

LE Pistacier est un arbre qui croit en Perse & en d'autres lieux de l'Asie, on l'éleve aisément dans la Provence & dans les Pays chauds. Son fruit appellé Pistaches, est en usage dans la Medecine comme dans les Alimens ; on en ordonne jusqu'à une douzaine dans une pinte d'émulsion pectorale, avec les amandes & les pignons blancs ; on les couvre de sucre, & on en fait des dragées ; elles sont fort nourrissantes.

XXVII.

COTTON.

Goſſipium fruteſcens ſemine albo C. B. 430. Xylon ſivè Goſſipium Herbaceum I. B. Tom. I. pag. 343. Bombax Officin. Cottus ſeu cotta & Bombax Serapioni.

LE Cotton croît en Egypte, en Syrie & dans les Iſles de Cypre & de Candie, il croît auſſi abondamment dans les Iſles de l'Amerique. Sa graine eſt en uſage pour les maladies du poulmon, ſa doſe eſt depuis deux gros juſqu'à demi-once dans chopine d'émulſion, pour adoucir la toux & faciliter le crachement ; elle eſt auſſi aſtringente, & propre dans la dyſenterie & les cours de ventre. On la donne avec ſuccez dans le crachement de ſang.

XXVIII.

BENJOIN.

Benzoim Offic. Belzoinum C. B. 503. Belzoë, Belzoim, vel Belzuinum vulgo Lugd. 1781. Benjudæum Ruel. 721. Benevinum Linſc. Benivi Garc. Cluſ. Exot. 155. Benjoinum cujus arbor folio citri I. B. Tom. III. Part. 2. pag. 520. Arbor Virginiana citria vel limoniæ folio

Benzoinum fundens Hort. Amst.

LE Benjoin eſt une gomme reſine trés-odorante, laquelle entre dans la compoſition des parfums les plus précieux ; on nous l'apporte des Indes Orientales, de Sumatra & de Siam, on en trouve chez les Droguiſtes de deux ſortes, celui qui eſt en maſſe grenuë eſt le commun, le plus rare eſt en larmes, d'une odeur plus douce & plus aromatique. Les préparation du Benjoin ſont les fleurs, la teinture avec l'eſprit de vin, & le magiſtere ; la doſe des fleurs qu'on ordonne avec ſuccez dans l'aſthme, & la difficulté de reſpirer, eſt depuis ſix juſqu'à dix grains diſſous dans deux gros d'eau de Canelle orgée & quatre onces d'eau de Coquelicoc ou de Tuſſillage : on y ajoûte une once de ſirop de Guimauve, de Capillaire, ou autre pour faire une potion Béchique & Expectorante : il faut obſerver de ne pas ordonner une trop forte doſe de fleurs de Benjoin, car le ſel âcre volatile qui domine en elles, eſt capable en augmentant le mouvement des humeurs, d'augmenter la toux au lieu de l'appaiſer.

Le Benjoin eſt auſſi ſudorifique & propre dans les rhumatiſmes & la ſciatique. La teinture de Benjoin ſe donne depuis demi-gros juſqu'à un, & ſon magiſ-

tere a un scrupule au plus. Il entre dans
la Poudre Cephalique odorante de Charas, dans les Trochisques *Alipiæ Moschatæ,*
la Poudre à embaumer les corps, l'emplâtre stomachique & cephalique, & la Po-
made ordinaire des boutiques.

XXIX.

SUCRE.

Arundo Saccharifera C. B. Hern. 110. *Arun-*
do Saccarina I. B. Tom. II. pag. 531. *Raii*
Hist. 1278. *Arundo & calamus Saccharinus*
Tab. ic. 257. *Melicalamus Cord. Canna-*
mellæa Cæs. 182. *Sacchar, Saccharum, Zuc-*
charum, Tabaxir, Mel arundinaceum, Mel
Cannæ Lem. Drog. Tacomarée Pis. 108.

LA Canne à Sucre ou Cannamelle est
une espece de roseau qui croît naturellement dans les Indes, au Bresil, &
dans les Isles Antilles. Le suc exprimé de
ces Cannes est leur sel essentiel mêlé avec
une petite portion de soufre qui s'appelle
sucre : on le prépare dans le pays (1) &
on le purifie avec l'eau de chaux & les
blancs d'œufs ; aprés l'avoir cuit en une
consistence raisonnable : on l'appelle Moscovade grise ; cette Moscovade purifiée
de nouveau, se nomme Cassonade, &

(1) Voyez Pomet Histoire des Drogues, p. 94.

fert aux Apotiquaires & aux Confifeurs pour leurs Conferves, Sirops, Confitures, &c. Le Sucre en pain eft une purification de la Mofcovade grife avec les blancs d'œufs & la chaux, & verfée enfuite dans des moûles ; ce fucre extrêmement purifié par des clarifications réiterées, s'appelle Sucre Royal : plus il eft raffiné, plus il eft dépoüillé de fes fouffres groffiers, & par conféquent plus il fe candit & fe criftallife aifément ; c'eft pour cela que les confitures faites avec la Caffonade fe candiffent moins qu'avec le fucre.

Les préparations de fucre en ufage dans la Medecine font. 1°. Le Sucre rouge ou la Chypre, qui eft une efpece de Mofcovade faite des Sirops des Sucres en pain, on l'ordonne à une once dans les lavemens, fur tout aux enfans qu'on foupçone avoir des vers. 2°. Le Sucre Candi qui eft un fucre criftallifé, qu'on employe communément pour adoucir la toux & les âcretez de la gorge & de la poitrine, dans le rhume. 3°. Le Sucre d'Orge qui eft un fucre diffout dans l'eau d'Orge, ou dans l'eau fimple, lequel étant trés-cuit fe forme en bâtons longs de la groffeur du doigt. 4°. Le Sucre tors appelé Pénides, Epénides, ou Alphænix, eft un fucre cuit comme le précédent, & réduit en pâte, ou feul, ou avec l'amidon qu'on forme enfuite en bâtons tortillez. 5°. Le Sucre Rofat eft ainfi nommé, parce qu'on employe l'Eau-Rofe pour le diffoudre, lorfqu'il eft bien cuit on le met en grenailles ou en tablettes ; on le préfere au Sucre commun pour mettre dans le petit lait.

Le Sucre entre dans plufieurs Compofitions, Tablettes, Sirops, &c. Comme auffi dans plufieurs Alimens, dont il eft un affaifonement de même que le Sel, on doit ufer de l'un & de l'autre avec une égale modération.

PLANTES BECHIQUES

QUI SONT

RAPPORTE'ES DANS D'AUTRES CLASSES.

POLYPODE, fa racine & fes feüilles fe fubftituent aux Capillaires. Voyez la Claffe des Plantes Hépatiques.

Guimauve, *Althæa*, fa racine, fes fleurs, & fes fommitez font d'un ufage trés-familier dans les tifanes Pectorales. Voyez les Plantes Emollientes.

Boüillon blanc, *Verbafcum*, fes fleurs s'employent par pincées dans les infufions qu'on ordonne pour adoucir la toux & les âcretez de la poitrine. Voyez cy-aprés les Plantes Emollientes.

Grande Confoude, *Symphytum*, fa racine
en conferve avec le miel blanc, ou en tifane eft trés-utile dans le crachement de
fang & dans les ulcéres du poulmon. Voyez
la Claffe des Herbes Vulnéraires au chapitre des Aftringentes.

Fougere & Ceterac, leurs feüilles en tifane fe fubftituënt aux Capillaires. Voyez
cy-aprés les Plantes Hépatiques.

Iris de Florence, fa racine féche entre
dans plufieurs compofitions deftinées pour
l'afthme & pour les autres maladies de la
poitrine. Voyez cy-devant la Claffe des
Plantes Purgatives n°. VIII. & IX.

Cerfeüil d'Efpagne *Myrrhis*, fes feüilles
féches fumées comme celles de Tabac
paffent pour être propres à l'afthme. Voyez
les Plantes Hépatiques.

Marrube blanc, *Praffium*, fes feüilles &
fes fleurs en firop ou en tifane font trés-
propres à exciter le crachat & foulagent
les Afthmatiques. Voyez cy-aprés les
Plantes Hyfteriques.

Paquette & Marguerite, *Bellis major &*
minor, les fleurs & les feüilles de ces plantes conviennent en tifane & en infufion
dans les ulcéres du poulmon, auffi-bien
que plufieurs autres vulnéraires Aftringentes. Voyez la Claffe qui traitte des
Vulnéraires au chapitre des Aftringentes.

Pié de veau *Arum*, fa racine fraîche

mise en conserve avec le miel blanc, &
prise à demi-once, excite le crachat &
soulage dans l'Asthme. Voyez les Plantes
Hépatiques.

Ortie, *Urtica*, les grappes de fleurs en
conserve, appaisent le crachement de
sang, aussi-bien que le suc épuré de ses
feüilles bû à deux ou trois onces. Voyez
cy-aprés les Plantes Vulnéraires au chapitre des Astringentes.

Veronique, les feüilles & les fleurs en
infusion comme le Thé, dégagent le poulmon des Asthmatiques & les font cracher. Voyez la Classe des Plantes Vulnéraires au chapitre des Astringentes.

Scabieuse, l'eau distilée de cette plante
à trois ou quatre onces & l'infusion de
ses feüilles & de ses fleurs procurent une
expectoration facile dans la pleuresie, la
plûpart des plantes Diaphoretiques font le
le même effet. Voyez la Classe des Plantes Diaphoretiques.

Saffran, *Crocus*, une pincée de ses fleurs
infusées dans un demi-septier de lait est
un bon remede pour le rhume & pour les
Pulmoniques. Voyez cy-aprés les Plantes
Histériques.

Oliban, une dragme en poudre enfer-
mée dans une pomme, (qu'on aura creu-
sée pour cet effet, & cuite ensuite auprés
du feu) fait suer dans la pleuresie, &
soulage

foulage confidérablement les malades.
Voyez cy-aprés la Claffe des Plantes Diaphoriques.

Ariftoloche, fa racine en poudre à une
dragme, fait le même effet que celle de
l'Iris dans l'Afthme. Voyez les Plantes
Hiftériques.

Calament, l'infufion de fes feüilles &
de fes fleurs, n'eft pas moins utile dans la
toux opiniâtre, & pour faire cracher, que
celle de l'Origan, du Pouliot, de l'Hyf-
fope, des fleurs de Stæcas & de quelqeus
autres aromatiques. On en fait un firop excellent pour l'afthme, pour la difficulté de
refpirer, & pour les autres maladies du
poulmon, qui font caufées par une pituite ou lymphe épaiffie dans les branches de
cette partie. Voyez cy-aprés la Claffe des
plantes Cephaliques.

TROISIE'ME CLASSE

DES PLANTES ERRHINES

ou

STERNUTATOIRES ET SALIVANTES.

LEs Remedes qui par leur âcreté font capables de piquotter la membrane du nez, & d'exciter par cette irritation l'éternuement, s'appellent Errhines ou Sternutatoires ; ces Plantes font ordinairement mifes en ufage dans les maux de tête, la lethargie, l'apoplexie & les autres difpofitions foporeufes ; on les ordonne communément en poudre qu'on prend par le nez, ou qu'on foufle dans cette partie par le moyen d'un tuyau de plume, lorfque les malades font privez de mouvement & de fentiment. On employe auffi ces remedes par la bouche en mâchicatoires : on les nomme alors Salivans, en Latin *Apophlegmatifmi*, parce qu'ils ont la vertu d'exprimer une grande quantité de falive & de férofité, en irritant les glandes du palais & de la bouche, lefquelles font d'ailleurs comprimées dans la mafticaion par les mouvemens de la machoie, des muscles buccinateurs & de la langue. Lorsque la membrane pituitaire & les sinus frontaux qu'elle tapisse, sont abbreuvez d'une pituite trop abondante ou trop épaisse ; les Errhines sont indiquez, comme étant trés-propres par leurs sels âcres & volatiles, d'exciter un piquottement qui oblige cette membrane à se resserrer, & à se dégager de l'humeur dont elle est surchargée.

I.

NICOTIANE. Tabac, Herbe à la Reine, Petun.

Quoique cette plante soit étrangere, elle croît si aisément en France qu'elle y est comme naturalisée, ainsi je la comprendrai dans le nombre des plantes de nôtre climat : il y en a trois especes qui sont toutes d'usage.

1. *Nicotiana major latifolia C. B. 169. Nicotiana major sivè Tabacum majus I. B. Tom. III. pag. 629. Hyosciamus Peruvianus Dod. 452. Sana Sancta Indorum Adu. Lob. 584. Perebecenuc. Oviedo Lugd. 1901. Herba Sancta Crucis fœmina Caſt. Torna-bona Cæſ. 344. Petum latifolium Cluſ. Exot. 309. Pocyelt Mexicanorum Hern. 312.*

2. *Nicotiana major Angustifolia C. B.* 170. *Nicotiana sivè Tabacum folio angustiore I. B. Tom. III. pag.* 630. *Hyosciami peruviani altera icon Dod.* 452. *Tabacum sive Herba Sancta minor Lob. ic.* 584. *Herba Sanctæ Crucis maj Cast. Petum Angustifolium Cluj. Exot.* 310.

3 *Nicotiana minor C. B.* 170. *Priapeia quibusdam Nicotiana minor I. B. Tom. III. pag.* 630. *Dubius Hyosciamus luteus solanifolius Lob. ic.* 269.

ON employe indifferemment les feüilles des deux premieres speces pour faire le Tabac en corde, & en poudre, dont l'usage est si commun ; le Tabac croît naturellement dans les Isles de l'Amerique & au Brésil, je n'expliquerai point la préparation du Tabac en corde & en poudre, dont il y a plusieurs sortes, qui sont plûtôt employées pour le plaisir que pour la necessité ; il me suffit de parler ici de la maniere dont on s'en sert pour les usages de la Medecine.

Les feüilles du Tabac séchées & mises en poudre, ou celui qui est en corde étant rapé & pris par le nez, excitent l'éternuëment, & procurent une évacuation de sérositez trés abondante sur toutà ceux qui n'en ont pas contracté une longue habitude ; on mache aussi ces feüilles, qui font le même effet : ainsi on s'en sert utilement pour prévenir l'Apoplexie, la Paralysie, les Catharres, & ce remede décharge le cerveau d'une lymphe dont la trop grande quantité, ou la mauvaise qualité affligent cette partie. On fume aussi trés-communément ces feüilles dans des pipes, avec le même succez, dans les maux de dents, les migraines, les fluxions de la tête, dans la goutte même, & les rhumatismes.

Le Tabac est un puissant vomitif & un purgatif des plus violens, la décoction legere d'une once de Tabac en corde coupé par morceaux, dans une chopine d'eau, prise en lavement dans les affections soporeuses fait souvent plus d'effet que les purgatifs les plus âcres ; mais il faut en user avec discretion, car j'ai vû des malades lesquels ayant pris un semblable lavement, aprés être revenus de ces especes d'assoupissemens lethargiques, & avoir recouvert le sentiment & la connoissance : étoient tombez dans des convulsions accompagnées de vomissemens, de sueurs froides, d'un poux foible & fremissant, & autres accidens funestes, quoiqu'ils eussent rendu ce remede aussi-tôt aprés l'avoir reçû ; & s'ils n'avoient été promptement secourus par l'eau tiede, le lait & l'huile d'amandes douces prise par haut & par bas, ils auroient péri malheureusement.

I iij

Quercetan nous a donné la compoſition du ſirop de Tabac ou de Petun, lequel eſt excellent dans l'aſthme & la toux
opiniâtre, dans laquelle il procure une
expectoration facile & abondante ſans faire vomir : tout l'art conſiſte à dépoüiller
le Tabac de ſa vertu émetique, par une digeſtion du ſuc de ſes feüilles dans l'Hydromel & l'Oximel pendant deux ou trois
jours. Cet Auteur nous a laiſſé deux ſortes
de ſirop de Tabac, l'un ſimple, qu'on donne depuis demi-cuillerée juſqu'à une quelques jours de ſuite ; l'autre compoſé, dont
la doſe eſt depuis une once juſqu'à deux ;
dans ce dernier ou ajoûte les Plantes Pectorales ; & Béchiques : ſçavoir les Capillaires, le Tuſſilage, &c. Le Sené même &
l'Agaric y ſont employez.

Les feüilles fraîches du Tabac, particulierement de la troiſiéme eſpece, étant
appliquées ſur les ulcéres & ſur les playes,
les nétoyent & les guériſſent aſſez promptement ; on les écraſe ou on les fait macerer dans le vin, ou infuſer ou boüillir
dans l'huile ; elles ſont trés-vulnéraires,
déterſives, & réſolutives : on en fait une
emplâtre qu'on applique ſur les tumeurs
avec ſuccez, elles entrent auſſi dans l'eau
d'Arquebuſade ou Vulnéraire.

II.

MOUTARDE. Senevé.

Sinapi Rapi folio C. B. 99. Sinapi siliqua latiuscula, glabra, semine rufo sivè vulgare I. B. Tom. II. pag. 855. Sinapi sativum prius Dod. 706. Sinapi sativum Ger. Raii Hist. 803.

LA graine de Moutarde est en usage: on enferme une dragme ou deux de cette semence dans un linge aprés l'avoir concassée legerement, & on la fait mâcher aux malades pour les faire cracher; elle est aussi apéritive, antiscorbutique, stomacale & histerique: tout le monde connoît l'usage de la Moutarde dans les Cuisines, & combien elle releve le goût des viandes; quelques-uns l'employent dans l'Emplâtre vesicatoire: J'ay vû guérir la goute sciatique avec un cataplame de Moutarde.

III.

HERBE aux Poux. Staphisaigre.

Staphisagria C. B. 324. I. B. Tom. III. 541. Math. 1231. Dod. 366. Trag. 902. Delphinium Platani folio, Staphisagria dictum Inst. 428. Herba Pedicularis Cord. Alberas Arabum. Aconitum urens Ricini fere foliis, flore ca-

ruleo magno, Staphis agria dictum Pluk. Pituita-
ria quorumdam.

SA femence eft employée en mâchica-
toire, de la même maniere & à la même dofe que celle de la Moutarde lorfqu'elle eft mife en poudre : elle eft tiés-
défertive & vulnéraire : on la met auffi
dans les cheveux pour détruire la vermine.

IV.

HERBE à éternuer.
Dracunculus pratenfis ferrato folio C. B. 98.
Ptarmica vulgaris folio longo ferrato, flore albo
I. B. Tom. III. pag. 147. Draco Sylveftris
five Ptarmice Dod. 710. Pyrethrum Brunf.
Mentha Sarracenica Myconi Lug'. 672. Ta-
nacetum album feu acutum Trag. 159.

LEs feüilles & les fleurs féches, & mifes en poudre dans le nez, font éternuer, elles font le même effet fraîches
& broyées entre les doigts : on peut auffi
les mâcher pour faire cracher dans la douleur de dents.

V.

COQUELOURDE.
Pulfatilla folio craffiore & majore flore C.

*B. 177. Pulsatilla purpurea cæruleave I. B.
Tom. III. p g 409. Pulsatilla Dod. 433.
Herba Venti Trag. 412. Herba Sardoa Dod.
Gal. Anemone Sylvestris Fuchs.*

LEs feüilles & les fleurs de cette Plante s'employent comme celles de la
précédente, elle est encore plus âcre:
car au rapport de Monsieur Tournefort,
(1) la seule vapeur des feüilles broyées
entre les doigts, & mise dans le nez, semble le brûler, & porter son action jusques
dans le cerveau; c'est pour cette raison,
qu'il l'a croît propre aux dispositions soporeuses. Les feuilles pilées s'appliquent
avec succez sur les vieux ulcéres, sur tout
sur les blessures des Chevaux.

VI.

MArronier-d'Inde.
*Castanea folio multifido C. B. 419. I. B.
Tom. II. pag. 128. Castanea Equina Dod.
814. Hippocastanum vulgare Inst. 612.*

LE fruit de cet Arbre rapé & pris par
le nez, comme le Tabac, fait éternuer assez violemment. J'ai vû quelques
personnes soulagées de la Migraine aprés

______
(1) Hist. des Plan-|tes des environs de Pa-|ris, pag. 130.

I v

ce remede ; la dose en est de deux ou trois pincées.

VII.

Saponaire ou Savoniere.

Saponaria major lævis C. B. 206. Saponaria vulgaris I. B. Tom. III. pag. 346. Saponaria Dod. 179. Lychvis Sylvestris, quæ Saponaria vulgò Inst. 336. Viola agrestis Trag. 567.

La racine, les feüilles & les fleurs de cette Plante sont en usage : la racine entre dans l'huile d'Euforbe, la décoction des feüilles & des fleurs guérit la galle & les dartres en fomentation, on prétend qu'elles sont si détersives, qu'elles ôtent les taches des habits comme fait le Savon, c'est peut être ce qui a donné lieu au nom qu'elle porte.

PLANTES ETRANGERES.

VIII.

Gingembre.

Zingiber C. B. 35. Zingiber Penæ Lugd. 1890. I. B. Tom. II. pag. 743. Raii Hist. 1314. Iris Latifolia tuberosa, Zingiber dicta, flore albo Mor. Oxon. Zingibel, seu Lingibel Germ. Mangaratia sivè Zinziber Pis. 227.

Chilli Indiæ Orientalis sivè Zinziber fæmina.
Hern. 169.

LE Gingembre croît dans les Indes O-
rientales, à la Chine & dans l'Isle de
Ceylan, d'où on l'apporte aux Indes Occidentales, où on le cultive dans un ter-
rain gras & bien arrosé. La racine de
Gingembre lâche le ventre lorsqu'elle est
fraîche, on la confit dans le Pays avec le
sucre, aprés l'avoir dépoüillée de son écorce, on la laisse tremper une ou deux heures dans le vinaigre, puis on la séche au
Soleil, on la confit ensuite. Lorsqu'elle est
ainsi préparée, sa dose est depuis demi-
once jusqu'à une once dans le Scorbut,
dans la Colique, les Indigestions, & les
Vents : on la trouve ordinairement séche
en ce pays, & on la met en poudre dans
les machicatoires, au poids de huit ou
dix grains : on la mêle souvent avec les
autres épices, dont on se sert dans les ragoûts de cuisine ; mais plusieurs la ba-
nissent dans leurs tables à cause de son
âcreté.

La racine de Gingembre entre dans la
Theriaque, le Mitrhidat, le Diascordium,
l'Electuaire de Satyrio, le Diaphenit, la
Benedicte Laxative, l'Electuaire Caryo-
costin, la Confection Hamech, l'Electuaire Diacarthami, celui de Citro, les

Trohifques d'Agaric, les Pilules Fetides, & les Policreftes, &c.

IX.

MASTIC.

Maftiche Officin. Refina Lentifcina, Maf-tiche dicta Raii Hift. 1580.

Le Maftic eft une Gomme-Refine qui coule d'un Arbre qu'on appelle Lentif-que.

Lentifcus vulgaris C. B. 399. *I. B. Tom. I. pag.* 285. *Raii Hift.* 1579. *Lentifcus vera ex Infula Chio, cortice & foliis fufcis Comm.*

CEt Arbre eft commun dans les Indes, en Egypte, & dans l'Ifle de Chio. Quelques-uns rapportent que les Lentif-ques qui font auprés de Toulon don-nent auffi du Maftic ; celui qui eft en pe-tits grains ou larmes d'un blanc citronné, eft préferable à celui qui eft mêlé de ter-re & d'impurerez, qui s'appelle Maftic en forte. Cette refine eft affez communé-ment employée dans les mâchicatoires à un gros en poudre, ou bien on la mâche toute feule comme on fait de la cire, pour exprimer une falive plus abondante par le mouvement des mâchoires : outre cette vertu le Maftic eft regardé comme un Af-tringent affez efficace : on l'ordonne pour arrêter le vomiffement, les cours de ven-tre, le crachement de fang, même pour prevenir l'avortement. Dans la mauvaiſe haleine & le relâchement des fibres de l'eſtomac, le Maſtic a ſon utilité ; la doſe eſt de quinze ou vingt grains en poudre & en opiate.

Le Maſtic entre dans la poudre Diarrhodon, l'Electuaire de Suc de Roſes, les Trochiſques de Karabé, d'Hedycroi, les Pilules d'Ammoniaque de Quercetan, les Pilules *Sine quibus*, les Pilules de Rhubarbe & les Pilules Catholiques de Poterius : il entre auſſi dans pluſieurs emplâtres, cerats, & onguens.

XI.

PYRETHRE ou racine Salivaire.

1. *Pyrethrum flore Bellidis C. B.* 148. *Pyrethrum vulgare Officin. Park. Raii Hiſt.* 353. *Dod.* 347. *Pyrethrum veteribus I. B. Tom. III. Part.* 2. *pag.* 20.

2. *Pyrethrum umbelliferum C. B.* 148. *I. B. Tom. III. Part.* 2. *pag.* 20. *Pyrethrum umbelliferum Math. Lugd.* 1170. Pié d'Alexandre, Pyrêtre Sauvage.

LEs racines de ces deux eſpeces ſont également en uſage, ayant la même âcreté ; la plus commune eſt la premiere, on en fait mâcher un petit morceau pour faire cracher dans les maux de dents, & la paralyſie de la langue. Elle n'eſt pas

moîns utile |dans les affections fopo-
fes, & dans les maux de tête ; la dofe
en fubftance eft d'une demi dragme : dans
les lavemens on en donne une once en décoction.

La Pyrêthre entre dans le Philonium
Romanum & la poudre Sternutatoire de
Charas.

X I.

Poivre.

1. *Piper rotundum nigrum C. B. 411. Piper nigrum I. B. Tom. II. pag. 181. Raii Hift. 1341. Melonopiper Officin. Lada, aliis Molanga fivè Piper mas Pif. Mant. Arom. 180.* Poivre noir.

2. *Piper rotundum album C. B. 412. Piper album I. B. Tom. II. pag. 184. Raii Hift. 1342. Piper fæmina Pif. ibid. Sabænh pute Indorum. Leucopiper Officin.* Poivre blanc.

3. *Piper longum Orientale C. B. 412. Piper longum I. B. Tom. II. pag. 185. Raii Hift. 1343. Macropiper Officin. Mexacuchit. Americanorum Pimpilim fivè Piper longum Pif. Mant. Arom. 182. Tlat-lancuaye Hern. 126.* Poivre long.

LE Poivre croît aux Indes Orientales,
à Malaca, Java, Sumatra & Malabar : on employe communément les deux
premieres efpeces dans les alimens & les
ragoûts, & la derniere dans la Medecine.

La maniere de s'en servir est en poudre
ou concassé simplement, à la dose de cinq
ou six grains avec les autres ingrediens
âcres pour faire cracher ; outre cette vertu, il réveille l'appetit, appaise la colique, fortifie l'estomac, & chasse les vents,
si on avalle trois ou quatre grains de poivre blanc sans être concassé aprés le repas, ou la pesanteur de huit ou dix grains
en poudre dans un verre d'eau tiede. On
l'employe aussi au bout d'une Espatule
pour resserrer la luette relâchée, pourvû
que l'inflammation soit appaisée. Quelques Auteurs, entr'autres Pison, assurent
que le Poivre blanc n'est autre chose que
les plus gros grains du Poivre noir dé-
poüillez de leur écorce, aprés les avoir
trempé dans l'eau salée qui les gonfle, &
qu'on les fait sécher ensuite : d'autres prétendent que le Poivre blanc & le noir sont
deux especes differentes. Le Poivre fait la
base des fines Epices qu'on mêle si familierement dans les sauces de la cuisine ; on y
ajoûte le Gingembre, la Muscade, le
Gerofle, l'Anis verd & la Coriandre.

Le Poivre noir entre dans la Theriaque
& l'Electuaire des Bayes de Laurier, le
blanc dans le Mithridat, le Diaphenit,
& l'*Hiera-diacolocynthidos*.

Le Poivre noir n'est pas employé dans
les Machicatoires, mais dans le Theriaque

d'Andromaque, le Mithridat, le Diascordium, l'Electuaire de Satyrium, celui des Bayes de Laurier, & la Benedicte Laxative,

XII.

POIVRE de Guinée ou d'Inde. Corail de Jardin. Poivre du Bresil. Piment.

Piper Indicum vulgatissimum C. B. 102. Piper Indicum sivè Calecuticum sivè Piper siliquastrum I. B. Raii Hist. 676. Capsicum siliquis longis propendentibus Inst. 152. Capsicum Actuarii sivè Canimum Zinziber, &c. Lob. ic. 316. Solanum, Capsicum dictum vulgatissimum Herman. Quiya Brasiliensibus Pis. 225. Chilli Piper siliquosum Mexicanum Hern. 135.

CEtte espece de Poivre croît naturellement dans les Indes, & au Bresil, on l'éleve aisément de graine dans l'Amerique, en Espagne, en Portugal, au Languedoc, en Provence, & même dans nos Jardins; le fruit ou les capsules de cette Plante ne sont guéres en usage dans la Medecine; la semence est d'une âcreté intolérable, la seule gousse ou capsule qui l'enveloppe est supportable; on la confit au sucre, & on en mange une demie once au plus pour dissiper les vents, aider la digestion, & fortifier l'estomac. Les Vinaigriers

griers s'en servent pour donner plus de
force au vinaigre, fuivant le rapport de
quelques-uns. Les Efpagnols, auffi bien
que les Indiens s'accoûtument dés leur
jeuneffe à manger ce fruit crud, qui nous
mettroit la gorge en feu fi nous voulions
en gouter. L'ufage de ce fruit peut caufer la
Diffenterie.

Poivre de la Jamaïque ou de Thevet.
Voyez la Claffe des Plantes Alexiteres.

XIII.

Euphorbe.

*Euphorbium C.B. 387. Dod. 378. Euphorbia
Cord. Euphorbium verum antiquorum Comm.
Tithymalus aizoides, triangularis nodofus &
fpinofus lacte turgens acri Pluk. Schadida
Calli Hort. Malab. Raii Hift. 873.*

L'Euphorbe eft une Gomme qu'on nous
apporte d'Afrique, de la Libie & du
Mont Atlas, on la Plante d'où elle coule
croît communément. Cette drogue eft d'u-
ne âcreté fi exceffive, qu'il faut prendre
des précautions pour la mettre en poudre,
fans lefquelles on auroit long-tems la
gorge, le nez & les yeux enflammez : on
ne l'employe en Medecine que dans des
maladies extrêmes, comme dans la Lethargie, l'Apoplexie, &c. on la mêle à la dofe

de cinq ou six grains dans les poudres sternutatoires, qu'on souffle dans le nez des malades. Quelques-uns s'en servent pour purger les sérositez dans l'Hydropisie, après l'avoir corrigé comme on fait la Scamonée, ils la mettent en poudre dans un citron ou un coing enveloppé de pâte, & ensuite dans le four : d'autres font dissoudre l'Euphorbe dans le vinaigre, le suc de limon, de grenade ou quelqu'autre acide, on en donne ainsi corrigé cinq à six grains en pilules. Comme ce purgatif est trés-violent, on l'ordonne plus communément pour la galle & le farcin des chevaux, que pour les hommes.

On prépare les Pilules d'Euphorbe de Quercetan, dont la dose est d'un scrupule jusqu'à demi-gros, pour les fiévres intermittentes les plus rebelles ; les Trochisques Alhandal, l'Agaric, l'Euphorbe avec quelques autres Gommes purgatives y sont employées, on les conseille dans l'Hydropisie & la Cachexie. L'Euphorbe entre dans la composition des Pilules de Nitre de Trallian, celles d'Hermodattes de Mesuë, les Fetides, & le Philonium Romain.

PLANTES ERRHINES

ET SALIVANTES

QUI SONT

RAPPORTE'ES DANS D'AUTRES CLASSES.

ENtre les Plantes purgatives, il y en a plusieurs qui par leur âcreté font capables de faire éternuer & cracher, entre-autres. Le fruit du Concombre sauvage mis dans le nez, fait couler beaucoup de sérositez du cerveau, & soulage les maux de tête ; le peuple est dans l'usage de ce remede, qui par sa violence attire quelquefois la fluxion sur le visage, & cause un mal plus grand que celui qu'on veut guérir, principalement lorsqu'on met ce fruit dans l'oreille. Voyez-cy devant la Classe des Purgatives, n°. XVII,

L'Ellebore blanc, la racine en poudre entre dans les violens sternutatoires. Voyez la même Classe n°. XXII.

L'Iris, la racine séche en poudre est un Errhine plus doux, lequel est employé dans les poudres céphaliques. Voyez cy-devant la même Classe n°. IX.

La plus grande partie des Plantes Aromatiques & Céphaliques, font fternutá-
toires : entr'autres la Bétoine, la Marjolaine, le Muguet & fes Fleurs, l'Origan, le
Pouliot, la Sauge, &c. Les feüilles &
les fommitez de ces Plantes féches, & mifes en poudre, compofent la poudre Céphalique, dont plufieurs fe fervent avec
fuccez en maniere de Tabac; ils en prennent le matin à jeun deux ou trois pincées
par le nez, pour prévenir les maux de tête
& les fluxions de cette partie. Voyez cy-
aprés la Claffe des Plantes Aromatiques.

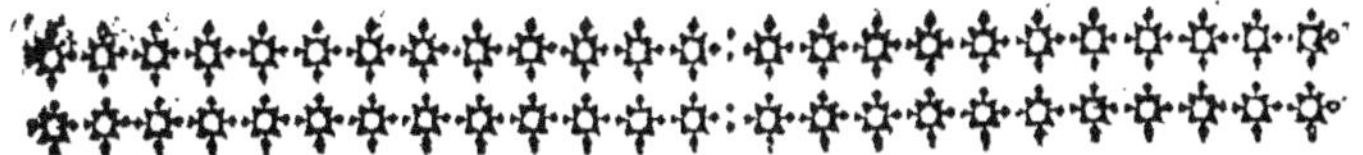

QUATRIE'ME CLASSE

DES PLANTES HISTERIQUES.

ON appelle remedes Histériques ou Emmenagogues ; ceux qui sont propres à rétablir les évacuations naturelles au Sexe. On les employe odinairement pour procurer les mois aux Filles , & guérir la plûpart des maladies que cette suppression leur cause , comme sont les pâles couleurs, la jaunisse, les coliques , les migraines , &c. On donne aussi ce nom aux remedes capables de guérir les maladies de la matrice , ausquelles les femmes sont sujettes, soit par la mauvaise qualité ou la petite quantité de leurs menstruës ; soit aprés l'accouchement, lorsque les évacuations , qui doivent survenir s'arrêtent, ou ne coulent pas assez abondamment. Ces remedes sont aussi donnez avec succez dans les vapeurs qui sont accompagnées de convulsions, de difficulté de respirer, de ris & de pleurs successives , & d'autres accidens qui arrivent le plus souvent aux femmes , à l'occasion des suppressions de leurs ordinaires. La plûpart de ces re-

medes ont une odeur forte, penetrante &
desagréable, comme la Ruë, la Sabine,
la Valeriane & les Gommes Etrangeres :
d'où on peut conjecturer qu'elles abondent en principes sulfureux, âcres & volatiles, par lesquels elles excitent dans le
sang une fermentation capable d'augmenter son mouvement & sa fluidité, & de le
rendre plus propre à surmonter les obsta-
cles qui s'opposent à son évacuation pé-
riodique.

I.

ARISTOLOCHE.

1. *Aristolochia rotunda flore ex purpura nigro*
C. B. 307. *Aristolochia rotunda I. B. Tom.*
III. pag. 559. Arist. 1. Cluf. Hist. LXX.
Arist. rotunda vera Trag. 768. Aristoloche
ronde.

2. *Aristolochia longa vera C. B. 307. Aris-*
tolochia longa I. B. Tom. III. pag. 560. Arist.
altera radice pollicis crassitudine Cæs. 566.
Arist. longa Math Clematitis Penæ & Lob.
Lugd. 977. Aristoloche longue.

Aristolochia Clematitis recta C. B. 307.
Arist. Clematitis vulgaris I. B. Tom. III.
pag. 560. Aristolochia Sarracenica Dod. 326.
Aristolochia longa Math. Fuchs. Aristoloche
clematite.

ON employe ordinairement les racines des deux premieres especes, & on substituë la troisiéme à l'Aristoloche longue, ces racines s'ordonnent en poudre depuis demi dragme jusqu'à deux, ou en infusion jusqu'à demi-once. Elles sont trés-propres à faire venir les regles, & à purger la matrice aprés l'accouchement, comme dit Hippocrate. (1) Elles emportent les obstructons des visceres, poussent les urines, facilitent le crachement dans l'asthme, & s'employent avec succez dans les décoctions vulnéraires & détersives. J'en ay vû de trés-bons effets en lavement dans des hemorrhoïdes internes, lesquelles ayant suppuré, étoient prêtes à produire des fistules. La décoction d'une demi-once d'Aristoloche ronde avec les Sommitez d'Absinte, environ une poignée pour chaque remede, pris tous les matins pendant huit jours, a guéri des personnes qui rendoient le pus par le fondement.

La racine d'Aristoloche ronde entre dans la composition de plusieurs emplâtres, entre-autres dans le Divin & dans celui de Paracelse. La racine de la longue est aussi employée dans l'Emplâtre Divin, & dans l'Eau Vulnéraire.

(1) Lib. de morbis mulierum.

II.

ARMOISE.
Artemisia vulgaris major C. B. 137. Artemi-
sia I.B.Tom.III. pag. 184. Artemisia Parthenii
8. species Brunf. Artemisia mater herbarum
Lob. ic. 764. Artem. 1. vulgaris Lugd. 950.

LEs feüilles & les fleurs de cette Plante
font d'un usage trés-familier dans les
infusions & dans les décoctions hysteriques : on en fait boüillir legerement une
poignée dans un boüillon de veau, ou dans
une chopine d'eau. Cette plante a donné
le nom au sirop d'Armoise de Fernel, qu'on
ordonne si communément à une once dans
les potions Hysteriques aperitives, &
Céphaliques. L'Armoise est aussi employée
dans l'Eau Vulnéraire.

III.

MATRICAIRE.
Matricaria vulgaris seu sativa C. B. 133.
Matricaria vulgo minus Parthenium I.B.Tom.
III. pag. 139. Artemisia tenuifolia Tab. ic. 8.
Amaracus Galeno & Æginetæ, Crispula
quorumdam. Matricaria Parthenii 1. species
Brunf.

On

ON employe les feüilles, & les fleurs de cette plante, dans les infusions & dans les décoctions Hysteriques : on en laisse une poignée, dans un demi septier de vin blanc infuser pendant la nuit : on en donne l'infusion à jeun pendant quelques jours, pour les pâles couleurs. Quelques-uns prétendent que la seule application des feüilles sous la plante des pieds provoque les mois. J'ay vû des gens qui pour se guérir du mal aux dents, avoient mis dans leurs oreilles des feüilles de Matricaire broyées entre les doigts, lesquels m'ont assuré avoir été guéris ; mais c'est un remede violent, qui en soulageant d'un côté, attire souvent une fluxion sur les oreilles, plus dangereuse que le mal des dents.

IV.

MELISSE, Citronelle.
Melissa Hortensis C. B. 229. I. B. Tom. III. Part. 2. pag. 232. Dod. 91. Melißophyllum vulgare vel Adulterinum Fuchs. Apistrum Math. Adv. Lob. Apiastrum Citrago Lob. ic. 514.

LEs feüilles & les fleurs sont d'un usage trés-familier, non seulement dans les maladies des femmes, mais encore

dans celles du Cerveau. Cette Plante eſt
Hyſterique, Cephalique & Stomachique.
On prend l'infuſion des feüilles à la maniere du Thé, une bonne pincée lorſqu'elles ſont ſéches, ou une petite poignée toutes fraîches, pour un demi-ſeptier
d'eau; on en met auſſi une poignée boüillir
legerement dans un boüillon de veau. Sa
préparation ordinaire eſt ſon eau diſtilée,
laquelle eſt ou ſimple ou compoſée; l'Eau
de Meliſſe ſimple s'ordonne dans les potions Cordiales & Hyſteriques juſqu'à ſix
ou huit onces, comme les autres : mais
à l'égard de l'Eau de Meliſſe compoſée ou
magiſtrale, elle eſt beaucoup plus ſpiritueuſe ; ſoit par les aromates qu'on y
ajoûte, ſoit par l'eau de vie, dans laquelle
on la fait infuſer. Quelques perſonnes font
un grand ſecret de cette préparation, qui
ne conſiſte que dans les differentes doſes
des drogues qu'ils joignenr aux feüilles de
Meliſſe ; la diſpenſation la meilleure eſt
celle de M. Lemery, que voicy.

Prenez feüilles fraîches de Meliſſe ſix
poignées, Ecorce de Citron ſéchée, Noix
Muſcade, Coriandre, de chacune une once, Gérofle & Canelle de chacune demi-
once ; les feüilles pilées, & les autres
drogues concaſſées, ſeront miſes dans un
vaiſſeau propre à les diſtiller, avec deux
livres de vin blanc & demi livre d'eau de

vie ; on laissera ce mélange trois jours en digestion, aprés avoir couvert le vaisseau de son chapiteau, auquel on joindra le recipient, dont on bouchera exactement les ouvertures ; ensuite on fera distiller cette matiere au feu de sable moderé, ou au bain-marie.

Elle est fort estimée pour l'Apoplexie, la Lethargie & l'Epilepsie ; pour les Vapeurs, les Coliques, la supression des Ordinaires, & celle des Urines ; Enfin cette Eau s'est acquise une réputation égale à celle de l'Eau de la Reine d'Hongrie, à laquelle même plusieurs la préferent. On en donne une cuillerée, ou pure ou mêlée dans un verre d'eau, suivant les differentes maladies plus ou moins violentes.

V.

RUë.

Ruta hortensis latifolia C. B. 336. I. B. Tom. III. pag. 197. Ruta graveolens hortensis Dod. 119. Ruta domestica Trag. 68. Ruta latifolia Tab. ic. 133.

LEs feüilles & les semences sont en usage dans la Medecine, en infusion & en décoction : comme elles sont d'une odeur trés-forte, & même assez desagréable, la dose en est moindre que des

autres Plantes ; une ou deux pincées des
feüilles fraîches infusées dans un verre de
vin blanc , ou une dragme lorsqu'elles
font féches & en poudre, eft trés-propre
à rétablir le cours des mois , & à appaifer
les vapeurs hyfteriques. L'huile d'Olive
dans laquelle on a fait infufer les feüilles
& les femences de cette plante, eft un puiffant remede dans les mêmes maladies : on
prépare avec les feüilles une conferve ,
une eau diftilée , & un vinaigre pour les
mêmes ufages. La Ruë eft propre pour
les maladies contagieufes , pour les indigeftions , la colique & les écroüelles :
on en fait prendre le matin à jeun , trois
ou quatre feüilles aux enfans affligez de
cette derniere maladie ; ils les mangent
avec leur pain,& continuent long-tems ce
remede qui n'eft pas à méprifer. On
peut leur faire avaller deux ou trois onces
du fuc de Ruë dépuré, lorfqu'ils ne peuvent pas manger les feüilles.

La Ruë entre dans la compofition du vinaigre febrifuge de Sylvius Deleboë , dans
le firop Aperitif cachectique de Charas, le
firop Anti-Epileptique, & le firop Martial aperitif cathartique du même Auteur,
dans les trochifques de Cappres, ceux de
Myrrhe, l'Electuaire des bayes de Laurier, la poudre contre la rage de Paulmier,
le firop de Stæcas, le firop d'Armoife & la
décoction Cephalique.

VI.

SABINE, Savinier.

1. Sabina folio Tamarisci Dioscorridis C. B. 487. Sabina baccifera & sterilis I. B. Tom. I. pag. 288. Savina mas Tab. ic. 945. Sabina mirifolio Cord.

2. Sabina folio cupressi C. B. 487. Sabina baccifera Math. Savina fœmina Tab. ic. 946.

ON employe indifferemment les feüilles de l'une & d'autre espece, qui viennent de la même graine, en infusion jusqu'à demi-once, en substance & en poudre à une dragme dans le vin blanc : on en prépare aussi l'Extrait, l'huile essentielle & l'eau distilée : l'écorce & le bois sont aussi d'usage. Cette Plante pousse les mois avec violence; on s'en sert pour aider à l'accouchement laborieux, pour les vuidanges, & pour faire sortir le fœtus lorsqu'il est mort dans le ventre de sa mere. Les femmes ou filles qui sont assez malheureuses d'user de ce remede pour se procurer l'avortement, n'y réüssissent pas toûjours, & risquent souvent leur vie avec celle de leur enfant.

La Sabine est employée dans la poudre pour l'accouchement laborieux de Charas, & dans la poudre pour les petits ulcéres de de la verge.　　　　L iij

VII.

SOUCY.

1. *Caltha vulgaris flore pallido C. B. 275.*
Caltha flore simplici I. B. Tom. III. 101. Ca-
lendula Dod. 254. Chrysanthemum & Cal-
tha Pœtarum Lob. ic. 552.

2. *Caltha arvensis C. B. 276. Caltha minima*
I. B. Tom. III. p. 103. Calendula arvensis Tab.
ic. 335. Soucy de vigne **ou** Soucy sauvage.

ON employe les fleurs de ces deux
especes pour faire la conserve dont
la dose est de deux dragmes jusqu'à demi-
once ; l'Extrait se donne à la même dose ;
la teinture qu'on tire des fleurs avec l'esprit de vin s'ordonne à une dragme ou
deux ; ces préparations sont excellentes
dans la jaunisse, les pâles couleurs, & toutes les maladies causées par quelque obs-
truction dans les visceres ; les feüilles du
Soucy sauvage se mangent en salade &
en décoction pour les écroüelles ; j'ay vû
des enfans qui s'en sont bien trouvez ;
c'est un bon apéritif. La semence de cette
Plante a les mêmes proprietez ; mais on
l'employe rarement.

L'Extrait du Soucy est mis en usage
dans la plûpart des Opiates apéritives, aussi

bien que le sirop qu'on prépare avec les fleurs.

VIII.

GIROFLIER jaune ou Violier.

Leucojum luteum vulgare C. B. 202. Leucojum luteum vulgare Cheyri flore simplici I. B. Tom. II. pag. 872. Viola lutea Trag. 560. Keiri vel Cheiri offic. Viola petræa lutea Tab. ic. 305. Leucojum aureum Muth.

LEs feüilles & les fleurs sont en usage, en infusion dans le vin blanc, une poignée pour une chopine ; ce remede convient aux filles qui ne sont pas encore reglées. Je l'ay vû réüssir dans la rétention d'urine ; il est propre à desopiler les visceres , & emporter les obstructions : l'huile des fleurs du Violier jaune , faite par infusion, est bonne pour le Rhumatisme , elle est aussi résolutive.

IX.

MEUM.

Meum foliis Anethi C. B. 148. Meum vulgare sivè Radix ursina I. B. Tom. III. pag. 211. Daucus Creticus Trag. 445. Lob. ic. 776. Tordylium Cord. Meum Athamanticum Officin. Meum Dod. 305.

LA seule racine est en usage, séche & mise en poudre, demi-gros ou un gros au plus dans un verre de vin blanc : on double la dose en infusion. Cette Plante ressemble au Fenoüil par la découpure de ses füeilles, & par ses proprietez : car elle pousse également les mois & les urines, elle dissipe les vents, fortifie l'estomac, fait cracher, & soulage fort les Asthmatiques. Cette racine a une odeur trés-aromatique : elle entre dans quelques compositions cordiales & stomachiques, entr'autres dans la Thériaque.

X.

VALERIANE.

1. *Valeriana Hortensis Phu folio Olusatri Diosc. C. B.* 164. *Valeriana major odorata radicè I. B. Tom. III. Part.* 2. *pag.* 209. *Dod.* 349 *Phu magnum Math. Phu verum Cord. Valeriana vera seu Nardus agrestis Trag.* 60. *Carpesium Cast. Phu majus & Valeriana major Offic.*

2. *Valeriana Sylvestris major C. B.* 164. *Valeriana Sylvestris magna aquatica I. B. Tom. III. Part.* 2. *pag.* 211. *Phu parvum Math. Valeriana Sylvestris Lob. ic.* 715. Valeriane sauvage.

ON ordonne les racines de ces deux especes dans les décoctions, les infusions & les boüillons propres aux maladies des femmes, depuis deux dragmes jusqu'à une demi-once ; & en substance & en poudre dans le vin blanc, ou une autre liqueur convenable, depuis un gros jusqu'à deux : on tire aussi l'eau distilée des fleurs & des racines de Valeriane, qu'on donne jusqu'à six onces pour les mêmes usages. La Valeriane est cordiale, Diaphoretique & Apéritive : on l'employe avec succez dans l'asthme, & les obstructions du foye ; dans les vapeurs & les mouvemens convulsifs. J'ose avancer aprés Fabius Columna (1) que la racine de la Valeriane sauvage, est un des plus assurez specifiques pour l'épilepsie ; il faut la cüillir au Printems avant la pousse des tiges, la faire sécher à l'ombre & la mettre en poudre : on en donne depuis un demi-gros jusqu'à un gros & demi, dans une cuillerée de vin blanc ou de lait aux enfans : on purge auparavant les malades, même avec le tartre émetique, s'ils sont d'ailleurs assez grands, & assez replets ; on leur en fait prendre ensuite la poudre, trois jours consécutifs à jeun : on les repurge, & on en donne encore trois pri-

(1) Phylob. 120.

L v

fes : j'en ay guéri plusieurs malades de differens âges & de different sexe, un entr'autres âgé de douze ans, qui tomboit depuis trois ou quatre ans deux ou trois fois par mois, dans les mouvemens convultifs, & auquel il étoit resté un tremblement continuel ; il y a plus de quatre ans qu'il est guéri, & sans aucun retour.

Les racines de la grande Valeriane entrent dans la décoction Cephalique, le vinaigre Theriacal, l'Orvietan, le sirop Anti-Epileptique, & le sirop Hydragogue de Charas, &c.

XI.

SOUCHET.

1. *Cyperus odoratus radicè longa sivè Cyperus Officin. C. B.* 14. *Cyperus panicula sparsa speciosa I. B. Tom. II. pag.* 501. *Cyperus longus Ger. Raii Hist.* 1299. *Galanga Sylvestris Longa Germ.* Souchet long.

2. *Cyperus rotundus Orientalis major C. B.* 13. *Cyperus Syriaca & cretica rotundior I. B. Tom. II. pag.* 502. *Cyperus Hodueg. Alp. Ægypt.* 113. Souchet rond.

QUoyque cette seconde espece soit Etrangere, je l'ay placé icy pour ne pas séparer les especes du même genre ; elle croît abondamment dans les marais

de l'Ægypte, & prés du Nil : on employe
les racines de Souchet en substance & en
poudre à une dragme & même plus ; &
en infusion jusqu'à demi-once : on préfere le Souchet rond, quoyque l'un & l'autre ayent également de l'odeur : ces Plantes poussent les urines, & provoquent les
ordinaires ; elles sont aussi stomachiques,
& cordiales, propres à chasser les vents,
& appaiser la colique. Elles entrent dans
la poudre Cephalique odorante, & les
Trochisques Cyphæos.

XII.

ESPATULE ou Glayeul puant.
Gladiolus fœtidus C. B. 39. Spatula fœtidâ
plerisque Xyris I. B. Tom. II. pag. 731. Dod.
247. Trag. 904. Iris agria Theoph. Adv. Lob.
ic. 70. Iris fœtidissima seu Xyris Infl. 360.

LA racine de cette Plante séche, & en
poudre, se donne à la pesanteur d'une
dragme ou environ, dans un verre de vin
blanc, dans les vapeurs Hysteriques, &
dans les affections Hypochondriaques ;
dans la difficulté de respirer, dans l'asthme.
On l'ordonne de la même maniere dans
les écroüelles.

XIII.

MARRUBE BLANC.

1. *Marrubium album vulgare C. B. 230.*
Marrubium album I. B. Tom. III. pag. 316.
Marrubium sivè Prassium-album Tab. ic. 539.
Prassium Ang. Marrube blanc.

2. *Marrubium nigrum fœtidum Ballote Dioscoridis C. B. 230. Marrubium nigrum sivè Ballote I. B. Tom. III. pag. 318. Marrubiastrum Tab. ic. 540. Ballote Math.* Marrube noir.

ON préfere les feüilles & les sommitez de la premiere espece dans les Infusions & Décoctions Apéritives & Hysteriques. M. Ray assure que la Décoction de Marrube noir est trés-utile dans l'Affection Hypochondriaque, & la Passion Hysterique. Une petite poignée de Marrube blanc infusée ou boüillie legerement dans chopine d'eau ou dans un boüillon de veau, est un remede trés-utile dans l'asthme, dans la toux & dans le rhume opiniâtre. Cette Plante est un grand fondant, & un bon apéritif : j'ay vû guérir deux personnes d'un Schirre, dans le region du foye de la grosseur d'une noix, par un long usage de l'infusion d'une petite poignée de feüilles de Marrube blanc dans un demi-feptier de vin blanc, qu'elles ont continué pendant plufieurs mois tous les matins. On prépare un firop de Marrube appellé *Syrupus de Praffio*, dont une ou deux onces s'ordonnent avec fuccez pour la fuppreffion des mois ; on y joint quelques préparations de mars pour rendre le remede plus efficace. Le Marrube blanc entre dans les Pilules d'Agaric, & l'*Hiera-diacolocynthidos.*

Le Marrube noir eft réfolutif & anodin appliqué extérieurement , quelques-uns recommandent l'infufion de fes feüilles & de celles de Marrube blanc, avec celles de Bétoine dans l'eau boüillante, pour rendre les attaques de la goute moins frequentes & moins dangereufes,

XIV,

SAFFRAN.
Crocus fativus C. B. 65. Crocus I. B. Tom. II. pag. 637. Dod. 213. Crocum Math. Camer. Crocus verus Sativus Autumnalis Park, Raii Hift, 1176.

LE fommet du Piftile des fleurs du Saffran, eft la partie qui eft en ufage dans la Medecine, l'odeur en eft affez agréable, & la couleur d'un rouge foncé & faffranné : on fait fécher à l'ombre ces sommets, qu'on met ensuite en poudre, & qu'on donne depuis cinq ou six grains jusqu'à un scrupule, ou en bol, ou mêlez avec d'autres drogues, dans les opiates Apéritives, Stomachiques, & Hysteriques : on fait aussi infuser le Saffran coupé menu sans être pilé, ou dans un boüillon, ou dans telle autre liqueur qu'on voudra. Le Saffran n'a pas seulement la proprieté de pousser les mois, il est aussi trés-propre aux maladies du poulmon ; on le fait infuser dans le lait qu'on donne aux pulmoniques, il ne faut pas en donner une forte dose, cinq où six grains suffisent. Entre les Aromatiques qui sont les correctifs de l'Opium, le Saffran est préférable ; il est cordial & alexitere, propre dans la colique venteuse, & dans les indigestions ; plusieurs l'employent dans les Alimens, comme un assaisonnement utile & agréable. Il est aussi résolutif & anodin, & il entre dans le cataplame de lait & de mie de pain qu'on applique sur les tumeurs, pour en appaiser l'inflammation. Tout le monde sçait qu'une legere teinture de Saffran avec l'eau rose & l'eau de plantain, est un collyre familier pour garantir les yeux des impressions fâcheuses de la petite vérole.

Le Saffran entre dans la Theriaque, l'Elixir de proprieté de Paracelse, les

Tablettes de Saffran de mars composées,
la poudre Diarrhodon, le Mithridat, la
confection d'Hyacinte , l'Hiera-picra de
Galien, les Trochifques de Camphre, les
Pilules dorées , & les Pilules pour la gonorrhée de Charas.

XV.

HE R B E au Chat.

*Nepeta vulgaris Trag. 15. Officin. Menthæ
Cattaria vulgaris & major C. B. 228. Mentha Cattaria I. B. Tom. III. Part. 2. pag.
225. Cattaria major vulgaris Inft. 202. Cattaria Herba Dod. 99. Calamenthæ 1. genus
Fuch. Balfamita major Lac. Herba felis Ludg.
908.*

ON employe les feüilles & les fommitez de cette Plante dans les décoctions & les infufions Hyfteriques,
comme on fait le Marrube blanc, la Matricaire & les autres : on luy fubftituë le
Baume ou la Menthe fauvage , dont il y a
plufieurs efpeces également bonnes , étant
toutes d'une odeur fort pénetrante & aromatique : Voicy deux efpeces des plus
communes.

XVI.

MENTHE ou Baume aquatique.

1. Mentha rotundifolia paluſtris ſeu aquatica major C. B. 227. Mentha aquatica ſivè Siſymbrium I. B. Tom. III. Part. 2. pag. 223. Calamentha aquatica Tab. ic. 353. Syſimbrium Dod. 97.

Quelques Herboriſtes appellent cette Plante *Poulio-thim*, aſſez mal à propos, car ce nom ne convient qu'au Pouliot, auquel on la peut quelquefois ſubſtituer ; ils donnent auſſi ce nom à une autre eſpece de Menthe, qui luy reſſemble. Voyez cy-aprés la Claſſe des Plantes Cephaliques.

2 Mentha Sylveſtris rotundiore folio C. B. 227. Menthaſtrum folio rugoſo rotundiore ſpontaneum flore ſpicato, odore gravi I. B. Tom. III. Part. 2. pag. 219. Menthaſtrum Ger. Raii Hiſt. 532.

Toutes les eſpeces de Baume qu'on cultive dans les Potagers, ſont également Stomachiques & Hyſteriques.

XVII.

AGNUS Caſtus.

Agnus folio non ſerrato I. B. Tom. I. pag. 205. Vitex foliis anguſtioribus cannabis modo diſpoſitis

dispositis C. B. 475. Agnus castus Gesn. Salix amerina Math. Elæagnon Theoph. Adv. Lob. ic. 138.

LA semence de cette Plante est en usage, depuis demi dragme jusqu'à une dragme en poudre, pour calmer les accez de la passion Histerique ; la feüille & la fleur sont résolutives , & propres en fomentation sur les duretez de la ratte.

Le nom de cette Plante indique la proprieté de reprimer les mouvemens impétueux de la chair. Un Pasteur d'une pieté consommée,& d'un zéle apostolique,a fait beaucoup valoir dans ses Lettres,& dans son Dictionnaire Oeconomique , un remede qu'il regarde comme un secret infaillible, pour conserver la chasteté : ce remede n'est autre que la semence de cette Plante : je deffere beaucoup à son témoignage , mais je n'en ay pas encore d'assez sûres expérien ces pour l'établir comme un specifique , capable de procurer une vertu si difficile à pratiquer sans le secours d'une grace surnaturelle.

XVIII.

ARROCHE puante.

Atriplex fæ da C. B. 110. I. B. Tom. III. pag. 974. Chenopodium fatidum Inst. 516.

M

Vulvaria Tab. ic. 428.

ON employe avec succez cette Plante
en décoction, & en lavement pour
les passions Hystériques, on en fait même
une conserve avec le sucre ; la mauvaise
odeur de ses feüilles a introduit leur usage.

PLANTES ETRANGERES.

XIX.

CALAMUS verus, ou Roseau odorant.

Calamus verus seu amarus Offic. Calamus
aromaticus Syriacus & odoratus quorumdam.
Calamus aromaticus verus quibusdam I. B.
Tom. II. pag. 528. Arundo Syriaca aroma-
tica foliis ex adverso sitis Mor. Oxon.

CEtte espece de Roseau croît dans les
Indes Orientales, d'où on l'apporte
à Marseille en petites bottes ; comme il
est assez rare , on luy substituë la racine
de la Plante suivante , qui n'a pas moins
de vertu. Le Roseau odorant est apéritif,
propre à pousser les mois, & les urines ;
on le donne en substance , & en poudre ,
depuis demi-gros jusqu'à une dragme :
il est employé dans la Thériaque.

XX.

ACORUS.

Acorus verus seu Calamus aromaticus Offi-
cinarum C. B. 34. Calamus aromaticus vulga-
ris multis Acorum I. B. Tom. II. pag. 734.
Raii Hist. 1313. Acorus Dod. 249. Acorus
Officinis falso Calamus Lob. ic. 57.

CEtte Plante se trouve abondamment
dans les marais de l'Asie, dans la
Tartarie & dans la Pologne ; elle vient
aussi en Angleterre & en Hollande. La
racine qui est en usage est Aromatique,
Céphalique, Cordiale, Stomachique &
Hysterique ; elle emporte les obstructions, & facilite le crachement dans
l'Asthme. Sa dose en substance & en poudre, est ordinairement d'un gros, & en
infusion d'une demi-once, dans le vin de
Bourgogne, où quelqu'autre liqueur cordiale : j'en ay vû de bons effets dans les
foiblesses d'estomac, les indigestions & le
vomissement.

L'Acorus entre dans la Décoction Céphalique, la poudre Céphalique odorante, l'Orvietan, le Mithridat, la Thériaque, l'Electuaire des bayes de Laurier, &
les Trochisques de Cappres.

XXI.

Gomme-Ammoniac.

*Ammoniacum C. B. 494. Ammoniaci lacri-
ma Math. Ferula lacrima Galeno Raii Hist.
1844. Althatut , Raxach. Raffach. Ger.
Schrod.*

C'Est une espece de Gomme-resine,
qui coule par incision d'une Plante
qui croît abondamment dans la Lybie, &
la Mauritanie, assez prés de l'endroit où
étoit autre fois le Temple de Jupiter
Ammon, d'où vient le nom qu'on luy a
donné ; cette drogue n'est pas rare : on
choisit celle qui est en larmes, & en morceaux ronds ou ovales, blancs dans leur
intérieur & jaunâtres au dehors, celle qui
est en masse remplie de semence luy est
fort inférieure. On la dissout dans le vinaigre , ou bien on la met en poudre ,
quoyque difficilement. C'est un bon apéritif, & un fondant assez efficace : on la
donne en bol , en pilules, ou sous telle
autre forme solide , mêlée avec les ingré-
diens qui ont la même vertu ; sur tout
avec la myrrhe , la scamonée & le mercure doux, dans les opiates mezenteriques : on y ajoûte quelques préparations
de mars pour les suppressions des regles ;

la dose est depuis douze , jusqu'à vingt-quatre grains ; la Gomme-Ammoniac est utilement employée dans l'Asthme ; c'est un puissant résolutif appliquée extérieurement , pour les Loupes , & pour les autres tumeurs schirreuses.

Elle entre dans les Pilules puantes , les Tartarées de Quercetan , elle a donné le nom aux Pilules d'Ammoniac : Elle entre dans la composition de l'Electuaire apéritif Cathartique de Charas , & celuy contre l'Hydropisie du même Auteur , dans la plûpart des Onguents , entr'autres dans le Divin , celuy de Mélilot , celui des Apôtres , le Diachylum avec les Gommes , l'Emplâtre de Ciguë , &c.

XXII.

MYRRHE.

Myrrha C. B. 501. I. B. Tom. I. Part. 2. pag. 311. Bola Indis Cluf. Exot. 156. Myrrha & Opocalpafum quorumdam. Stacté , Myrrha Trogloditica Diofc. Officin. Raii Hift. 1841.

LA Myrrhe est une résine qui coule par l'incision d'un arbre qui croît en Afrique , dans l'Arabie , chez les Abyssins & chez les Troglodites. La plus belle est en morceaux transparans , d'un rouge foncé & roüillé : elle se met en poudre aisément dans les doigts, son odeur est assez forte, & son amertume considérable ; celle qui est noirâtre & remplie de terre & de saletez, est à rejetter. Le véritable Stacté des Anciens est cette liqueur prétieuse, qui se trouve dans le centre des plus gros morceaux de Myrrhe, lorsqu'elle est récente ; ou suivant Dioscoride, le Stacté est une préparation de la Myrrhe dissoute dans un peu d'eau. Cette drogue ne se trouve point, celle qu'on vend sous ce nom est artificielle.

La Myrrhe est un bon remede pour lever les obstructions des visceres, pousser les mois, & les autres maladies de la matrice : elle est utile dans la colique, elle tuë les vers, soulage dans les cours de ventre & la dyssenterie. On l'ordonne en bol, en pilules, en opiate, comme la Gomme-Ammoniac ; elle se met plus facilement en poudre qu'elle, & la dose est la même : on tire l'Extrait de Myrrhe avec l'eau de vie, ou l'esprit de vin. L'huile par défaillance se fait par le moyen des œufs durs, comme l'enseigne M. Lemery dans sa Chymie ; on tire aussi l'esprit & l'huile par la cornuë au bain de sable. La Myrrhe est employée avec succez extérieurement, étant trés-résolutive, vulneraire, & propre à résister à la pouriture & à la carie des os.

Elle entre dans la Thériaque d'Andromaque, dans la Confection d'Hyacinte,
le Philonium, les Pilules d'Agaric, les
Catholiques de Potier, l'huile de Scorpion compofé, & l'Elixir de Proprieté de
Paracelfe. On prépare des Trochifques
de Myrrhe, elle eft employée dans plufieurs emplâtres & onguens, entr'autres
dans le Martiatum, l'Onguent des Apôtres, l'Emplâtre Divin, celuy de Melilot, l'Emplâtre Stiptique, l'Oxycroceum,
&c.

XXIII.

GALBANUM.

1. *Galbanum C. B. 494. Galbanum Galbanifera ferula I. B. Tom. III. Part. 2. pag.
50. Raii Hift. 421. Oreofelinum Africanum,
Galbaniferum, frutefcens Anifi folio Inft. 319.
Anifum Africanum fruti cefcens, folio & caule
rore cæruleo tinctis Pluk. Ferula Galbanifera
Par. Bat. 163.*

LE Galbanum eft une Gomme qui coule naturellement, ou par incifion, d'u-
ne Plante qui croît en Afrique, dans l'A-
rabie, & dans la Syrie ; celuy qui eft en
larmes jaune doré, luifantes, & un peu
tranfparentes, eft préferable à celuy qui
eft en maffe brune, remplie d'ordures,
& de pierres. On diffout le Galbanum

dans le vinaigre, comme la Gomme-Ammoniac; on l'ordonne pour pousser les ordinaires, les vuidanges, & même l'enfant mort dans le ventre de sa mere: la fumée de cette Gomme, sur une pêle chaude, soulage les femmes dans l'accez des vapeurs Hysteriques, par son odeur aussi désagréable que pénétrante. La Dose en substance, est depuis un scrupule jusqu'à demi-gros, en bol, ou en opiate; on en donne un gros, lorsqu'il est dissout; l'Emplâtre de Galbanum, ou le Galbanet de Paracelse, s'applique sur le ventre dans les mêmes maladies; on en frote aussi la région ombilicale dans la colique; & les parties paralitiques en reçoivent du soulagement. Le Galbanet de Paracelse se fait avec une livre de Galbanum, demi livre d'huile de Terebentine, deux onces d'huile de Lavande; on fait distiler le tout dans la cornuë avec suffisante quantité de chaux vive en poudre, & l'on conserve la liqueur pour les usages dont je vient de parler.

Le Galbanum est un puissant résolutif, on l'employe avec succez dans les tumeurs schirreuses & inveterées, & dans les bubons vénériens. Il entre dans la Thériaque, le Mithridat, le Diascordium, l'onguent des Apôtres, l'Emplâtre Diachylum avec les Gommes, le Divin, l'Oxycroceum,

l'Oxycroceum, & l'Emplâtre pour la matrice.

On tire une forte de gomme de la racine de la Plante fuivante, qui eft de beaucoup inférieure à la précédente.

2. *Ferulago latiore folio C. B. 148. Ferula
Galbanifera Lob. ic. 779. I. B. Tom. III. Part
2. pag. 52. Ferula femina Cæf. 276.*

XXIV.

ASSA-FÆTIDA.

*Afa fætida C. B. 499. Affa fætida noftras
Officinarum I. B. Tom. III. Part. 2. pag.
133. Stercus Diaboli German. Affa Offic.
Laferpitii fpecies Cord. Altit. Avic. Bont. 41.
Cluf. Exot. 152. Anjuden Indis Hingt.*

L'Affa-fætida, eft un fuc gommeux,
qui fe tire par expreffion de deux fortes de Plantes, (1) qui croiffent dans la
Perfe affez prés de la mer ; la premiere
eft femblable à un Saule : on en coupe
les feüilles, & les jeunes branches qu'on
met à la preffe, pour en tirer le fuc qui
s'épaiffit, & s'endurcit au Soleil. L'autre
Plante eft plus commune, elle a les feüilles comme le Titimale, & les racines en
gros navets, dont on exprime le fuc, ces
racines font d'une puanteur infupportable

(1) Bontius in Garc. pag. 41.

à ceux qui n'y font point accoûtumez ?
car les Indiens en aiment l'odeur, & employent cette drogue dans leurs fauces,
come nous faifons l'Ail, dont elle parti-
cipe de la mauvaife odeur,

On employe cette gomme come les
autres en bol, en pilules, en opiate, depuis un fcrupule jufqu'à un demi-gros,
fon ufage eft dans les violens accez de la
paffion hyftérique, & dans la fuffocation
utérine ; quelques-uns s'en fervent dans
les fiévres malignes, & dans la petite vérole ; elle eft fort réfolutive, & le remede
ordinaire des Maréchaux, pour les tumeurs & les abcez des chevaux. On tire
la teinture d'Affa-fætida avec l'Efprit de
vin tartarifé, dont la dofe eft d'une cuillerée. Cette Gomme entre dans la poudre
Hyftérique de Charas, dans les Trochi-
ques de Myrrhe, le Baume uterin & l'Emplâtre pour la Matrice.

XXV.

SAGAPENUM ou Gomme de Sera-
phin.

Sagapenum veterum I. B. Tom. III. Part.
2. pag. 156. Sagapenum Officinis Serapinum
Math. Sagapenum C. B. 494.

C'Est un suc gommeux & résineux, qui coule naturellement, & par incision, d'une Plante assez semblable à la Ferule, qui croît dans la Perse & dans la Médie ; les morceaux ou larmes d'un jaune pâsle ou blanchâtre, sont préferables à ceux qui sont d'un rouge foncé; les noirâtres sont encore inferieurs. La dose est d'un demi-gros en bol ou en pilules; cette Gomme s'employe come les drogues précédentes, & pour les mêmes usages. Elle purge assez fortement, & on s'en sert dans les maladies du Cerveau, la Paralysie, l'Epilepsie, dans l'Astme, & dans la suppression des Regles. On la corrige avec la Canelle ou les autres Aromates, come on fait les purgatifs trop âcres, ou bien on la dissoût dans le vinaigre, dans l'eau de vie tartarisée : ou le vin blanc.

Elle entre dans l'Hiere de Pacchius, l'*Hiera-Diacolocynthidos*, les Pilules d'Hermodattes de Mesue, & les Pilules Fetides.

X X V I.

O POPONAX.
Panax Pastinaca folio, an Syriacum Theophrasti C. B. 156. Panax Herculeum majus Ger. Raii Hist. 410. Panax Heracleum alte-

rum sivè perreginum Dod. 309. Sphondilis
vel potius Paſtinacæ Germanicæ affinis Panax
vel Pſeudocoſtus flore luteo I. B. Tom. III.
Part. 2. pag. 156. Panax Chironium Dod.
Lugd. 741. Sagapenum exiſtimatum Geſn.
Hort.

L'Opoponax eſt un ſuc Gommeux, qui
ſe tire par inciſion de la racine d'une
eſpece de Panais, que les Auteurs les
plus exacts croyent être l'eſpece précédente ; elle vient dans la Beôtie, la Pho-
cide & la Macedoine. L'Opoponax a les
mêmes facultez, & s'employe de la même maniere, & a la même doſe que le
Sagapenum, que quelques-uns prétendent être tiré d'une plante ſemblable ;
outre ſa vertu purgative & hyſtérique,
il eſt auſſi réſolutif & vulnéraire. Et on
l'employe dans quelques emplâtres.

Il entre dans les Pilules d'Euphorbe de
Quercetan, les Pilules Fetides, celles
d'Hiere de Coloquinte ; il a donné le nom
aux Pilules d'Opoponax, il entre auſſi dans
l'Electuaire Anti-Hydropique de Charas,
& dans les Trochiſques de Myrrhe.

XXVII.

CAMPHRE.

Camphora Officinarum C. B. 500. Caphura

*quæ salicis folio dicitur I. B. Tom. I. Part.
2. pag. 338. Camphorifera arbor ex qua Camphora Offic. Hort. Lugd. Bat. 113. Capur &
Caphur Arabum.*

LE Camphre est une substance résineuse, ou un sel volatif huileux, qui se
tire des racines de l'arbre qu'on vient de
nommer, qui croît dans les Indes, dans
le Japon, & dans la Chine; on les coupe
par morceaux, on les jette ensuite dans
une chaüdiere de cuivre qu'on couvre avec
une espece de cône, & sous laquelle le
feu étant allumé, il s'éleve au haut du
cône ou chapiteau un sel volatile concret, qui s'y attache sous la forme de petits cristaux; ce Camphre est encore brute & mêlé d'une portion terrestre & grossiere, dont on le purifie en Hollande,
d'où on nous l'apporte raffiné & en pains
blancs, luisans friables, d'une saveur amere
& âcre, & d'une odeur de Romarin, mais
plus forte. Le Camphre coule aussi par
incision de cet arbre, come des racines
de celui, dont l'écorce est la canelle. Le
Camphre se dissout également dans l'eau
& dans l'esprit de vin, come étant un sel
sulfureux; il est excellent pour pousser les
mois, & calmer les accez des vapeurs
hystériques. Allumez un morceau de Camphre à une bougie, & l'éteignez à 8. ou 10·

N iij

reprifes dans une décoction hyſtérique, ou dans l'eau ſimple, c'eſt un lavement qui m'a réüſſi pluſieurs fois dans cette maladie. On fait fondre le Camphre dans l'eau de vie, on approche du feu le vaiſ-ſeau, & on verſe ſur cette diſſolution de l'eau commune, en la remuant, il s'a-maſſe ſur la ſuperficie une eſpece de crême ou pellicule blanche, on en donne deux ou trois cuillerées. On preſcrit auſſi le Camphre en bol, depuis dix juſqu'à quin-ze grains, mêlez avec la conſerve de fleurs de Soucy ou quelqu'autre ; le Cam-phre eſt Narcotique & Anodin, il procu-re le ſommeil, preſerve de la pourriture, & ſe donne avec ſuccez à la fin des fiévres malignes aprés l'uſage des Emetiques, pour réparer les forces du malade ; l'eau de vie Camphrée, ou l'eſprit de vin Cam-phré, eſt un excellent remede contre la gángréne, on les employe dans les gar-gariſmes Anti-Scorbutiques ; le Camphre diſſout dans l'huile de Terebentine, eſt un bon topique dans la Sciatique & les Rhu-matiſmes.

Le Camphre a donné ſon nom aux Trochiſques de Camphre, il entre dans ceux de blanc Rhaſis, les Trochiſques Diarrhodon, les Pilules Hyſtériques de Charas, la poudre de fray de Grenoüilles de Crollius, l'Onguent de Ceruſe, l'On-

guent rouge deſiccatif, le Cerat des Santaux, l'Emplâtre Stiptique, & l'Emplâtre
pour les Loupes.

PLANTES HYSTERIQUES

QUI SONT

RAPPORTE'ES DANS D'AUTRES CLASSES.

LA plûpart des Plantes Apéritives de la
Claſſe ſuivante, ſont trés-propres dans
les Maladies cauſées par la ſupreſſion des
ordinaires ; entre-autres les racines Apéritives majeures & mineures, celles de
Chicorée ſauvage, & de Piſſenlit, dont
on met une poignée dans les boüillons
altératifs ; on y ajoûte ordinairement pour
en augmenter la vertu quelque préparation de Mars : Par exemple, le Saffran
de Mars Apéritif a douze grains, le ſel
de Mars de Riviere a ſi grains, ou la teinture de Mars a deux gros pour le boüillon
du matin. Entre les Plantes Céphaliques
& Aromatiques, pluſieurs ont la même
vertu que les précédentes, & s'employent
de la même maniere, come le Calament,
l'Origan, la Sauge, le Pouliot, le Dic-
tam, &c. Voyez cy-aprés la Claſſe des
Plantes Céphaliques.

Les Plantes ameres & ſtomachiques s'em-
N iiij

ployent avec un égal succez dans les mêmes maladies : Sçavoir, l'Abfinte, l'Aluyne, la Tanaifie, & la Menthe. Le vin blanc, dans lequel on en fait infufer une poignée fur chopine, & dont on prend enfuite un verre le matin à jeun, foulage dans les pâles couleurs, & dans la colique qui les accompagne. Voyez cy-aprés la Claffe des Plantes Stomachiques.

La racine de Gentiane infufée de la même maniere, fait le même effet. Voyez cy-aprés la Claffe des Plantes Febrifuges.

La Mercurielle en décoction, & le miel qu'on en compofe, s'ordonnent communémentà deux onces, dans les lavemens des femmes en couche, pour entretenir, & même pour procurer l'évacuation des vuidanges. Voyez cy-aprés la Claffe des Plantes Emollientes.

Le Génévre, fes bayes, & les préparations que l'on en tire, particulierement l'eau fpiritueufe & l'efprit ardent, une ou deux cuillerées le matin dans un verre de vin blanc, font des remedes utiles dans les fuppreffions des regles. Voyez cy-aprés les Plantes Sudorifiques.

L'Orange amére, ou la Bigarade ; fon jus exprimé dans un boüillon, a la même propriété. Voyez cy-aprés la Claffe des Plantes Alexitéres.

Pêcher , les Noyaux & les Amandes de
fes fruits concaſſez , & infuſez dans le
vin blanc , environ deux ou trois Noyaux
dans un verre de vin , pouſſent les ordinaires. Voyez cy-devant la Claſſe des
Plantes Purgatives. n°. v.

CINQUIEME CLASSE

DES PLANTES

Apéritives et Diuretiques.

NOus appellons remedes Diuretiques, ceux qui sont propres à procurer l'évacuation de la sérosité superfluë du sang, par la voye des uretéres & des urines : on leurs donne aussi le nom d'Apéritifs, parce qu'ils n'ouvrent pas seulement les reins en levant les obstructions formées dans les glandes de cette partie : mais aussi parce qu'ils sont capables de faire le même effet dans les glandes du foye, du mezentere, & des autres parties du bas ventre ; c'est pour cette raison, que les remedes Hépatiques sont Apéritifs , & réciproquement les Plantes Apéritives sont Hépatiques. Il arrive aussi que les remedes Diuretiques deviennent quelquefois sudorifiques, & que les Diaphoretiques sont plus uriner que suer ; parce que les uns & les autres procurent dans le sang une séparation de la sérosité plus abondante qu'elle ne se fait naturellement, &

les glandes de la peau étant deftinées auffi
bien que celles des reins à la filtration de
cette férofité , elle s'échappe par les unes
auffi bien que par les autres , felon que ces
glandes font plus ou moins difpofées à la
laiffer paffer.

Il eft à propos de faire obferver icy
qu'entre les Plantes Diuretiques , la plûpart excitent dans le fang une fermentation confidérable , par le fel âcre ou le
foulfre volatile qui domine en elles ; elles
font par cette raifon appellées Diuretiques chaudes ; telles font les racines A-
péritives , les femences de Perfil, d'Ache ,
de Fenoüil , la Rave , l'Oignon , &c. Ces
Plantes font des Apéritifs puiffans, pour
emporter le fable & les glaires des reins
& de la veffie ; mais il eft d'une confequence infinie dans la pratique , de ne
les ordonner qu'avec circonfpection ,
c'eft-à-dire, de s'en abftenir lorfqu'il y a
difpofition inflammatoire dans la veffie ,
ou qu'on foupçonne quelque ulcére dans
les parties deftinées à la féparation de l'u-
rine ; car alors on augmenteroit l'inflammation, & les autres accidens, par la
trop grande fonte du fang , & l'affluence
d'une férofité chargée des fels urineux fur
les parties fouffrantes ; dans ce cas, il faut
avoir recours à la faignée, au bain ou demy bain , aux remedes adouciffans &

Emolliens ; & employer les Plantes Diuretiques , appellées froides , comme la Chicorée sauvage , le Pissenlit, l'Ozeille, le Frazier, &c. ou la Mauve , la Guimauve , la graine de Lin , le Nenufar , les quatre semences froides , &c.

Pour mieux faire connoître la difference des Plantes Diuretiques chaudes , & des froides , nous commencerons cette Classe par les dernieres , qui agissent avec plus de douceur; étant de la bonne Méthode de commencer la guérison des maladies par les remedes les plus moderez , avant de recourir aux plus actifs , à moins que la qualité des symptomes ne demande le contraire. Nous passerons ensuite aux racines Apéritives majeures & mineures , & aux autres Plantes Diuretiques , dont le nombre est assez considérable.

I.

C**HICORE'E** sauvage.

Cichorium Sylvestre sivè Officinarum C. B. 125. Cichorium Sylvestre Picris Dod. 635. Seris Picris Dioscoridis , Amarugo Theophrasti , Hippocharis Dalec. Lugd. 563. Cichorium Sylvestre I. B. Tom. II. pag. 1007. Hieracium latifolium Ger. Cichorum Intybus erratica Tab. ic. 170.

TOutes les parties de cette Plante font en uſage, la racine s'employe dans la plûpart des Tiſannes Apéritives & ra-fraichiſſantes ; les feüilles ont la même proprieté ; on en met une poignée dans les boüillons, on en exprime le ſuc aprés les avoir fait boüillir legerement dans trés-peu d'eau : on le donne à trois ou quatre onces dans la pleureſie & les fluxions de poitrine ; on y joint les ſucs de Bouroche & de Cerfeüil, ce remede facilite le crachement, & ſoulage beaucoup les malades. Pluſieurs boivent l'eau de chicorée ſauvage pour leur boiſſon ordinaire, en infuſant quelque feüilles coupées menu, dans l'eau commune à froid, ou tiede ; ils prétendent qu'un remede ſi ſimple purifie le ſang, & les préſerve de maladie. D'autres mangent ces feüilles en ſalade avec le ſucre. Les fleurs de Chicorée ſont cordiales, & la ſemence eſt une des quatre ſemences froides mineures.

On prépare la conſerve des fleurs, & l'Extrait de toute la Plante pour les mêmes uſages ; la doſe eſt depuis demi-once juſqu'à une once, dans les bols & les opiates apéritives.

Cette Plante a donné le nom au ſirop de Chicorée de Nicolas Florentin, lequel étant composée de plusieurs Plantes Aperitives, Hepatiques, Bechiques & rafraichissantes, s'ordonne avec succez dans les maladies où ces Plantes conviennent, jusqu'à deux onces, dans les potions & dans les Juleps. Le sirop de Chicorée composé avec la Rhubarbe est le même, dans lequel on mêle une infusion de Rhubarbe, faite dans l'eau distilée de nôtre Plante, à laquelle on ajoûte le sel de Chicorée ; sa dose est depuis demi-once jusqu'à une once & demie, son usage est sur tout dans les cours de ventre, & pour les enfans, dans lesquels on soupçone des vers.

II.

PISSENLIT, Dent de Lyon.

Dens Leonis latiore folio C. B. 126. Hedypnois sivè Dens Leonis Fuchsii I. B. Tom. II. pag. 1035. Aphaca Theoph. Plinii Hedypnois major Fuchs. Dalech. Lugd. 564. Taraxacon Officinarum.

ON employe cette Plante comme la precedente, avec laquelle elle a beaucoup de rapport par la figure de ses feüilles, & par ses vertus ; la tisanne de ses racines tempere l'ardeur des urines, & convient dans les fievres, dans la colique nephritique & la gravelle : on mange ces feüilles en salade dans le Printemps.

III.

OZEILLE, Surelle, Vinette.

1. *Acetosa pratensis. C. B.* 114. *Oxalis vulgaris folio longo I. B. Tom. II. pag.* 989. *Rumex acetosus Ruel. Lapathum quartum Diosc. Sylvestre Plinii. Oxilapathum Gal. Lapathum minimum Oxalis dictum major Gesn.* Ozeille longue.

2. *Acetosa rotundifolia Hartensis C. B.* 114. *Oxalis folio rotundiore repens I. B. Tom. II. pag.* 990. *Oxalis Romana & veterum. An Lapathum tertium Diosc.* Ozeille ronde.

ON employe également l'une ou l'autre de ces efpeces : mais la premiere eft la plus commune en ce païs ; c'eft la plus ufuelle de toutes les Plantes potageres , & un des plus utiles alimens pour ceux qui font d'un temperament bilieux. La racine entre dans la plûpart des Apozémes, & des tifanes Apéritives & rafraichiffantes , come trés-propre à procurer le mouvement du fang , lorfqu'il eft rallenti dans le tiffu des vifceres ; les feüilles font au contraire , plus capable de modérer la fermentation du fang , que d'augmenter fon mouvement; leur acidité tempére la bile , & calme l'ardeur de la

fiévre continuë ; elles appaifent la foif,
& foulagent fort les Scorbutiques, mêlées
avec le Creffon , & l'herbe aux cuilliers,
dans leurs boüillons & leurs autres alimens. Les feüilles d'Ozeille font trés-
réfolutives , étant appliquées en Cataplame avec le levain , aprés les avoir fait
cuire fous la cendre chaude dans une feüille de chou ; elles avançent la fuppuration des tumeurs. La femence d'Ofeille
peut entrer dans les Emulfions Apéritives
rafraichiffantes , à la dofe de deux gros
fur une chopine de liqueur.

IV.

PATIENCE, Parelle.
1. *Lapathum Hortenfe folio oblongo fivè.* 2.
Diofc. C. B. 114. *Lapatum fativum Lapaf.*
I. B. Tom. II. pag. 985. *Hyppolapatum Sylv.*
Math. Rumex Hortenfis vel 2. *Trag.* 314.
2. *Lapathum folio acuto crifpo C. B.* 115.
Lapathum acutum crifpum Tab. ic. 436. *I. B.*
Tom. II. pag. 988. *Rumex minor Thal. Hy-*
drolapathum minus Ger. Patience fauvage.

ON employe les racines de ces efpeces
comme celles de l'Ozeille, à laquelle on les fubftituë ; on en ratiffe une ou
deux onces , qu'on fait boüillir dans les
décoctions, tifanes , ou boüillons Apéritifs :

tifs : Quelques-uns ajoutent demi-gros de Tartre martial soluble sur chaque boüillon. La tisane de Patience est utile à ceux qui ont des dartres , de la gale , ou quelqu'autre maladie de la peau ; sur tout lorsqu'on y ajoûte autant de racine d'Aunée ; ces deux racines font la prificipale vertu de l'Onguent pour la gale , si familier dans les Hôpitaux ; on fait boüillir dans peu d'eau & assez de beurre , quatre onces de racine de Patience sauvage , & autant de celle d'Aunée coupées menu ; on les passe par un tamis , & on mêle une once & demie de fleurs de souffre , avec six onces de ce qui est passé ; cet Onguent ne réüssit jamais mieux , que lorsque l'on en frotte les malades aprés les avoir fait seigner & purger une ou deux fois.

V.

FRAISIER.

Fragaria vulgaris C. B. 326. I. B. Tom. II. pag. 394. Fragula Cord. Fragum & Trifolium Fragiferum Tab. ic. 118.

LA racine de cette Plante est fort en usage , dans les tisanes ordinaires rafraichissantes , & apéritives ; dans celle qu'on appelle le boüillon rouge , à cause que la racine d'Ozeille qui y entre , lui

O

donne cette couleur : Son fruit est un aliment aussi sain , qu'il est d'une saveur
agréable ; il fournit une eau distilée , également propre intérieurement pour temperer l'ardeur des entrailles, qu'exterieurement,pour embellir & décrasser la peau.

VI.

ALKEKENGE, Coquerelles.

Alkekengi Officin. Inst. 151. Solanum Vesi-
carium C. B. 166. Solanum Halicacabum vul-
gare I. B. Tom. III. pag. 609. Saxifraga ru-
bra & 4. Brunf. Halicacabum vesicarium
Cam. Hort. Vesicaria Cord.

ON n'employe que les bayes ou fruits
de cette Plante, on écrase dans un
verre de vin trois ou quatre de ces fruits ,
qu'on fait prendre dans la retention d'urine , & aux Hydropiques. Le vin d'Alkekenge a la dose de quatre onces pris tous
les matins , est un remede trés-utile à ceux
qui ont la gravelle, on le fait ainsi. Dans
le temps des vendanges, on laisse cuver
avec le moust une quantité de ces fruits à
peu prés égale aux raisins, puis on l'enton-
ne , & on le conserve pour le besoin.
Dans la colique nephritique quatre ou
cinq fruits de coquerelles écrasez dans
une émulsion ordinaire , soulage les ma-

lades ; le ſuc ſeul à une once fait le même effet ; on prépare des Trochiſques d'Al-kekenge , dont M. Lemery donne une bonne deſcription. Ces fruits entrent dans le ſirop de Chicorée , & dans le ſirop Anti-Nephritique de Charas.

Les cinq racines Apéritives majeures ſont celles d'Ache , de Perſil , d'Aſperge de Fenoüil & de petit Houx.

VII.

ACHE & Celeri.
1. *Apium paluſtre & Apium Officin. C. B.* 154. *Apium vulgare ingratius I. B. Tom. III. pag.* 100. *Eleoſclinum Dod.* 695. *Paludapium Adv.*

Lorſque cette Plante eſt adoucie par la culture , & blanchie par le fumier , dans lequel on l'enterre, on l'appelle *Celeri* , on le mange en ſalade & dans la ſoupe.
2. *Apium dulce Celeri Italorum Hort. Reg. Par. Selinum ſivè Apium dulce Park.*

LA racine & les feüilles d'Ache ſont en uſage dans les boüillons apéritifs , une poignée ſur chaque chopine d'eau ; on les employe auſſi dans les tiſanes , les Apozémes , & les ſirops que l'on prépare pour déſopiler les viſceres. On ordonne le ſuc d'Ache dans les fiévres inter-

mittentes avec fuccez, on en fait prendre
fix onces au commencement du friffon,
& on couvre le malade qui fuë ordinairement : ce fuc eft un bon gargarifme dans
le fcorbut, pour nétoyer les ulcéres de la
bouche, & raffermir les gencives. On fait
avec les fommitez d'Ache & le fucre une
conferve, eftimée pour les maux de poitrine, pour les vents, pour pouffer les
mois & les urines, on en donne demi-
once. Les feüilles d'Ache mangées en
falade, m'ont réüffi pour guérir une ex-
tinction de voix affez ancienne. La femence d'Ache eft une des femences chaudes mineures.

La racine d'Ache entre dans le firop de
Chicorée, le firop Apéritif Cachectique
de Charas, le firop Anti-Afthmatique du
même, le firop Byfantin, le firop des cinq
racines, celui de Chamæpytis, d'Eupatoire, d'Endive. La femence d'Ache entre dans la poudre Lithontripique de Du
Renou, & dans la Benedicte Laxative.

VIII.

PERSIL.

1. *Apium Hortenfe feu Petrofelinum vulgo*
C. B. 153. Apium Hortenfe multis quod vulgo
Petrofelinum palato gratum planum I. B. Tom.
III. pag. 97. Selinum feu Apium Theophrafti

& Diosc. Oreoselinum Fuchs.

2. Apium Macedonicum C. B. 154. Apium sivè Petroselinum Macedonicum multis I. B. Tom. III. pag. 103. Daucus. 2. Diosc. Col. pag. 1. 107. Persil de Macedoine.

LA racine, les feüilles, & la semence du Persil, sont d'un usage trés-commun dans la cuisine, & dans la Pharmacie ; la racine s'employe dans les boüillons, & les tisanes Apéritives, on la met aussi dans le potage ; on sçait assez l'usage des feüilles dans les alimens, elle sont résolutives & vulnéraires, & on les applique avec succez sur les blessures, & les contusions, aprés les avoir broyées entre les doigts, ou pilées ; elles dissipent aussi le lait des mamelles. La semence du Persil est une des semences chaudes majeures, & celles du Persil de Macedoine lui est substituée, cete derniere entre dans la Thériaque.

IX.

ASPERGE.

1. Asparagus satina C. B. 489. Asparagus Hortensis & pratensis I. B. Tom. III. pag. 725. Asparagus Satinus Ger.

2. Asparagus Sylvestris tenuissimo folio C. B. 490. Asparagus Syvestris Math.

LA racine de l'Asperge s'employe comme celle d'Ache dans les boüillons, & les tifanes Apéritives, & dans le firop des cinq racines ; les jeunes tiges ou pouffes appellées proprement Afperges, fe mangent comme perfonne n'ignore ; elles ne font pas moins Diuretiques que les racines ; l'urine même eft d'une odeur plus forte aprés qu'on en a mangé. La femence de l'Afperge ou fes bayes ne font pas d'un grand ufage. La racine de l'Afperge fauvage eft un Apéritif plus moderé que celle de la cultivée.

Les racines de la premiere efpece font employées dans la Benedicte Laxative, dans la décoction Apéritive Hépatique ; dans le firop de Guimauve de Fernel, & le firop de Chicorée compofé. Les femences entrent dans la poudre Lithontriptique de Du Renou.

X.

FENOÜIL.

1. *Fœniculum vulgare Germanicum C. B.* 147. *Fœniculum vulgare Raii Hift.* 457. *Fœn. vulg. minus acriori & nigrori femine I. B. Tom. III. Part.* 2. *pag.* 2. *Fœniculum Dod.* 297. *Fœnic. fivè Marathrum vulgatius Adv.* 347.

2. *Fœniculum dulce Officin. C. B. 147. Fœ-nic. dulce majoe & albo semine I. B. Tom. III. Part. 2. pag. 4. Fœniculum sivè Marathrum vulgatius dulce Lob. ic. 775.*

LEs racines de ces especes sont égale-ment Apéritives , & s'employent comme celles cy-dessus ; l'eau distilée des feüilles est Diuretique , propre pour les yeux ; & pour dissiper les vents ; les feüil-les ont la proprieté d'augmenter le lait. La semence du Fenoüil entre dans la plû-part des fomentations résolutives : l'huile essentielle est utile dans la colique : à six ou huit gouttes ; elle modere aussi la vio-lence de la toux dans les rhumes opiniâ-tres. La semence est une des quatre se-mences chaudes, on la fait infuser à Paris , lorsqu'elle est encore verte, dans l'eau de vie ; le peuple estime beaucoup cette li-queur pour chasser les vents, & guérir la colique ; la dose est d'une ou deux onces , il appelle improprement cette graine , Anis doux.

XI.

PEtit Houx, Housson, Fragon, Houx frelon , Bouis piquant,
Ruscus C. B. 470. I. B. Tom. I. pag. 579. Ruscus sivè Bruscus Offic. Ruscus myrtifolius

aculeatus Inst. 79. Centromyrini Theoph. &
Oxymirsine Anguil. Myrtus Sylv. Turn. Myr,
ta cantha murina spina sivè Myrtus Sylvestris
Lob. ic. 637.

LEs racines de cette Plante s'ordonnent communément come les précédentes dans les boüillons, tisanes, & A-
pozémes, propres pour emporter les obstructions des visceres & fait passer les urines. Dans la jaunisse, l'hydropisie, les
pâles couleurs, la gravelle & la nephritique, leur usage est fort utile. La conserve des bayes de petit Houx, est bonne dans
l'ardeur d'urine a une once : On employe
les semences dans la Benedicte Laxative.

Les racines Apéritiyes mineures sont
celles d'Arrete-beuf, de Capprier, de
Garence, de Chient-dent & de Chardon
Roland.

XII.

ARRETE-BEUF, Bugrande, Bu-
grane.
Anonis spinosa flore purpureo C. B. 389.
Anonis sivè Resta bovis vulgæris purpurea I.B.
Tom. II. pag. 395. Ononis Cord. Acutella
Adv. Lob. Remora Aratri quorumdam.

On.

ON employe la racine de cette Plante
come les précédentes , l'Ecorce fur
tout en eft trés efficace pour poufler le
fable , & les urines ; l'eau diftillée de toute
la Plante en fleur a la même vertu.

La décoction des feüilles & des racines
eft déterfive,& propre en gargarifme pour
le fcorbut.

XIII.

CAPPRIER.

Capparis fpinofa fructu minore , folio rotun-
do C. B. 48. Capparis fpinofa I. B. Tom. II.
pag. 63. Dod. 746. Capparis retufo folio Lob.
ic. 635.

L'Ecorce de la racine eft la partie d'ufage en Medecine ; on l'employe en fubftance , & en poudre à une dragme dans
un verre de vin blanc ; & en infufion , à
une once dans une livre de liqueur ; c'eft
un affez puiffant Diuretique. On confit
les boutons de fleurs au vinaigre avant
qu'ils foient épanoüis , on les mange dans
les falades, dans la foupe, & dans plufieurs
autres mets qu'on aprête dans les cuifines.
La racine de Capprier a donné le nom aux
Trochifques des Cappres, dont la dofe
eft d'une demie dragme dans les obftruc-

tions des visceres ; cette écorce entre dans
le sirop Hydragogue de Charas.

XIV.

GARENCE.

*Rubia tinctorum sativa C. B. 333. I. B.
Tom. III. pag. 714. Rubia major sativa sivè
Hortensis Park. Erithrodanum. Diosc. Theoph.
Thapsia Asclepiadis Ang.*

LEs racines de cette Plante poussent é-
galement les regles & les urines, on
les employe en infusion à une once sur
demi-septier de vin blanc, ou en décoction dans une pinte d'eau. Elles entrent
dans le sirop d'Armoise de Fernel, le sirop
apéritif & purgatif du même auteur.

XV.

CHIENT-DENT.

*Gramen caninum aruense sivè Gramen Diosc.
C. B. 1. Dod. 558. Gramen loliaceum radicè
repentè sivè Gramen Officin. Inst. 516.*

ENtre une infinité d'especes differentes
de Chient-dent, celle-cy est préferée,
ses racines étant plus grosses & mieux
nouries que celles des autres especes communes en ce pays. Il n'y a point de ti-

fanes, où on n'employe le Chient-dent, dans la Provence & les pays chauds, l'espece suivante est en usage.

2. *Gramen Dactylon, folio arundinaceo, majus, aculeatum forte Plin. C. B. 7. Gramen repens cum panicula graminis manna. I. B. Tom. II. pag. 459. Gramen Dactylon radicè repenè sivè Officin. Inst. 510. Gramen legitimum Cluf. Hist. CCXVII.*

XVI.

CHARDON Roland. Panicaut. Chardon à cent têtes.

Eryngium vulgare. C. B. 386. I. B. Tom. III. pag. 85. Eryngium Mediterraneum sivè Campestre Park. Adv. Lob. ic. 22. Iringus quibufdam.

LA racine & la femence de cette Plante font en ufage dans toutes les maladies où il y a des obftructions & des embarras dans les vifceres, particulierement dans la difficulté d'urine. Les racines de Panicaut s'employent dans les tifanes, & dans les boüillons aperitifs, comme les autres racines ; environ une once fur chaque pinte d'eau ; la femence s'ordonne à demi-once dans les émulfions. La racine de Chardon Roland entre dans le firop Hydragogue de Charas, & le firop Anti-Scorbutique du même.

XVII.

CHARDON étoilé, Chauſſe-trape.
Carduus ſtellatus foliis papaveris erratici
C. B. 387. Carduus ſtel. ſivè Calcitrapa I. B.
Tom. III. pag. 89. Spinatella Tab. ic. 701.
Hippophaſtum. Col. Phitob. 107.

TOute la Plante eſt en uſage, la racine
s'employe come la précédente dans
les tiſanes apéritives ; ſa premiere écorce
ceüillie vers la fin de Septembre, infuſée à
la peſanteur d'une dragme dans un verre
de vin blanc, après l'avoir fait ſécher à
l'ombre, & mis en poudre ſubtile, eſt très-
utile dans la colique néphritique : il faut
la boire le matin à jeun le 28. jour de chaque mois. Voyez M. Turnefort Hiſtoire
des Plantes des environs de Paris. p. 13. Les
feüilles & les jeunes tiges ſe donnent en
décoction pour la même maladie. Quelques
uns prétendent que les feüilles en poudre,
un gros dans un verre de vin blanc, ou
leur ſuc au poids de quatre ou cinq onces
pris au commencement du friſſon conviennent dans les fiévres intermittentes. La
ſemence de la Chauſſe-trape ſe donne à un
gros dans un verre de vin blanc pour faire
vuider les matieres glaireuſés, qui embar-
raſſent les conduits de l'urine.

XVIII.

Raifort.

Raphanus minor oblongus C. B. 96. Rapha-
I. B. Tom. II. pag. 846. Radicula sativa mi-
nor Dod. 676.

La racine de cette Plante est un aliment trés-familier : on l'appelle *Rave*
à Paris mal à propos, car ce nom ne convient qu'à une espece de gros Navet qu'on
mange dans le Limosin & dans l'Auvergne
qui est rond, large & plat. Le suc de Raifort s'employe dans les maladies des reins,
& de la vessie causées par des glaires ou
du gravier : on en donne trois ou quatre
onces avec demi-once de miel, le matin
trois ou quatre jours defuite ; l'eau diftillée s'ordonne jusqu'à quatre onces dans
les potions apéritives.

XIX.

Oignon.

Cepa vulgaris floribus & tunicis candidis
vel purpurascentibus C. B. 71. Cepe sivè Cepa
rotunda alba vel rubra I. B. Tom. II. p. 547.

LA racine est autant employée dans
les alimens que dans les remedes,
on en connoît assez l'usage dans la cuisine ; à l'égard de la Medecine, six onces
du suc de la racine & des feüilles d'Oignon, avec un peu de sucre Candi, est un
puissant diuretique, appliquant en même
tems sur la region de la vessie un cataplame fait avec les feüilles de Parietaire & de
Mauves, & les Oignons cuits & passez
par le tamis pour les réduire en une pulpe ou boüillie épaisse. Ce cataplasme appliqué sur le nombril & la potion ci-dessus, ont quelquefois réüssi dans l'hydropisie ; les Oignons seuls cuits sous la cendre & écrasez, appliquez ensuite come
un emplâtre sur la region de la matrice,
aprés un accouchement laborieux, ont
fait vuider une matiere purulente & les
restes de l'arriere-fais d'un enfant qu'on
avoit tiré par morceaux ; ce remede a eu
le même succez dans un cas à peu prés
pareil. Un Oignon coupé par roüelles infusé dans un demi-septier de vin blanc
pris les trois derniers jours de la Lune,
est un remede éprouvé pour la Néphritique.

XXI.

Poireau.

Porrum commune capitatum C. B. 72. Porrum Dod. 688. I. B. Tom. II. pag. 551.

PErsonne n'ignore l'usage de cette Plante dans le potage ; on fait cuire sous la cendre dans une feüille de chou , une ou deux poignées du blanc des poireaux , qu'on applique ensuite sur le côté dans la pleuresie ; le Poireau n'est pas si pénétrant que l'Oignon. Leurs semences sont apéritives aussi bien que leurs racines , on en donne un gros aprés les avoir concassées , & infusées dans un verre de vin blanc.

XXII.

Pois-chiche.

1. *Cicer sativum flore candido C. B. 347. Cicer arietinum. I. B. Tom. II. pag. 291. Cicer sativum sivè arietinum nigrum rubrum vel album Offic.*

2. *Cicer rubrum Officin. Cicer floribus & seminibus ex purpura rubescentibus. C. B. 347.*

QUelques-uns prétendent que ces deux especes viennent de la même graine; quoy qu'il en soit , on employe leurs se-

mences indifferement ; les Poix-chiches
rouges font cependant plus apéritifs. C'é-
toit un aliment familier aux anciens , &
prefentement on le mange en Italie, come
nous faifons les Poix verds. Leur décoction eft utile dans la Néphritique.

XXIII.

PERCEPIERRE , Saxifrage.

On a donné ce nom à plufieurs Plantes
d'un genre fort different , aufqu'elles on
avoit attribué la propriété de rompre ou
de diffoudre la pierre dans les reins : mais
c'eft une fuppofition que l'expérience a
convaincu de fauffeté : come elles ont cependant la faculté de pouffer le fable par
les urines , & d'être de quelque fecours
dans ces fortes de maladies, nous les ran-
gerons dans cette Claffe au nombre de
quatre, dont on fe fert plus communément ; les autres ne font pas encore d'un
ufage fi familier.

1. *Saxifraga rotundifolia alba C. B.* 309.
Saxifraga alba radicè granulofa I.B.Tom. III.
pag. 706. *Sedum foliis fubrotundis crenatis ,*
Saxifraga alba dictum Raii Hift. 1048. Saxifrage.

La figure de fa racine , qui eft compofée de plufieurs petits tubercules fembla-

bles à de petites pierres rondes, come des noyaux de cerifes, a donné occafion de croire, qu'elle pourroît être bonne pour le calcul humain d'où vient le nom qu'elle porte. L'expérience a confirmé que la décoction de cette racine eft apéritive auffi bien que fon infufion dans le vin blanc ; on en fait boüillir une poignée dans une pinte d'eau, ou infufer demi-once pendant la nuit dans un demi feptier de vin blanc.

2. *Saxifraga antiquorum quibufdam. I. B. Tom. III. pag.* 338. *Caryophyllus Saxifragus C. B.* 211. *Lychnis minor Saxifraga Pluk. Gypfophyton, & fymphitum petræum Chab.*

On a donné le nom de Saxifrage à cette efpece, parce qu'elle vient dans les Pierres & les fentes des Rochers des Pays chauds, elle eft commune en Provence & Languedoc, j'en ai trouvé dans la haute Auvergne prés de Salers. La racine eft un puiffant diuretique en décoction, ou fon eau diftilée aprés l'avoir infufé dans le vin blanc ; la dofe en eft de trois à quatre onces.

3. *Saxifraga magna Dod.* 315. *Pimpinella Saxifraga major umbella Candida C. B.* 159. *Saxifragia hircina major I. B. Tom. III. pag.* 109. *Tragofelinum majus umbella Candida. Inft.* 309. Boucage, Perfil de Bouc.

Il y a plufieurs efpeces de cette Plante qui ne different que par la grandeur & la découpure de leurs feüilles, ou la couleur rouge ou blanche de leurs fleurs. M. Lemery en a fait mention dans fon Traité des Drogues, elles ont toutes la même vertu, celle-cy eft la plus commune dans les prez des montagnes : La racine, les feüilles & la femence font en ufage dans la Medecine, en décoction & en infufion ; quelques-uns eftiment fa racine & fa graine autant que celle du Perfil ordinaire, d'autres fubftituënt fa femence à celle du Perfil de Macedoine.

4. *Saxifragia Anglorum, foliis fœniculi latioribus radice nigra, flore candido fi milis filao I. B. Tom. III. Part. 2. pag. 171. Sefeli pratenfe filaus fortè Plinio C. B. 162. Sefeli pratenfe Monfpelienfium. Lob. ic. 738. Siler alterum pratenfe Dod. 310. Angelica pratenfis, Apii folio Inft. 313.*

Cette Plante eft auffi commune dans nos prez qu'elle l'eft en Angleterre, où fon ufage eft trés-familier pour la gravelle, d'où vient le nom qu'on lui a donné ; on employe toute la Plante en décoction, ou bien on en exprime le fuc qu'on donne à deux ou trois onces ; fon eau diftilée a les mêmes vertus, auffi bien que fa femence en poudre, au poid d'une dragme dans

un verre de vin blanc ; elle est propre dans
la colique venteuse , cette Plante étant
également Carminative & Diuretique.

XXIV.

PAsseperre , Fenoüil marin ,
Bacile ; herbe de S. Pierre.

*Chrithmum sivè Fœniculum maritimum mi-
nus C. B. 288. Chrithmum sivè Fœniculum
marinum I. B. Tom. III. pag. 194. Fœniculum
marinum sivè Empetrum , aut Calcifraga. Lob.
is. 392. Baticula sivè parva Batis Cæs. 296.*

CEtte Plante croît dans les lieux pierreux sur le bord de la mer , & on l'é-
leve dans les jardins le long des murailles ; on confit ses feüilles au vinaigre avec
cette espece de Concombre qu'on appelle
Cornichons ; on les mange ensuite en salade , & on les mêle dans certains mets
pour réveiller l'appetit ; cette Plante est
apéritive , & emporte les obstructions des
viscéres ; mais elle est plus en usage dans
la cuisine, que dans la Pharmacie.

XXV.

BArdane, Glouteron.
*Lappa major Arcium Diosc. C. B 198.
Personata sivè Lappa major aut Bardana I.*

B· Tom. III. pag. 570. Personatia Fuchs. Bardana vulgaris major Park. Personata , Lappa major , Bardana Lob. ic. 588.

LA racine, les feüilles & la semence de cette Plante sont employées dans la Medecine ; la racine est Sudorifique, Cordiale & Béchique , quelques-uns la préferent avec raison à celle de Scorzonere pour la tisane qu'on ordonne dans les fiévres malignes & dans la petite verole; j'en ai vû de bons effets. Pena & Lobel assurent qu'étant confite au sucre, elle fait passer les urines & vuider le sable : Cesalpin l'estime pour le crachement de sang & la Phtysie , en donnant au malade un gros avec quelques pignons. Les feüilles de Bardane sont très-resolutives & vulnéraires , elles m'ont réüssi plusieurs fois pour des tumeurs considérables survenües aux genoux, qu'elles ont dissipé; on les fait boüillir dans l'urine avec le son, & on en fait un cataplasme qu'on renouvelle matin & soir : sa semence est un excellent diuretique, soit infusée dans demi-septier de vin blanc à un gros, soit concassée & prise en émulsion dans l'eau distillée de la même Plante ou quelqu'autre.

XXVI.

FILIPENDULE.

Filipendula vulgaris an Molon Plinii C. B. 163. Filipendula I. B. Tom. III. Part. 2. pag. 189. Dod. 56. Oenanthe Fuchs. Cord. Lob. ic. 729.

LA racine de cette Plante, particulierement ces petits tubercules, font en ufage; on les fait fécher & réduire en poudre qu'on donne à une dragme dans un verre de vin blanc, ou d'eau de Parietaire, pour la gravelle : quelques Auteurs recommandent ce remede pour l'épilepfie, d'autres pour la diffenterie, & pour les fleurs blanches. C'eft un excellent Diuretique.

XXVII.

GRATTERON, Riéble.

Aparine vulgaris C. B. 334. Aparine Ger. I. B. Tom. III. pag. 713. Raii Hift. 484. Aparine affera Thal. Philantropon Diofc. & Plin. Omphalocarpon. Lappage quorumdam.

TOute la plante en décoction une poignée fur une pinte d'eau, ou deux onces de fon fuc foulagent confidérablement les malades affligez de la gravelle;

fon eau diftilée eft eftimée pour la pleu-
fie.

XXVIII.

GREMIL, Herbe aux Perles.

1. *Lithofpermum majus erectum C. B. 258. Lithofpermum fivè milium folis I. B. Tom. III. pag. 590. Saxifraga tertia Brunf. Anchufæ tertiæ fimilis altera Cæfalp. 435. Lithofpermum minus Dod. 83.*

2. *Lithofpermum minus repens latifolium C. B. 258. Lithofpermum majus Dodonei flore purpureo, femine Anchufæ I. B. Tom. III. pag. 572. Lithofpermum vulgare majus Park.*

ON employe la femence de ces Plantes, fur tout de la premiere : on l'ordonne depuis deux gros jufqu'à demi-once en émulfion, dans une chopine de liqueur ou de tifane apéritive ; j'en ay vû de bons effets dans la rétention d'urine : on peut auffi faire infufer pendant la nuit demi-once de cette femence concaffée dans un verre de vin blanc, & le prendre le matin à jeun.

XXIX.

LARME DE JOB.

Lithofpermum arundinaceum fortè Diofcoridis & Plin. C. B. 258 Lacryma Job. Cluf. CCXVI. I. B. Tom. II. pag. 479. Lacrima

Chrisii quorumdam. Arundo Lithospermos Ger.

LA semence de cette Plante se substit uë
à la précédente : on l'employe de la
même maniere, & à la même dose.

XXX.

HERNIOL'E, Turquette, Herbe du
Turc.

*Herniaria glabra aut Hirsuta I. B. Tom.
III. pag. 378. Polygonum minus sivè mille-
grana major glabra aut hirsuta C. B. 281.
Empetrum Trag. 527. Herba Turca sivè Herniaria Lob. ic. 421. Epipactis Ang.*

ON employe toute la Plante en décoction, ou en infusion dans l'eau, ou
dans le vin blanc, une poignée sur chaque pinte de liqueur ; on la donne aussi en
poudre dans le boüillon, ou dans une
opiate convenable, sa dose alors est d'un
gros ; le nom qu'elle porte marque sa
principale vertu, qui est par rapport aux
Hernies ; en effet, elle guérit les descentes
appliquée en cataplasme sur l'aîne aprés
avoir fait la réduction ; il faut en même
tems en faire boire deux onces du suc,
ou quatre onces de l'eau distilée. L'Her-
niole est excellente pour la rétension d'u-

rine & la colique néphritique , j'en ay
vû de bons effets dans l'enflure & dans l'hydropifie ; cette tifane deſſéche & diſſipe
la férofité répanduë dans l'intervalle des
mufcles & de la peau : elle convient auſſi
dans la jauniſſe.

X X X L

GENEST.

1. *Geniſta Angulofa & fcoparia C. B. 395.*
Geniſta Angulofa & trifolia I. B. Tom. I.
pag. 388. Cytifo Geniſta Scoparia vulgaris flore
luteo Inſt. 649. Spartium Adv. Geniſtella
ſpartum Lob. ic. 89.

2. *Geniſta Juncea I. B. Tom. I. p. 395. Spar-*
tium arborefcens feminibus lenti fimilibus. C. B.
396. Spartium Offic Spartum Hiſpanicum fru-
tex vulgare Par. Spartium Dioſcorideum, Nar-
bonenfe & Hiſpanicum Lob. ic. 90. Geneſt
d'Efpagne.

ON employe les ſommitez des jeunes
tiges , les fleurs , & les femences de
ces deux efpeces, fur tout de la derniere ,
dont la décoction fait quelquefois vomir.
On tire par expreſſion le fuc des branches
tendres , qui purgent par haut & par bas
données à une once; la conferve des fleurs
s'ordonne à demi-once , & les femences
en poudre à un ou deux gros. On prépare
le

le sirop des fleurs, ou leur infusion dans
l'eau commune, qu'on fait boüillir legerement avec les sommitez de Menthe ou
de Sariette ; on les ordonne depuis une
once jusqu'à deux dans l'hydropisie, la
goutte, le rhumatisme, & dans les maladies du foye, de la rate & du mézente-
re. Les especes de Genest sont trés-apéri-
tives & diuretiques ; les cendres du commun infusées dans le vin blanc, soulagent les hydropiques. Dans plusieurs endroits on mange en salade les fleurs de
cette espece, qui ne sont aucunement
purgatives non plus que leurs boutons
qu'on confit au vinaigre : on sçait que les
acides affoiblissent les purgatifs, c'est
pour cette raison que ceux qui en usent
de cette maniere, ne se plaignent d'aucune envie de vomir. Les fleurs de Genest
entrent dans la décoction Apéritive, Hépatique, & le sirop Hydragogue de Charas.

XXXII.

FRESNE.

Fraxinus excelsior C. B. 416. Fraxinus vul-
gatior I. B. Tom. 1. pag. 174. Raii Hist.
1702. Fraxinus vulgaris Park. Fraxinus Dod.
833.

L'Ecorce & le bois de Frêne sont employez en décoction dans le vin, pour les obstructions du foye & de la rate, & pour vuider les férositez superfluës ; on l'ordonne dans les boüillons, lés potions & les tisanes pour les pâles couleurs; quelques-uns estiment la décoction du bois de Frêne, employée come celle du Gaiac, come un sudorifique propre pour la vérolle ; les cendres de son écorce sont caustiques, & peuvent servir de cautere; dans le besoin : Lobel le dit ainsi, & conseille le parfum des feüilles, de la graine, & de l'écorce de cet arbre pour la surdité : l'eau qui coule par les extrêmitez des branches, mises au feu, a la même vertu; il faut la siringuer dans l'oreille, qu'on bouche ensuite avec du cotton trempé dans la même liqueur. On appelle sa semence Langue d'Oiseau, *Lingua avis seu Ornithoglossa Officin*, elle est aussi aperitive & hépatique que l'écorce. Le sel fixe de Genest pousse par les urines depuis un scrupule jusqu'à demi-gros.

XXXIII.

TAMARIS.
Tamariscus Germanica Lob. ic. 218. I. B. Tom. I, pag. 351. Tamarix fruticosa folio

crassiore sivè Germanica C. L. 485. Myrica
Trag. 955. Myrica Sylvestris Altera Cluf.
Hist. 40.

SA racine, son bois & leurs écorces
sont en usage dans la Médecine pour
faire vuider les urines, pour l'hydropisie,
les opilations du foye, de la rate & des
autres viscéres, on les employe dans les
apozémes, tisanes, & boüillons apéritifs, une once pour deux pintes de liqueur
qu'on fait réduire aux deux tiers. L'extrait
de l'écorce fait avec le vin blanc, ou l'eau
de vie, est un puissant apéritif depuis deux
dragme jusqu'a une, son sel fixe est d'un
usage trés-familier dans les boüillons, des
puis douze grains jusqu'à vingt pour chaque prise.

L'espece de Tamaris suivante, qui croît
dans la Xaintonge & dans le Languedoc
a les mêmes vertus.

*Tamariscus Narbonensis Lob. ic. 218. Ta-
marix altera folio tenuiore sivè Gallica C. B.
485. Tamarix major sivè arborea Narbonensis. I. B. Tom. I. pag. 351.*

XXXIV.

SApin.
1. *Abies conis sursum spectantibus sivè maf.
C. B. 505. Abies sivè elati tileia I. B. Tom. I.*

pag. 231. *Abies taxi folio, fructu sursum spectante Inst.* 585. *Abies Bellon* 28. *Abies Taxi foliis Raii Hist.* 1394. Sapin femelle.

2. *Abies tenuiore folio fructu deorsum inflexo Inst.* 585. *Picea major. prima sivè Abies rubra C. B.* 493. *Picea latinorum sivè elati arrin Abies mas. Theoph. I. B. Tom. I. pag.* 238. *Abies conis deorsum spectantibus Raii Hist.* 1396. *Sapinus Bellon.* 27. Picea ou Epicias, Sapin mâle ou Epissias.

CEs deux especes de Sapin fournissent à la Medecine plusieurs bons remedes ; la décoction des jeunes branches est utile dans le scorbut ; leur résine est d'un grand usage pour la Chirurgie : on en tire de plusieurs sortes ; la premiere espece en fournit deux, une liquide qu'on appelle *Terebentine de Strasbourg*, ou *de Venise* ; c'est une liqueur qui s'amasse dans des tubercules, dont l'écorce de cet arbre est couverte, lesquels sont gros comme des noisettes, & même plus ; elle est plus estimée que la Terebentine qui coule par l'incision de l'écorce, qui est moins claire & moins odorante. La seconde sorte de résine qui se tire du Sapin femelle est sêche & semblable à l'Encens, ou au Galipot, qui se tire du Pin : elle s'amasse sur les fruits de cet arbre, & quelquefois sur le tronc, & sur les grosses branches.

La Terebentine est un des plus surs
apéritifs que nous ayons, & dés meilleurs
remedes pour la rétention d'urine , & la
colique néphritique , come nous dirons
cy-aprés. Les Chirurgiens ne peuvent s'en
passer pour leur digestif, le baume d'Ar-
ceus & leur autres principalles préparations.

Le Sapin mâle fournit une resine, dont
il y a plusieurs especes d'un usage trés-
commun. La premiere est la résine commune, qui se tire aussi du Pin, du Meleze, du Cyprez, & du Terebinte ; laquelle
est endurcie par la coction , ou par la
chaleur du Soleil. La seconde est la Poix
liquide. La troisiéme, la Poix séche ou de
Bourgogne. La quatriéme, la Colophone,
l'Arcanson, ou le Bra-ysec ; toutes ces ré-
sines differentes se tirent des arbres nom-
mez cy-dessus, & font des matieres que
la distilation produit autant que la nature. Voyez M. Lemery, Traité des Drogues simples. pag. 564. 604. 648.

XXXV.

TEREBINTE.
*Terebinthus vulgaris C. B. 400. Terebinthus
I. B. Tom. I. pag. 278. Dod. 870. Terebin-
thus angustiore folio vulgatior Park.*

L A véritable Terebentine la plus re-cherchée pour la gravelle, est celle qui coule de cet arbre, dans l'isle de Chio, où il est commun ; elle est plus épaisse que la Terebentine de Venise qui coule du Meleze ; elle est d'un blanc jaunâtre, & presque sans odeur ni saveur, par rapport aux autres especes. On donne la Terebentine de Chio en bol, depuis une dragme jusqu'à une dragme & demie, ou roulée dans le sucre enpoudre, ou enveloppée dans le pain àchanter. Come elle est rare, on lui substituë les autres especes de Terebentine, dont il y en a de quatre sortes.

La premiere & la plus estimée, est celle du Terebinte ; la seconde coule du Méleze, dont nous avons parlé dans la Classe des Purgatifs aux articles de la Manne & de l'Agaric; celle-ci est plus coulante & plus claire que la précédente, c'est proprement la Terebentine de Venise. La troisiéme, à laquelle on donne ce nom mal à propos, coule des especes de Sapin comme nous l'avons dit cy-dessus ; & vient du mont Pila, du Forêt, des montagnes d'Auvergne & des autres endroits de France où ces arbres sont communs. La quatriéme enfin, est la Terebentine commune qui est d'un blanc jaunâtre, épaisse, pleine d'ordures, laquelle coule du Pin

dépoüillé de son écorce, elle a la consistence du miel ; on la prépare dans le Languedoc, & dans les Landes de Bourdeaux,
dans les lieux où les Pins se trouvent en
quantité : on ne l'employe en Médecine
qu'aprés l'avoir lavée plusieurs fois, on la
donne jusqu'à une once dissoute avec un
jaune d'œuf & délayée ensuite dans une
décoction apéritive, en lavement pour la
néphritique ; ou cuitte en consistence solide, & en bol à la dose d'un demi-gros
dans la Gonorrhée.

L'esprit de Terebentine, ou son huile,
se tire par la distillation, elle pousse les
urines depuis dix gouttes jusqu'à vingt.
Elle est aussi vulnéraire, résolutive, & dé-
tersive. La Terebentine est employée dans
la plûpart des emplâtres.

PLANTES ETRANGERES.

XXXVI.

Bois néphritique.
Lignum peregrinum aquam cæruleam red-
dens C. B. 426. Lignum nephriticum cæruleo
& flavo tingens. I. B. Tom. I. pag. 492.
Coatli seu aqueus serpens. Herni 119.

LE Bois Néphritique vient de la Nouvelle Espagne, & du Royaume de
Mexique, où il est appelé *Coult & Tla-*
palcypatly: on le coupe en petits morceaux,
ou bien on le rape, & on en met une ou
deux onces dans une chopine d'eau, à
laquelle en moins d'une demi-heure, il
communique une couleur brune tirant
sur le bleu : on en donne dans la rétention
d'urine jusqu'à quatre onces ; & l'infusion
consommée, on remet de l'eau sur le même bois, qui lui communique la même
teinture ; on la renouvelle jusqu'à ce que
l'eau ne change plus, ou trés peu de couleur ; ce bois pour être bon, doit être solide, pesant, d'un jaune rougeâtre tirant
sur le brun ; il faut le nétoyer de son écorce & de son obier qui est blanc : lorsqu'on
employe le vin blanc pour l'infusion, au
lieu d'eau, la liqueur purge & fait uriner,
& on la donne à deux onces seulement.

X X X V I I.

PAREYRA BRAVA ou Vigne bâ-
tarde.

Nous devons cette racine à M. Amelot,
Ambassadeur en Portugal, qui l'a apporté le premier en France ; elle naît au Méxique,

xique, & pousse des tiges & des feüilles semblables à la vigne ; les Portugais l'ont apportée de ce Pays, & s'en servent communément dans les rétentions d'urine & les maladies des reins : on en donne depuis quinze jusqu'à trente grains en poudre dans du vin blanc le matin à jeun ; ce remede est bon pour pousser les matieres glaireuses contenuës dans la vessie.

XXXVIII.

T H E'.

Thea Officin. The Sinensium sivè Tsia Japonensibus Breyn. Cent. 1. c. 52. Raii Hist. 1619. Chaa C. B. 147. Chaa Herba Japonis I. B. Tom. III. Part. 2. pag. 5. Evonymo adfinis arbor Orientalis nucifera flore roseo Pluk.

ON nous apporte les feüilles de Thé de la Chine & du Japon, le meilleur est d'un verd bleüâtre, d'une odeur approchante de celle de la Violette, & d'un jaune verdâtre & citronné. Les feüilles qui sont noires ou brunes ont été moüillées. La maniere d'employer le Thé est assez connuë ; dans six onces d'eau boüillante ou environ, on jette une douzaine de feüilles au plus, on couvre le vaisseau, on laisse quelque tems cette infusion jusqu'à ce que les feüilles soient tombées au fond.

R

lors on verse la liqueur dans une taffe, & on y ajoûte environ deux gros de sucre, ou une cuillerée de miel de Narbonne ; cette teinture est utile dans la gravel'e & la retention d'urine : il faut en prendre avec moderation, car il y en a qui outrent tout, & qui en prennent des dix & douze taffes le matin ; cet excez peut être trés-nuifible, & causer une incontinence d'urine.

Le Thé pris avec discretion réveille l'appetit, appaise la migraine & facilite la digestion : une infusion trés-chargée par exemple un gros sur demi-septier d'eau purge assez bien.

PLANTES APERITIVES

QUI SONT

RAPPORTE'ES DANS D'AUTRES CLASSES.

Outre les Plantes nommées cy dessus, il y en a quantité d'autres capables de faciliter le cours des urines : sçavoir, la plûpart des Emollientes & des Rafraîchissantes, qui peuvent être employées lorsque la suppression d'urine est causée par quelque disposition inflammatoire dans les reins ou dans la veffie, dans cette circonstance les Emollientes sont en usage entr'autres.

La Mauve & la Guimauve, leurs racines ; on en met une poignée toute épluchée sur deux pintes d'eau qu'on fait boüillir trés legerement, ou bien deux ou trois pincées de leurs fleurs qu'on jette dans la tisane en la retirant du feu. Voyez cy-aprés la Classe des Plantes Emollientes.

Le Lin, demi-once de cette semence enveloppée dans un linge, se jette dans les tisanes, apozémes & décoctions Emollientes apéritives : on la fait boüillir legerement, de peur de faire une liqueur gluante, & une espece de mucilage. Voyez la même Classe.

La Parietaire, ses feüilles entrent dans les décoctions émollientes & apéritives, son eau distilée s'ordonne frequemment jusqu'à six onces dans les juleps & dans les potions propres à la colique néphritique, on y ajoûte l'huile d'amendes douces, & le sirop de Limon, une once de chacun pour les six onces.

Ces Plantes s'employent aussi exterieurement en cataplasme, & en fomentation sur la région de la vessie. Voyez la même Classe des Emollientes.

Entre les Plantes Rafraîchissantes, on

se sert avec succez des Emulsions faites avec les semences froides, les amandes douces, les pignons blancs, la semence de Psyllium, les eaux distilées de laituës, pourpier, nenufar, & le sirop des fleurs de cette derniere, ou de quelqu'autre, suivant l'indication. Voyez cy-aprés la Classe des Plantes Rafraîchissantes.

Dans les suppressions d'urine, la gravelle & les obstructions des visceres; les vulneraires aperitives, comme la Verge d'or, le Mille-pertuis, le Chamæpitis, Chamædris, &c. sont tres utiles. La Pimpernelle infusée à froid dans l'eau ou dans le vin, a la même vertu. Voyez la Classe des Plantes Vulnéraires au chapitre des Vulneraires aperitives.

Entre les Vulneraires Astringentes, il y en a quelques-unes, dont on peut se servir avec succez, come l'Ortie-grieche, dont la racine & les grappes de fleurs s'employent utilement dans les tisanes aperitives; Voyez cy-aprés la Classe des Vulneraires au chapitre des Astringentes.

La plûpart des Plantes Hepatiques ayant la proprieté d'emporter les obstructions, ont aussi celle de pousser les urines, entr'autres l'Aigremoine, une poignée de feüilles & des jeunes tiges chargées de fleurs dans une pinte de tisane. L'Eupatoire,

ſes fleurs & ſes feüilles, une petite poignée
en décoction ou en infuſion dans pareille
quantité de liqueur. Voyez cy-aprés la
Claſſe des Plantes Hepatiques.

Le Cerfeüil, ſon jus épuré depuis deux
juſqu'à quatre onces, s'ordonne dans la
difficulté d'uriner auſſi bien que ſes feüilles dans les boüillons aperitifs. Voyez la
Claſſe des Plantes Hepatiques.

La plus grande partie des Plantes Sudorifiques pouſſent les urines, & réciproquement pluſieurs Aperitives deviennent
Diaphoretiques, les unes & les autres
étant propres à évacuer la même ſeroſité
par les voyes les plus convenables à la
diſpoſition des humeurs. Entre les Plantes Sudorifiques. L'Imperatoire, ſa racine
principalement s'ordonne en décoction
dans la gravelle. Voyez la Claſſe des Plantes Sudorifiques.

Le Genieure, ſes Bayes en infuſion ou
en décoction une demi-poignée ſur une
pinte d'eau, ou leur eau diſtilée ſpiritueuſe, une once juſqu'à deux. Voyez la
même Claſſe.

Le Chamaras ou Scordium, ſes feüilles une petite poignée en infuſion à la
maniere du Thé avec un peu de ſucre pour
en corriger l'amertume. Voyez ci-aprés
la Claſſe des Plantes Sudorifiques.

R iij

La Liveche, le Panais, le Melilot, la
Camomille, ont auſſi la proprieté de ſoulager les malades dans la colique néphritique, & la retention d'urine. Voyez cy-
aprés la Claſſe des Plantes Carminatives.

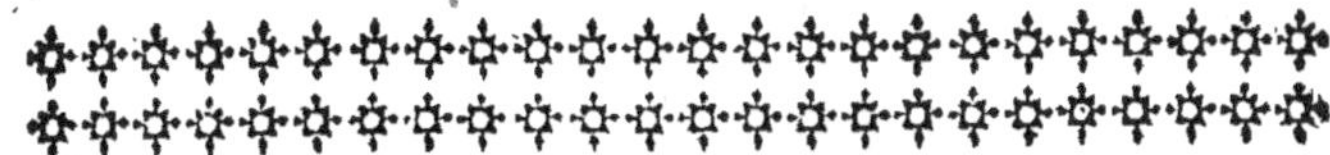

SIXIE'ME CLASSE

Des Plantes Diaphoretiques

et

SUDORIFIQUES.

IL est démontré par des experiences incontestables, que le sang se dépure par
une continuelle (quoi qu'insensible) éva.
poration, d'une quantité si considérabl
d'humeurs, qu'elle surpasse toutes les ar
tres évacuations ensemble ; & que loi
que cette transpiration imperceptible e
diminuée ou suspenduë par quelque cau
se que ce soit, on tombe dans des mal.
dies tres funestes. Les remedes capabl
de rétablir cette sorte d'évacuation, en
rendant plus abondante & plus aisée s'a-
pellent Diaphoretiques, & ceux qui l'aug
mentent au point de la rendre sensibl
sous la forme de sueur, s'appellent Sudo
rifiques ; les uns & les autres ne different
que du plus au moins, & les mêmes Plantes sont simplement Diaphoretiques, &
quelquefois sudorifiques, suivant la disposition du sang & des humeurs, selon

R iiij

qu'il eſt plus ou moins agité par une fermentation qui procure la ſéparation d'une
ſeroſité plus ou moins ſubtiliſée : & come
l'humeur qui ſe ſépare dans les glandes
des reins & ſort enſuite par la veſſie ſous
le nom d'urine, eſt à peu prés de la même nature que celle qui ſe filtre dans les
glandes de la peau, & s'échape par ſes
pores ſous le nom de ſueur, c'eſt pour cela que l.s Plantes Diuretiques, dont nous
venons de parler, ſont quelquefois Sudorifiques, & reciproquement les Plantes Sudorifiques, évacuënt par les urines;
& que lorſqu'on ſuë beaucoup, on urine
peu.

I.

CHARDON bénit.

1. *Carduus benedictus I. B. Tom. III. p.75.*
Cnicus Sylveſtris hirſutior ſivè Carduus bene-
dictus C. B. 378. Carduus ſanctus attractylis
Dioſc. Caſ. 534. Attractylis hirſutior Fuſch.
Acanthium Cord.

LEs feüilles & la ſemence ſont en uſage,
l'eau diſtilée de toute la Plante eſt ſouvent ordonnée comme la baſe des potions
Sudorifiques & cordialles depuis quatre
onces juſqu'à ſix, elle m'a ſouvent réüſſi
ſeule avec les germes de ſix œufs dans la
pleureſie ; il faut la donner, lorſqu'aprés

deux ou trois saignées le malade a de la disposition à suer ; ce remede est assez commun:une poignée de feüilles de cette Plante amortie dans le boüillon,& donné aprés le frisson des fiévres intermittentes, a souvent procuré une sueur assez abondante pour terminer la fiévre. La semence se donne depuis un gros jusqu'à demi-once en émulsion pour le même usage. Plusieurs Apotiquaires se servent de la Plante suivante pour faire l'eau distilée de Chardon bénit, elle peut lui être substituée avec le même succez. Le Chardon bénit est employé dans le vinaigre Thériacal, le sirop de Melisse composé, & le sirop Anti-Scorbutique.

2. *Attractylis Lutea C. B.* 379. *Cnicus attractylis Lutea dictus Hort. Lugd. Bat. Attractylis vera I. B.* 3. 83. *Attractilis Dod.* 736. *Carthamum Sylvestre Cæsul.* 532.

II.

CHARDON marie, Artichaut sauvage.

Carduus albis maculis notatus vulgaris C. B. 381. *Carduus marianus sivè lacteis maculis notatus I. B. Tom. III. pag.* 52. *Carduus Leucographus Dod.* 722. *Leucacantha Lac. Sylibum Carduus Mariæ, &c. Lob. ic. Tom. II. pag.* 7. *Spina alba Hortensis Fuchf.*

ON employe les feüilles & la semence de cette Plante, comme celles du Chardon benit, dont elle a les proprietez.

III.

REINE des Prez.

Ulmaria Cluf. Hift. cxcviii. I.B.Tom.III. pag. 488. Barba capræ floribus compactis C. B. 164. Regina prati Dod. 57. Potentilla 1. Ang. Argentilla major Thal. Medesusum Cord. Hift.

LA racine & les feüilles sont en usage, l'eau distillée de cette Plante est Sudorifique & cordialle, sa dose est la même que celle de Chardon benit. La décoction de la racine est estimée dans les fiévres malignes, elle est aussi vulneraire déterfive : on l'employe comme celle de Scorzonere, à laquelle quelques-uns la préferent ; l'Extrait de cette racine est Sudorifique à un gros, mais il en faut prendre matin & soir, & même deux ou trois jours de suite, & ajoûter à la prise du soir un grain de Laudanum.

IV.

SCORZONERE, Cercifi d'Espagne.

1. *Scorzonera latifolia sinuata C. B. 275. Tragopogon Hispanicum sivè Escorzonera aut Scorzonera I. B Tom. II. pag. 1060. Scorzonera major Hispanica 1. Cluf. Hist. cxxxvij. Viperaria Hispanica Humilis Ger. ic.*

2. *Scorzonera angustifolia subcerulea C. B. 275. Tragopogonis species sivè Scorzonera major-Angustifolia subceruleo flore I. B. Tom. II. pag. 1062.* Cercifi ou Salcifie commun.

LES racines de ces Plantes s'employent indifferemment dans les tisanes qu'on ordonne dans toutes les maladies où on soupçonne de la malignité, elles passent pour cordiales & sudorifiques ; on préfere la premiere espece qu'on apprête dans la cuisine, & qui fournit un bon aliment. Les feüilles & les fleurs servent à faire l'eau distilée qu'on ordonne come les précedentes : il y a des Apoticaires qui employent la Plante suivante pour leur eau distilée, come l'eau de Scorzonere n'est guéres sudorifique, celle-ci fait à peu prés le même effet.

3. *Tragopogon pratense luteum majus C. B. 274. Tragopogon flore luteo I. B. 2. 1058.*

Barbula Hirci Trag. 280. Gerontopogon flore Luteo Gesn. Barbe de Bouc.

V.

SCABIEUSE.

1. *Scabiosa pratensis hirsuta quæ Officinarum C. B. 269. Scabiosa major communior, hirsuta, folio laciniato I. B. Tom. III. pag.*
2. *Scabiosa aruensis sivè Segetalis Tab. ic. 159. Scabiosa vulgaris major Dod. 122.*

LEs feüilles & les fleurs font employées pour l'eau diftilée de Scabieufe qu'on ordonne communément avec celle de Chardon benit, & a même dofe pour les potions Diaphoretiques & cordiales. Cette Plante eft auffi tres-propre à faciliter l'expectoration dans les maladies de la poitrine ; fon fuc depuis trois onces jufqu'à fix eft Sudorifique, Alexitere, Béchique & Vulneraire : on prétend qu'il eft excellent dans les ulceres & les abcez des parties internes. Au deffaut de la Scabieufe, on peut employer la Plante fuivante pour les mêmes ufages.

2. *Succifa Hirfuta C. B. 269. Succifa sivè Morsus Diaboli I. B. Tom. III. pag. 11. Scabiosa folio integro Cæsalp. 541. Inst. 466. Morsus Diaboli Trag. 246. Dod. 124.* Remors ou Mors du Diable.

La Scabieuſe entre dans la décoction pectorale, le vinaigre febrifuge de Sylvius Deleboë, & le ſirop de Meliſſe compoſé de Charas.

VI.

SCORDIUM ou Chamarraz, German-drée d'eau.

1. *Scordium C. B. 247. I. B. Tom. II. 292. Dod. 126. Chamædris paluſtris caneſcens ſeu ſcordium Officinarum. Inſt. 205. Trixago Adv. Lob. ic. 497. Scordium Legitimum Park. Chamædris paluſtris allium redolens Mor. Oxon.*

ON employe les feüilles & les fleurs de cette Plante en decoction & en in-fuſion, une petite poignée ſur chaque pin-te d'eau, ou une bonne pincée à la ma-niere de Thé pour un demi-ſeptier de li-queur ; elle eſt Cordiale, Diaphoretique, Aperitive, Bechique, & Vulneraire deter-ſive ; c'eſt auſſi un bon fondant, & capa-ble par ſon amertume de rétablir l'appe-tit, & faire mourir les vers:dans les fievres malignes, la petite verolle, la rougeole, & les maladies de la peau, on en fait boire l'infuſion avec ſuccez. L'extrait de toute la Plante a demi-once en bol fait ſuer, & pouſſe quelquefois les urines. On prepare auſſi un vin & un vinaigre, dans lesquels on fait infuser le Scordium, qui font le même effet, depuis quatre onces jusqu'à six. La conserve qu'on fait avec ses feuilles fait suer, & s'ordonne utilement pour faire cracher les Asthmatiques & les Phtisiques, elle soulage aussi les filles qui ont la jaunisse, & qui ne sont pas reglées, la dose est d'une once.

Cette Plante a donné son nom à l'Electuaire Diascordium de Fracastor, elle entre dans le vinaigre Theriacal, dans la Theriaque, le Mitridat, l'Orvietan, la poudre contre les vers, l'huile de Scorpion, & plusieurs autres confections alexiteres. On l'employe aussi dans les lotions vulneraires pour bassiner les parties ulcerées & menacées de gangrene. L'espece suivante approche des vertus du Scordium, & lui est quelquefois substituée.

2. *Scordium Alterum sivè salvia agrestis C. B. 247. Scordotis sivè Scordium folio salvia I. B. Tom. III. pag. 293. Salvia agrestis sivè sphacelus Dod. 291. Scorodonia Officin. Rivin. Chamædris fruticoja Sylvestris Melissa folio Inst. 205. Chamædris elatior salvia folio flore Ochroleuco Mor. Oxon.*

Quelques Auteurs ordonnent sa décoction come un bon Sudorifique dans les maladies veneriennes; on l'infuse dans le vin blanc, & on en fait boire un verre de

quatre heures en quatre heures aux Hydropiques que cela soulage quelquefois ,
cette Plante fortifie l'estomac , tuë les
vers , pousse les urines , & convient dans
la jaunisse & la fiévre tierce.

VII.

GENIEVRE, Petron , Petrot.
*Juniperus vulgaris fruticosa C. B. 488. Ju-
niperus vulgaris , baccis parvis , purpureis I. B.
Tom. I. pag. 293. Juniperus Dod. 852.*

LE bois de Geniévre , les sommitez des
branches & les bayes sont en usage.
La décoction du bois est presqu'aussi sudorifique que celle du Sassafras : on en
coupe une once par petits morceaux qu'on
fait boüillir dans trois chopines d'eau , &
réduire à une pinte , on la fait boire ensuite par verrées dans les maladies où il
est necessaire de purifier le sang par l'insensible transpiration , il est mieux d'y
ajoûter une petite poignée des bayes bien
mures , & un peu concassées : les sommitez du Geniévre boüillies dans le vin ,
le rendent propre à faire uriner ; & quelques Auteurs assurent avoir soulagé des
Hydropiques par l'usage de ce vin : les
bayes de cet arbre fournissent à la Pharmacie plusieurs excellens remedes. On en

tire par la distillation une eau spiritueuse, & une huile essentielle qui nâge dessus, & qu'on en sépare ; l'eau se donne depuis une once jusqu'à six. Elle est Sudorifique, Cordiale, Hystérique, Stomachique, Carminative, Apéritive, & Béchique : Car l'expérience fait connoître que le Geniévre est propre à rétablir les fonctions de l'estomac, qu'il dissipe les vents, & les matieres qui cause les tranchées ; qu'il décharge le poulmon d'une lymphe grossiere qui cause souvent la difficulté de respirer ; qu'il emporte les obstructions des visceres, provoque les ordinaires, & fait passer les urines. En un mot le Geniévre passe dans l'esprit de plusieurs personnes pour un remede universel. On en fait un extrait qu'on peut appeller la Thériaque des pauvres, parce qu'elle est facile à faire & coûte peu, sa dose est depuis un gros jusqu'à deux. Quelques-uns l'appellent la Thériaque des Allemans ; on l'employe dans la Thériaque Reformée, dans laquelle on la prefere au miel. Cet abregé ne me permet pas de m'étendre d'avantage sur toutes les autres préparations, & les proprietez du Geniévre, dont l'usage est si commun ; car on en fait une teinture, un ratafia, un elixir, un miel, une conserve : on en mange trois ou quatre grains aprés le repas pour les vents, & pour aider la digestion.

digeftion. On le couvre avec le fucre, & on en fait des dragées ; enfin on le brûle pour chaffer le mauvais air, & on enveloppe les jambes enflées des convalefcens avec des linges expofez à fa fumée, cette fumigation les fortifie & facilite la tranfpiration.

Le Geniévre entre dans plufieurs confections cordialles, dans l'élixir de vie de Fioraventi, dans l'elixir de Tribus, dans l'elixir peftilentiel de Sennert, dans celui que Zuvelfer a nommé l'elixir Aftmatique, & dans quelques autres.

VIII.

ANGELIQUE.

1. *Angelica fativa C. B.* 155. *I. B. Tom. III. pag.* 140. *Imperatoria fativa Inft.* 317. *S nirnium Cord. Laferpitium Lac. Radix Spiritus Sancti Agyrtarum Hoffin. Archangelica quorumdam.* Angelique de Bohëme, ou de Jardin.

2. *Angelica Sylveftris major C. B.* 155. *Angelica Sylveftris magna vulgatior I. B.* 3. 144. *Imperatoria pratenfis major Inft.* 317. Angegelique fauvage.

LA premiere efpece que quelques-uns
appellent Archangelique ou racine
du Saint Efprit à caufe de fes grandes vertus, nous étoit autrefois apportée de Bohême , où elle croît abondamment ;
elle vient auffi en Europe , & s'é-
leve aifément dans nos jardins où elle fe
féme d'elle-même tous les deux ans. On
employe fa racine, les côtes de fes feüilles, ou pour mieux dire leurs pédicules,
& fes femences : la racine & les feüilles
ont une odeur mufquée trés aromatique,
on les confit au fucre lorfqu'elles font
fraîches ; on les ordonne dans les fievres
malignes ; la petite verolle , les indigeftions, les vents ; la décoction d'une once
de la racine fechée , boüillie dans trois
chopines d'eau, & bûë par verrées eft fudorifique & cordialle , elle m'a réüffi plufieurs fois dans les fievres pourprées : on
donne cette racine en fubftance , & en
poudre à un gros dans demi verre de vin ,
ou quelqu'autre liqueur appropriée ; quelques-uns employent la femence d'Angelique come les femences chaudes , & la
mettent infufer avec les autres dans l'eau
de vie , pour en faire un ratafia propre
dans la colique venteufe, les cruditez , &
les indigeftions. La racine d'Angelique de
Bohême eft employée dans plufieurs con-

fections Alexiteres , comme l'Orvietan ,
l'Electuaire du même nom d'Hoffman ,
&c. On lui substituë la racine de la seconde espece, qui n'a pas tant d'odeur ni de
vertu , quelques-uns la recommandent
come un specifique dans l'Epilepsie.

IX.

IMPERATOIRE.
*Imperatoria major C. B. 156. I. B. Tom.
III. p. 137. Astrantia Dod. 320. Cluf. Hist.
CXCIV. Smirnion hortense Trag. 433. Herba
Rena Cæf. 309. Oftratium Lon. Struthion
Cord. Magistrantia. Cam. epit. 532.*

LA racine de cette Plante s'employe
ordinairement en décoction à une once , en poudre , & en substance à un gros;
de la même maniere que celle d'Angelique, & à peu prés dans les mêmes maladies. J'ay vû de bons effets de sa tisar
dans la retention d'urine & dans la nephritique ; on en prend une poignée lorsqu'elle est ceüillie fraîchement qu'on
fait boüillir dans deux pintes d'eau pendant demi quart d'heure, & qu'en fait
boire ensuite par verrées ; quelques-uns en
font infuser demi once dans chopine de
vin blanc pendant la nuit : un verre de

cette infusion est Sudorifique, & quelquefois Diuretique.

On tire par la Chimie une huile essentielle des racines d'Imperatoire qu'on donne jusqu'à six gouttes, l'Extrait s'ordonne jusqu'à deux dragmes, & le vinaigre dans lequel on la fait infuser jusqu'à deux onces. Elle entre come l'Angelique dans quelques compositions Alexiteres.

X.

PETASITE. Herbe aux teigneux.

Petasires major & vulgaris C. B. 197. Petasites rubens rotundiori folio. I. B. Tom. III. pag. 566. Tussilago major Math. Personata aut Persolata quorumdam.

LA racine en est sudorifique ; on s'en sert avec succez dans les fiévres malignes & la petite verolle; elle fait aussi cracher dans l'asthme, & dans la toux opiniâtre : quelques-uns l'estiment propre à pousser les urines & les ordinaires. On l'employe en décoction jusqu'à deux onces dans deux pintes d'eau, ou en infusion dans le vin blanc une once sur une chopine, dont on donne ensuite un demi verre : on joint ordinairement cette racine avec celle de Bardane, qui est aussi cordiale;

quelques Auteurs confondent ces deux Plantes, soit à cause de la ressemblance de leurs feüilles soit par l'analogie de leurs vertus : mais leurs fleurs & leurs semences font tres-differentes aussi bien que leurs racines.

XI.

BOÜIS OU BUIS.

Buxus arborescens C. B. 471. Buxus I.
B. T. I. p. 496. Dod. 782. Math. & aliorum.

LE bois de cet arbre rapé entre dans la tisane sudorique, & peut être substitué au Gayac, suivant le sentiment d'Etmuller, & de quelques Praticiens ; je sçay des Chirurgiens qui s'en servent avec succez dans la verolle : on en met une once dans une chopine d'eau, qu'on fait boüillir un quart d'heure : on y joint quelques racines sudorifiques, & on augmente la liqueur à proportion de leur quantité. L'huile fetide qu'on tire du Boüis est propre pour l'épilepsie, pour les vapeurs, & pour le mal de dents ; la dose est depuis douze gouttes jusqu'à vingt, mêlées avec le sucre ou la poudre de reglisse ; cette huile est aussi adoucissante & anodine, mêlée avec le beurre fondu ; on en graisse le cancer.

XII.

Noyer.

*Nux juglans sive Regia vulgaris C. B. 417.
I. B. Tom. I. pag. 241. Dod. 816. Juglans
vulgaris Par.*

L Es Noix sont sudorifiques dans plu
sieurs de leurs parties, leurs feüilles, &
leurs fleurs ou châtons ont la même vertu;
on distille ces fleurs dans leur saison, on
fait macerer dans l'eau qu'on en retire les
Noix lorsqu'elles sont parvenuës au tiers
de leur grosseur, on les distille ensuite,
& on garde la liqueur distillée, dont on se
sert pour y mettre en digestion les Noix
lorsqu'elles sont bonnes à confire, c'est-
à-dire avant leur maturiré ; ces trois dis-
ti'lations differentes ainsi réünies forment
l'eau des trois Noix qui est sudorifique,
cordialle, Stomachique, & hysterique.
On l'ordonne avec succez depuis quatre
jusqu'à six onces, dans les fiévres malignes, la petite verolle, les vapeurs hysteriques, les indigestions & la colique venteuse. Les coquilles de Noix sont aussi
sudor fiques, plusieurs les employent dans
les tisanes avec la squine, la salsepareille
& les autres ingrediens qui entrent dans

la tifane fudorifique propre pour la verole. Les zeftes de Noix mis en poudre &
donnez jufqu'à un demi gros dans un verre de vin rofé guériffent la colique ven-
teufe venteufe;rien ne foulage plus promtement dans cette maladie qu'un lavement
fait avec un quarteron d'huile de Noix un
verre de vin , & demi-feptier d'eau de fon
ou de décoction émolliente. J'ay donné
avec fuccez dans la même maladie un verre de bon vin rofé, dans lequel on avoit
éteint à huit ou dix reprifes des Noix fè-
ches allumées. Les feüilles de Noyer font
employées utilement pour la brûlure ,
étant graiffées d'un onguent fait avec parties égales d'huile de Noix & de cire
jaune.

Tout le monde fçait qu'on tire par
l'expreffion des Noix une huile également
en ufage dans la Médecine & dans les alimens ; elle eft trés adouciffante & réfolutive.

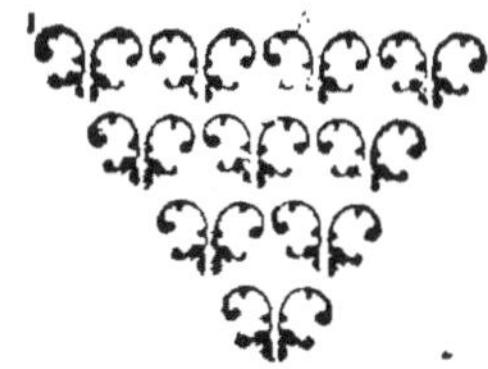

PLANTES ETRANGERES.

XIII.

Gayac ou Bois Saint.

Guaiacum sivè lignum sanctum Park. Guaiacum foliis lentisci C. B. 448. Guayacan Cluf. Exot. 312. Guyacan Hern. 63. Guaiacum Jamaicense Lentisci subrotundis foliis latè virentibus flore albo Plu.

ON employe le bois & son écorce, la resine qui en coule naturellement, & l'huile que l'Analyse Chimique nous fournit. Le Gayac croît dans la Nouvelle Espagne, & dans les Isles de l'Amerique, dans lesquelles on s'en sert avec succez pour la verolle, qui y est trés commune ; il ne fait pas le même effet en Europe, où le Mercure est d'un grand secours pour la guérison de cette maladie ; la décoction de Gayac pousse par les sueurs, & quelquefois par les urines, elle convient dans les vlcéres veroliques, dans la goutte & dans l'asthme : on en coupe par petits morceaux une once qu'on fait infuser 24. heures dans trois pintes d'eau, on les fait boüillir ensuite & réduire à la moitié, quelques uns y ajoûtent deux onces d'An-

timoine

timoine crud enveloppé dans un linge ; on en fait prendre deux ou trois verres pendant le jour à distances à peuprés égales, observant qu'il y ait trois heures qu'on ait pris de la nourriture. La resine de Gayac se donne en bol à une ou deux dragmes, y ajoûtant quinze ou vingt grains de mercure doux, & quelques goutes d'huile de Gayac, ce remede réüssit dans la Gonorrhée. Le Gayac entre dans la tisane sudorifique ordinaire.

XIV.

SASSAFRAS, bois de Canelle, Pavame.

Sassafras Arbor Monardi Cluf. Exot. 320. Lugd. 1786. Arbor ex Florida ficulneo folio C. B. 431. Sasafras Hern. 61. Sasafras sivè Lignum Pavanum I. B. Tom. I. pag. 483. Pavame Indorum.

LE bois de Sassafras ou Saxafras vient de l'Amerique, où il croît abondamment, sur tout dans cette province de la Nouvelle Espagne, appellée la Floride; il en vient aussi du Bresil. On employe ce bois rapé ou haché ; on le fait infuser depuis une once jusqu'à deux dans trois chopines ou deux pintes d'eau, on fait prendre cette infusion dans les rhumatifmes, dans la goutte, dans les fièvres malignes, dans la verolle, & dans toutes les maladies où il est necessaire d'augmenter la transpiration, & de pousser les sueurs; plusieurs préferent avec raison l'écorce au bois; on la donne en substance en poudre fine à un gros, on y ajoûte la poudre de Vipere & le Mercure doux de chacun vingt grains, avec suffisante quantité de Catholicon pour en faire un bol, qu'on prescrit avec succez dans la Gonorrhée. L'huile essentielle de Saffafras, qu'on tire par le secours de la Chymie, se donne dans les mêmes maladies, depuis quinze goutes jusqu'à vingt.

XV.

SALSE-PAREILLE ou Sarce-pareille.

Smilax aspera Peruviana sivè Salsa parilla C. B. 296. Smilaci affinis Salsa parilla I. B. Tom. II. pag. 117. Sarca parilla Officin. Smilax viticulis asperis Virginiana, folio hederaceo leni, Zarça nobilissima Pluk. Juapecanga vulgo çarça-parilla Pison 258. Mecapatli Paraila Hern. 288.

LA Salse pareille croît dans cette partie de l'Amerique, qu'on appelle le Méxique, elle vient aussi dans le Bresil &

dans le Perou, cette racine eſt la principale drogue de la tiſane ſudorifique
qu'on ordonne dans la verolle, on choiſit
celle qui eſt rouſſe en dehors & blanche
en dedans, qui ſe fend aiſément par le
milieu come l'ozier ; celle qui eſt menuë
& de la groſſeur d'une plume eſt préferab-
ble à celle qui eſt plus groſſe , qui vient
de Marignan, cette derniere eſt noirâtre.
La doſe de la Salſe-pareille eſt depuis une
once juſqu'à deux , qu'on fait boüillir
dans trois ou quatre pintes d'eau, & réduire à la moitié, on l'ordonne avec ſuccez dans le rhumatiſme & dans la goutte ,
elle convient auſſi dans l'hydropiſie : car
cette racine a la proprieté de deſſécher ;
on en fait boüillir deux gros coupez par
petits morceaux avec un poulet ou un
morceau de veau pour faire deux boüillons, on y ajoûte la racine ſuivante à pareille doſe.

XVI.

Eꜱǫᴜɪɴᴇ ou Squine.

China radix C. B. 296. Cina, Cinna Caſalp.
423. China radix I. B. Tom. II. pag. 120.
China orientalis ſeu ſmilax aſpera Chinenſis
Lampatam dicta Herm. Dale.

CEtte racine nous vient de la Chine &
des Indes Orientales. On l'employe
de la même maniere & à la même dose
que la précédente, elle a les mêmes vertus, & on les mêle communément ensemble.

XVII.

ZEDOAIRE & Zerumbeth.

1. *Zedoaria longa C. B. 35. Zedoaria Cey-*
lanica Camphoram redolens Hort. Lugd. Bat.
636. Harankaka Xeylanensium. Arnabi vete-
rum altera species Longa radice Cord. Zadua-
ria, Zadura vel Zadura quorumdam.

2. *Zedoaria rotunda C. B. 36. Zerum-beth*
serapionis Lob. ic. 74. Zingiber latifolium
sylvestre Hort. Lugd. Bat. 636. Zerumbet Garz.
VValighuru sivè Zingiber sylvestre Zeyla-
mensibus. Kua Hort. Malab.

CEs deux racines, (que plusieurs croyent être les differentes parties de
la même,) nous sont apportées des grandes Indes; de l'Isle de Ceylan, & de Malabar. La racine qui est longue, nommée
Zédoaire, passe pour être la partie inférieure; celle qui est plus prés de la tige &
vers le collet, est plus renflée, & presque ronde, on la coupe en travers, & on
nous l'apporte en cet état sous le nom de

Zerumbeth. L'une & l'autre abondent en sel âcre volatile & huileux, & sont propres à pousser les sueurs : elles conviennent aussi dans les maladies de l'estomec, elle tuënt les vers, elles sont cordiales, hysteriques & bechiques : on les donne en infusion dans le vin blanc ou en décoction dans l'eau commune, depuis deux dragmes jusqu'à demi-once dans chopine, c'est-à-dire une livre de liqueur; en substance & en poudre la dose est de quinze à vingt grains : on en tire l'extraît avec l'esprit de vin ou l'eau de vie qu'on donne à une dragme, & son huile tirée par la distilation à quinze grains : on en prépare un vinaigre Anti-pestilentiel.

La Zédoaire entre dans le vinaigre Thériacal, dans le vinaigre Febrifuge ou l'eau Prophilactique de Sylvius Deleboë, & dans la poudre réjoüissante.

XVIII.

OLIBAN ou Encens mâle.
Thus sivè Olibanum Officinarum C. B. son Melax, Thus Mascalum, quorumdam Louan Arab. Conder Avicenna Garz. & Linsc.

L'Encens mâle est une résine en larmes jaunâtres, laquelle jettée sur le feu exale une odeur trés penetrante & assez agréable ; elle coule d'un arbre qu'on ne connoît pas bien diftinctement, qui croît dans l'Arabie ; on nous l'apporte des Indes Orientales & de la Turquie ; il eft fudorifique, propre pour faire cracher dans l'afthme, & dans la pleurefie ; on en met une dragme en poudre dans une pomme creufée à ce deffein : on la fait cuire enfuite prés le feu, & on la fait prendre dans la pleurefie, lorfqu'aprés deux ou trois faignées le malade eft difpofé à la fueur, alors elle vient plus abondamment par ce remede, qui paffe pour un fpecifique dans cette maladie.

L'Oliban eft vulnéraire déterfif, on l'employe pour cet effet dans plufieurs Onguens, comme dans celui de Bétoine, dans le Divin & quelques autres, il entre auffi dans la poudre de frais de Grenoüille de Crollius, dans la Thériaque, dans le Mithridat, dans les Trochifques de Karabé, les Pilules de Cynogloffe, &c.

PLANTES DIAPHORETIQUES

QUI SONT.

RAPPORTÉES DANS D'AUTRES CLASSES.

ON pourroit ranger entre les Plantes Sudorifiques, la plûpart des Plantes Céphaliques & Aromatiques, comme elles abondent en principes volatiles & huileux, elles font capables d'augmenter la tranfpiration, & d'exciter la fueur, en agitant la maffe du fang au delà de l'état naturel.

Une infufion de Sauge, de Romarin, d'Origan ou de quelqu'autre Plante Aromatique, à laquelle on ajoûteroit un peu de Mufcade, de Gerofle ou de Canelle fait fuer abondamment, & les gens de la campagne, ou ceux dont les corps font robuftes, fe guériffent fouvent du rhumatifme avec cette forte de Sudorifique : les Perfonnes plus délicates, & qui agiffent avec plus de ménagement & de prudence, fe contentent d'employer ces plantes exterieurement, & fe font fuer à la vapeur d'une forte décoction d'herbes aromatiques dans un tonneau ou dans une efpece de boëte faite exprés. Ce Sudorifique guérit fouvent le rhumatifme le plus opi-

T iiij

niâtre , fortifie les paralitiques & soulage ceux qui sont affligez de la sciatique.

Le marc du raisin est encore un puissant sudorifique : mais il faut s'en servir
avec discretion , & se conduire par l'avis
d'un sage Medecin : car les violens sudorifiques occasionnent quelquefois des
fontes d'humeurs, qui causent dans la suite
des maladies tres dangereuses.

Les feüilles d'Aulne , de Frêne , de
Bouleau , d'Hyeble , de Sureau , & plusieurs autres, échauffées dans un sac ou
dans une étuve , deviennent un excellent
sudorifique , enveloppant le corps tout entier , ou la partie qu'on veut faire suer ,
dans ces feüilles ainsi échauffées.

La racine de Bardane en tisane se substituë avec succez à celle de Scorzonere à la
même dose , sur tout dans les fievres malignes , & dans la petite verolle. Voyez
cy-devant la Classe des Plantes Diuretiques n°. XXIV.

Les fleurs de Sureau & celles de Prunier sauvage distillées dans le vin blanc
aprés une legere digestion, fournissent une
eau spiritueuse , dont cinq ou six onces
données dans la pleuresie, font suer assez
raisonnablement. Voyez cy-devant la
Classe des Plantes Purgatives n°. III. &
n°. XII.

Les habiles Praticiens ſçavent que l'Opium mêlé avec les Aromates & les Volatiles, devient un ſudorifique excellent, c'eſt un remede qu'il faut employer avec prudence & à petite doſe, il eſt difficile de la déterminer en general, & je me contente ici de l'indiquer. Voyez cy aprés la Claſſe des Narcoriques.

Coquelicot, une forte infuſion de ſes fleurs, environ une poignée ſur demi-ſeptier d'eau boüillante priſe come le Thé avec un peu de ſucre, eſt un ſudorifique aſſez doux, propre dans les fluxions de poitrine, la pleureſie & les rhumatiſmes. Voyez cy-devant la Claſſe des Béchiques nº VIII.

Entre les Plantes Cordiales, ſur tout celles qui nous ſont apportées des Pays Etrangers, il y en a pluſieurs qu'on pourroit rapporter à cette Claſſe, come la racine de Contrayèrva, celle de Spienard, le bois de Santal, & quelques autres qui entrent dans la compoſition de la Theriaque, qui eſt quelquefois ſudorifique.

Les racines de Fraxinelle, & de Carline, ſont auſſi ſudorifiques, come on le verra dans la Claſſe ſuivante.

Dompte-venin, la décoction d'une demi livre de ſa racine dans deux livres de vin réduites aux deux tiers, fait ſuer conſiderablement, ſuivant Tragus, qui aſſure que

ce remede foulage les hydropiques. Voyez
la Claffe fuivante.

La Tanaifie & l'Abfinte mifes en di-
zeftion dans le vin pendant quelques
jours & diftilées enfuite, fourniffent une
rau fpiritueufe utile dans les fiévres malignes, & qui eft fudorifique à deux onces,
nêlée avec un gros de Thériaque. Voyez
y-aprés la Claffe des Plantes Stomachiques.

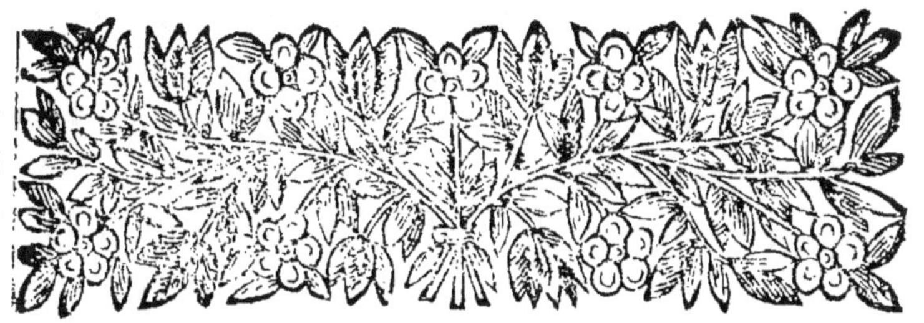

SECONDE PARTIE

DES PLANTES

ALTERANTES.

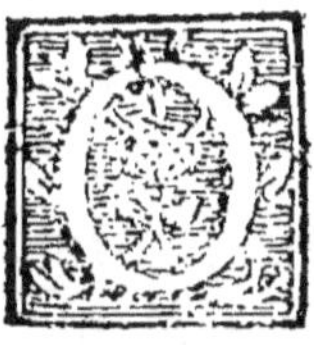N appelle Plantes Altérantes, celles qui changent d'une maniere insensible la tissure des humeurs, & les rétablissent dans leur constitution naturelle. Leur nombre est considerable, & leur maniere d'agir differente : quelques-uns les divisent en chaudes & en froides, selon quelles sont capables d'augmenter le mouvement des humeurs, lorsqu'il est rallenti, come font les Plantes Céphaliques, les Cordiales, &c. Ou de le moderer lorsqu'il est trop violent, come font les Incrassantes & Rafraîchissantes, &c. D'autres distinguent ces sortes de Plantes, par rapport aux parties qu'elles soulagent, d'où vient leur dénomination de Stomachiques, d'Hepa-

tiques ; ou par rapport aux maladies qu'-
elles guériſſent, come les Fébrifuges, les
Anti-Scorbutiques, &c. J'ay ſuivi cette
derniere methode come plus conforme à
la pratique medicinale, & j'ay eu égard
aux parties ſouffrantes qu'on doit ſoulager, & aux maladies qu'on ſe propoſe de
guérir. Dans ce deſſein, j'ay ſeparé en
deux Sections toutes les Plantes Altérantes ; dans la premiere, j'ay compris celles
qui conviennent aux differentes parties de
nôtre corps, ou qui ſont deſtinées à guérir particulierement certaines maladies,
& je les ay appellé Altérantes du premier
ordre ; on trouvera dans ce nombre la
plûpart de celles qu'on appelle Specifiques. Dans la ſeconde Section, j'ay rangé
celles qui ſont également propres à pluſieurs parties du corps, & à pluſieurs maladies en general, ſoit qu'elles s'appliquent exterieurement come les Emollientes, les réſolutives, ſoit qu'elles ſoient
priſes interieurement, come la plûpart
des Vulnéraires & les Rafraichiſſantes.

SECTION PREMIER.

PLANTES ALTERANTES

DU

PREMIER ORDRE.

PREMIERE CLASSE

DES PLANTES

CORDIALES ET ALEXITERES.

NOus appellons Plantes Cordiales celles qui paſſent pour fortifier le cœur, & qu'on employe avec ſuccez dans les maladies qui ſemblent attaquer plus particulierement cette partie, cȯme les ſyncopes, les défaillances, les évanoüiſ-ſemens, &c. Dans leſquelles le mouve-ment du cœur eſt ſuſpendu ou interrom-pu ; quoy qu'à parler avec juſteſſe les cordiaux ne fortifient pas plus le cœur que les autres parties du corps, entr'autres l'eſtomac, que le vulgaire coufond avec le cœur, en difant qu'on a mal au cœur, lorfque cette partie fouffre par quelque naufée ou autre maladie. On appelle auffi ces Plantes Alexiteres, parce qu'elles conviennent dans les maladies contagieufes & peftilentielles, contre les poifons & la morfure des bêtes venimeufes, dans les fiévres malignes & pourprées, & dans les maladies dans lefquelles la chaleur naturelle eft prefque éteinte : car dans celles où il y a inflammation dans quelque vifcere, les Cordiaux, particulierement ceux qui font volatiles font tres contraires, & dans ce cas ceux qui font temperez doivent être mis en ufage come nous le dirons dans la fuite de cette Claffe. En un mot les Plantes Cordiales & Alexiteres font celles qui rétabliffent le cours libre du fang & des efprits, non feulement dans le cœur, mais auffi dans toute l'habitude du corps.

I.

A I L & Rocambole.

1. *Allium fativum C. B.* 73. *Allium vulgare & fativum I. B. Tom. II. p.* 554. *Dod.* 682. Ail.

2. *Allium fativum, alterum, Allioprafum caulis fummo circum voluto C. B.* 73. *Allii genus Ophiofcordon dictum quibufdam I. B.*

Tom. II. pag. 559. Scorodoprasum II. Cluf. Hist. 191. Rocambole.

LA racine de l'Ail passe pour un contrepoison des plus efficaces ; quelques-uns se croyent à l'épreuve du mauvais air en le portant sur soi ; d'autres ont soin d'en prendre un petit morceau dans la bouche en approchant d'un malade : on le mêle communément avec les alimens, come un assaisonnement qui en releve le goût. Les proprietez de l'Ail les plus éprouvées, sont de résister à la malignité des humeurs, de pousser le gravier & les urines ; & de guérir la colique venteuse : on le prend interieurement boüilli dans du lait, ou en lavement, ou appliqué exterieurement sur le nombril ; on l'ordonne avec succez de cette maniere pour tuer les vers des enfans. L'Ail est aussi tres capable de rechauffer l'estomac, & de reveiller l'appetit. Les gens de la campagne le regardent come un cordial universel, & l'estiment autant que la Thériaque & l'Orvietan. Quelques Auteurs le recommandent pour l'Asthme, & pour faciliter l'Expectoration. On employe ordinairement l'Ail en substance à petite dose, ou bien en infusion dans le vin blanc, une gousse dans un demi-septier : on le fait aussi boüillir dans le lait, on en met deux ou trois gousses dans une chopine.

La Rocambole est plus douce & plus en usage dans les alimens. L'espece suivante est celebre, & se substituë quand elle est recente au Spica-nard : mais elle n'en a pas à beaucoup prés la vertu.

3. *Allium montanum latifolium maculatum C. B. 74. Allium Alpinum I. B. Tom. II. p. 566. Victorialis longa Clus. Hist. 189.*

I I.

FRAXINELLE, ou Dictame blanc. Diptam.

Dictamnus albus vulgo seu Fraxinella C. B. 222. I. B. Tom. III. pag. 494. Fraxinella Clus. Hist. 99. Dod. 348. Polemonium Tab. ic. Tom. II. 96.

ON nous apporte la racine de cette Plante du Languedoc & de la Provence toute séche & mondée. Elle passe pour Cordiale & Alexitere ; elle pousse les sueurs, les urines & même les ordinaires, elle fait aussi mourir les vers : on l'employe en poudre à une dragme, ou en infusion dans six onces de vin blanc jusqu'à demi once : quelques-uns l'estiment pour l'Epilepsie, & pour les maladies du Cerveau. La racine de Diptam entre dans plu-

sieurs

fleurs compositions cordiales, entr'autres
dans l'Orvietan, dans l'Opiate de Salomon & quelques autres Antidotes.

LII.

CARLINE, Cameleon blanc, ou
Chardonerette.

*Carlina acaulos magno flore C. B. 38. Car-
lina Caulifera vel acaulos I. B. Tom. III. p.
64. Chamæleon albus Math. Lugd. 1453.
Carduus Xerunthemos flore albo ampliore acau-
lis Mor. Oxon. Carlina altera Dod. 727. Car-
dopatium. Spina Arabica. Ixine quorumdam.*

LA racine de cette Plante est en usage,
on la croit propre pour les maladies
contagieuses, pour la peste, la petite verolle, &c. Elle est Sudorifique, Cordiale, Aperitive, Histerique, & tuë les
vers. On l'employe come la précédente
en substance & en infusion, on peut aussi
s'en servir en tisane, en faisant boüillir
une once dans quatre livres d'eau commune, réduites aux deux tiers.

La Carline entre dans l'Orvietan &
quelques autres Antidotes.

IV.

DOMTE-VENIN.

Asclepias albo flore C. B. 303. Asclepias sivè Vincetoxicum multis, floribus albicantibus I. B. Tom. II. pag. 139. Vincetoxicum Dod. 407. Hirundinaria Trag. 180. Hirundinaria flore albo Park. Ciffion, Ciffophyllon, Hederalis Ruel. 728.

LA racine du Domte-venin eſt Alexitere, Sudorifique, Aperitive, Hyſterique ; les feüilles ſont reſolutive. On fait boüillir cette racine dans le vin, demi livre dans une chopine qu'on réduit au tiers, cette décoction fait ſuer & ſoulage les hydropiques au rapport de Tragus ; la décoction d'une once dans une pinte d'eau commune, eſt preferale à la Scorſonere dans les fievres malignes ; on prépare l'extrait des racines & des feüilles de cette Plante qu'on donne à un gros pour les mêmes maladies ; pour les tumeurs des mamelles, le cataplaſme de l'herbe amortie & miſe deſſus eſt tres utile. La racine en poudre eſt déterſive & nétoye les ulceres.

V.

ANTHORA.

Aconitum salutiferum seu Anthora C. B. 184. Antithora flore luteo Aconiti I. B. Tom. III. pag. 660. Anthora Zedoaria, Aconitum salutiferum Tab. ic. 112. Napellus Moysis Avic.

LA racine de cette Plante passe pour être le contre poison de l'Aconit, & un remede propre pour guérir les morsures des bêtes venimeuses, & les blessures empoisonnées ; on la fait prendre en poudre dans le vin blanc à un gros. Elle entre dans quelques compositions Alexiteres.

VI.

DORONIC.

1. Doronicum radicè scorpii C. B. 184. Doronicum Romanum, Aconitum Pardalianches antiquorum Dod. 437. Lugd. 1737. Doronicum majus Officinarum Ger. Dor. latifolium Cluf. Hift. xvi.

LA racine de cette Plante est de peu d'usage dans la Pharmacie, il n'est pas même trop sur de s'en servir interieurement, car la plûpart des Auteurs con-

viennent que les Chaſſeurs s'en ſervent
pour tuer les loups. Les chiens, & les
autres bêtes à quatre pieds n'en mangent
point ſans danger : quelques-uns aprés
Mathiole la croyent propre aux morſures
du ſcorpion, à cauſe de la figure de ſa
racine, elle entre même dans la compoſition de quelques remedes Alexiteres ; &
M. Rai dans ſon Hiſtoire, page 275. aſſure que les gens de la campagne s'en ſervent pour les vertiges ; ſon uſage me paroît délicat : je n'ay pas encore oſé en faire l'épreuve.

L'eſpece ſuivante s'employe indifferemment.

2. *Doronicum radicè dulci C. B. 184. Do-*
ronicum folio ſubrotundo ſerrato I. B. Tom. III.
17. Dor. 111. Auſtriacum 15. Cluſ. Hiſt.
XVII.

VII.

GRAINE d'Ecarlatte, Chermes.

Chermes, Kermes, Coecum Infectorium,
Coecus Baphica, Granum tinctorium, Scar-
latum Officin.

CEtte drogue eſt une ſorte de tubercule ou petite coque rouge & luiſan-
te, de la groſſeur d'un grain de Genievre ; elle ſe trouve ſur les feüilles de l'eſpece ſuivante de Chene-vert.

Ilex aculeata cocciglandifera C. B. 425. Ilex Coccigera I. B. T. I. pag. 106. Coccus Infectoria Lob. ic. 153. Granum & Coccus Baphica Anguil. Kermes seu Chermes Officin.

On a cru long-temps que cette graine étoit une baye ou une espece de fruit, mais on a découvert depuis peu, que c'étoit un tubercule attaché aux feüilles de cet arbre : son origine vient de la piqueure des insectes, à l'occasion de laquelle le suc nourricier étant extravasé, s'épaissit & forme de petites vessies par le gonflement & la dilatation de l'écorce deliée des feüilles, ces vessies deviennent par la suite dures, rondes, & semblables à des fruits : l'Insecte déposant assez ordinairement quelques œufs aprés s'être nourri de ce suc, il s'en trouve d'enveloppez dans cette liqueur, & enfermez dans la vessie qui leur sert de matrice, dans laquelle aprés être éclos, ils consomment la substance qui s'y étoit amassée, de sorte qu'il ne reste qu'une peau vuide & legere. Ces arbres sont communs dans le Languedoc & la Provence, on a soin de ramasser le Chermes si-tôt qu'il est mur & d'un beau rouge, on l'arrose de vinaigre avant de le laisser sécher : on fait mourir par ce moyen les vers, & on conserve ainsi le suc de ces tubercules.

La graine d'Ecarlatte est également

utile à la Medecine & aux teintures , on
prépare dans le pays un sirop avec son
suc exprimé & reposé, & partie égale de
sucre, ce sirop a donné le nom à la confection d'Alkermes qu'on ordonne avec
succez dans les syncopes, les palpitations
de cœur , & les défaillances ; la dose est
d'une once : l'un & l'autre conviennent
assez bien pour prévenir l'avortement ; on
en donne aux femmes grosses lorsqu'il
leur est arrivé quelqu'accident qui les
menace d'un accouchement prématuré.
Le Chermes s'employe aussi en poudre à
quinze ou vingt grains dans deux ou trois
cuillerées de vin rosé, il est astringent &
retient cette vertu de l'arbre sur lequel il
a pris naissance : on le donne dans les foiblesses d'estomac & les vomissemens ; le sirop & la confection d'Alkermes font encore mieux que la poudre.

V I I I.

OEILLET.

1. *Caryophyllus altilis major C. B. 207. Be-*
tonica coronaria , sivè Caryophyllus major flore
vario I. B. Tom. III. pag. 327. Caryophyllus
multiplex Lob. ic. 441. Caryophyllen Trag.
574. Herba tunica quibusdam. Cantabrica
Turn. Viola flammea Scalig.

2. *Caryophyllus pleno flore minor C. B. 208.*

Hortorum Caryophyllus multiplex, minor, rubrostriatus, versicolor, peramænus Lob. ic. 442.

LEs fleurs de cette Plante ne font pas feulement l'objet de la curiofité des Fleuriftes, elles font encore tres utiles à la Medecine ; entre le grand nombre d'efpeces d'Oeillet qu'on éleve dans les jardins, on choifit les Oeillets les plus fimples, & entre ceux-cy les plus rouges & les odorants : on en fait un firop & une conferve qu'on ordonne fous le nom de *Tunica*, depuis demi once jufqu'à une once & demi. La décoction de ces fleurs eft un excellent Cordial, Simon Pauli (1) affure avoir guéri une infinité de perfonnes avec ce remede, lefquelles étoient affligez de fievres tres malignes ; cette décoction les faifoit fuer, ou uriner felon les divers efforts de la nature ; elle leur fortifioit le cœur & calmoit leur foif. Dans les potions cordiales les plus temperées. Le firop d'Oeillet eft employé, lors même que la fiévre eft violente, on le délaye alors dans l'eau diftilée d'Alleluia, fans y ajoûter de Thériaque ni d'autre remede volatile, ou fudorifique. Il y en a qui font infufer les fleurs d'Oeillet dans l'eau de

(1) Quadrip. Bot. pag. 242.

vie, & y ajoûtent du sucre pour en faire
un ratafia qu'ils estiment come un excellent remede pour les indigestions, & pour
les vents.

IX.

ALLELUIA. Pain à Coucou.

*Trifolium acetosum vulgare C.B. 330. Oxys
sivè Trifolium acidum flore albo I.B. Tom. II.
pag. 387. Oxys flore albo Inst. 88. Trifolium
acetosum Dod. 578. Acetosella, Lujula, Oxy
triphyllon, Alleluia Officin. Panis cuculi
Brunf.*

ON employe toute la Plante par poignées dans les tisanes & dans les infusions propres à moderer la trop violente fermentation du sang, & on la prefere à l'Ozeille pour les boüillons des malades ; dans les fiévres malignes & ardentes, dans lesquelles le cerveau est menacé d'inflammation, & attaqué par des
délires, la langue est noire & sèche, les
saignemens de nez frequens marquent la
dissolution du sang par un âcre volatil
trop exalté ; alors les acides vegetaux tels
que cette Plante, le Citron, l'Orange,
les sucs de Grenade, d'Epine-vinette, &c.
font d'une grande utilité, aussi bien que
les Alcalis fixes & absorbans, come les
Coraux

Coraux, les yeux d'Ecreviſſe, &c. L'Alleluia ou ſon eau diſtilée, eſt employée
avec ſuccez dans ces circonſtances, elle
appaiſe la ſoif exceſſive des malades, &
tempere l'ardeur de la fiévre ; on l'ordonne en julep depuis quatre juſqu'à ſix onces avec une once de ſirop de Limon ; ou
bien on met une poignée de feüilles fraîches infuſer dans un boüillon de veau.

X.

CITRON. Limon.

1. *Malus Medica. C. B. 435. Citreum
vulgare Inſt. 621. Malum Citreum vulgare
Ferr. Heſp. 61. Medica malus ſivè Cidrome-
la Adv. Lob. ic. 143. Cedrus Theoph. Dioſc.*
Citron.

2. *Malus Limonia acida C. B. 436. Offic.
Park. I. B. Tom. I. pag. 96. Limon vulgare
Ferr. Heſp. Limones Lob. ic. 143.* Limon.

LEs fruits de ces arbres & leurs ſemences ſont en uſage dans la Pharmacie ;
on confit leur écorce qui paſſe pour cordiale & ſtomachique : car elle fortifie le
cœur, elle aide à la digeſtion, elle rend
l'haleine agréable, & r'anime le mouvement du ſang & des eſprits : l'écorce de
Citron ſêche & en poudre entre dans
pluſieurs compoſitions Alexiteres ; elle eſt

tres propre à corriger le mauvais goût, l'odeur defagréable, & l'âcreté des infufions purgatives, lorfqu'on la fait infufer à froid avec le Sené & les autres ingrediens : mais il faut qu'elle foit fraîchement coupée par zeftes & exprimée dans de la liqueur : on y ajoûte auffi le refte du fruit coupé par roüelles ; le Citron rend les tifanes laxatives plus fupportables à caufe de fon agréable acidité.

Le fuc de Citron ou de Limon, particulierement de ceux qui ne font pas doux, rafraîchit, en moderant la violente fermentation du fang, & convient dans les fievres ardentes & malignes, on en fait une limonade avec l'eau & le fucre, c'est une boiffon agréable qui défaltére, fait uriner, & tempere l'ardeur d'une bile exaltée; mais il ne faut pas la donner en trop grande dofe, à caufe de fa froideur : une pinte ou deux au plus fuffifent dans la journée, dans les pays chauds & dans l'Eté fon excez eft moins dangereux, cette boiffon eft auffi utile qu'elle eft agréable.

On fait un firop avec le fuc du Limon aigre, dont l'ufage eft tres familier dans la Medecine ; on l'ordonne à une once battu dans un demi-feptier d'eau, il entre auffi dans les potions cordiales, & les juleps temperez & rafraîchiffants. Une once

de ce sirop avec autant d'huile d'amendes douces dans quatre onces d'eau de
Parietaire, est un excellent remede dans
la retention d'urine & dans la néphritique; je m'en suis souvent servi avec succez. La semence de Citron est stomachique & propre à tuer les vers , elle entre
dans l'Opiate de Salomon , l'Antidote
de Mathiole & celui de Cortesius ; l'écorce de Citron confite & celle qui est sêche
entre aussi dans l'Opiate de Salomon.

X I.

O RANGE.

1. *Malus arantia major C. B. 436. Arantia malus I. B. Tom. I. pag. 97. Aurantium
acri medulla vulgare Ferr. Hesp. 377.* Bigarade.

2. *Aurantium dulci medulla vulgare Ferr.
Hesp. 377. Malus anarantia Dod. 792. A-
rangius sivè citrius arbor cord.* Orange douce.

L ES Oranges douces & les Bigarades,
sont en usage dans la Medecine & dans
les Aliments, leurs fleurs fournissent par
la distillation une eau qu'on appelle Eau
de Naphe, laquelle est fort estimée pour
son odeur & pour ses vertus, elle réjoüit
le cœur & l'estomac, elle r'anime le sang
& les esprits, elle tuë les vers, elle aide

à la digestion, elle abat les vapeurs de femmes; ainsi elle est Cordiale, Hysterique, Cephalique & Vermifuge : on en fait prendre une ou deux cuillerées ou pure ou dans un verre d'eau, on l'employe aussi dans les potions & dans les juleps à une once; elle est utile dans les syncopes, dans les fievres malignes, la peste, & pour faciliter la transpiration. On fait aussi une conserve avec ses fleurs, qu'on employe dans quelques Opiates stomachiques à demi once. Les feüilles de l'Oranger ont à peu prés la même vertu.

On confit les jeunes fruits avant leur maturité, come on fait les noix, les amandes, & quelques autres fruits; on prepare de même leur écorce entiere, ou coupée superficiellement par zestes, ses parties ont la même proprieté que l'écorce & les zestes de Citron : l'écorce d'Orange séche & en poudre, & sa semence s'employent aussi de même &entrent dans les mêmes compositions Alexiteres. On fait avec le suc de la Bigarade l'eau & le sucre une liqueur appellée Orangeat, qu'on permet aux Febricitans, & qui fait le même effet que la Limonade; ce jus à une once mêlé dans un boüillon ou dans un verre de vin blanc, pousse les ordinaires & les urines. Tout le monde sçait que la

Bigarade , & son écorce sêche font des assaisonnemens de la Cuisine.

XII.

RAISIN de Renard.

Solanum quadrifolium Bacciferum C. B.
167. Herba Paris I. B. Tom. III. pag. 613.
Dod. 444. Vua versa , Vua vulpina Germa-
norum. Solanum tetraphyllon Adv. Lob. ic.
267. Aconitum salutiferum Tab, ic .112. Aco-
nitum Pardalianches monococcon Cord.

LA racine & les fruits de cette Plante
sont en usage , & même les feüilles ;
elle passe pour Alexitere, Cephalique ,
Résolutive, & Anodine. On fait sêcher
toute la Plante , on la met en poudre , &
on en donne une demie cuillerée , c'est environ un gros à jeun pendant vingt-quatre jours. Quelques Auteurs assurent que
ce remede soulage les Maniaques, & guérit la colique. On fait avec l'herbe & les
bayes macerées dans le vinaigre sêchées
& mises en poudre , un Antidote qui n'est
pas à méprifer , on en donne deux gros
dans un verre de vin. Tragus assure que
cette Plante pilée & appliquée en Cataplasme , adoucit l'inflammation , & ré-
sout la tumeur des Bourses ; elle est aussi

souveraine poùr les Panaris, & son eau distillée guérit l'inflammation des yeux.

XIII.

SATYRION.

1. *Orchis morio mas foliis maculatis C. B. 81. Orchis major tota purpurea maculoso folio I. B. Tom. II. pag. 763. Testiculus morionis mas Dod. 236. Cynosorchis morio mas Tab. ic. 660.*

2. *Cynosorchis militaris major C. B. 81. Orchis militaris major. Inst. 432. Orchis stratcu matica major I. B. Tom. II. 758. Orchis latifolia altera Clus. Hist. 267.*

ENtre un grand nombre d'espece decette Plante, qui sont communes dans les prez & dans les bois humides, on choisit ordinairement les précédentes ou celles qui ont les racines les plus charnuës, on en fait une conserve estimée pour exciter la semence & fortifier les parties de la génération ; on les fait aussi sécher, & on en donne une demi dragme en poudre dans un verre de bon vin : cette Plante est une de celles dont on a conjecturé les proprietez sur la figure extérieure de leurs parties, & parce que la racine de cette Plante ressemble aux testicules, on a jugé

qu'elle pourroit être utile à la génération.
Elle a donné le nom à l'Electuaire *de Sa-*
tyrio, qu'on donne à une dragme pour réveiller les esprits, & rétablir les forces é-
puisées ; mais les ingrediens âcres come
la semence de Roquette, le Poivre, le
Gingembre ; les Aromates spiritueux &
volatiles, come les huiles de Canelle &
de Gérofle, le Musc, l'Ambre gris, &
les autres drogues de cette nature, qui
forment cette composition, en font
plutoft lavertu, que les racines de la
Plante dontil s'agit.

XIV.

GALEGA.

Galega vulgaris floribus cæruleis C. B. 352.
Galega I. B. T. 11. *pag.* 342. *Ruta Capraria*
Fænum Græcum Sylveftre Tab. ic. 135. *Ca-*
prago Cæfalp. 249.

CEtte Plante passe pour un Antidote
excellent propre dans la pefte, les
fiévres malignes, & pour poufler les fueurs,
on l'eftime auffi pour les maladies du
cerveau, entr'autres pour l'Epilepfie ; la
maniere de s'en fervir eft de la ceüillir en
fleur, de la broyer dans un mortier & la
laifler enfuite en digeftion dans fuffifante
quantité de vin blanc, pendant cinq ou
fix jours : on la diftille aprés au bain de

fable,& on en tire une eau,dont la dofe eſt
depuis une once juſqu'à quatre ; on peut
auſſi employer la Plante en décoction &
en tiſane.

XV.

AGRIPAULME.
*Cardiaca I. B. Tom. III. pag. 320. Dod.
94. Marrubium Cardiaca dictum fortè 1.
Theophr. C. B. 230. Lycopſis Branca lupina
Ang. Cardiaca vel Lycopus Fuchſ.*

LE nom qu'on a donné à cette Plante
indique ſa vertu cordiale, & quelques
Auteurs aſſurent qu'elle eſt propre dans
la palpitation de cœur, & la cardialgie
des enfans ; elle eſt auſſi apéritive & pouſſe les mois & les urines, elle tuë les vers;
ainſi elle paſſe pour hyſtérique, apéritive, ſtomachique & même hépatique. On
l'employe en tiſane ou en décoction par
poignées.

XVI.

THLASPI ou Taraſpic.
*1. Thlaſpi vaccaria incano folio majus C. B.
106. Thlaſpi vulgatius I. B. Tom. II. pag.
921. Thlaſpi alterum. Dod. 712.
2. Thlaſpi aruenſe ſiliquis latis C. B. 105.
Thlaſpi cum ſiliquis latis I. B. Tom. II. pag.*

923. *Thlaspi latius Dod.* 712. *Thlaspi latifolium Fuchs.*

CEtte Plante n'est pas d'un grand usage, il est bon cependant de la connoître, parce qu'elle est très commune & que les Auteurs de la Thériaque employent la semence de l'une ou de l'autre espece dans cette composition si fameuse. C'est pour cela que je l'ay rangée dans cette Classe. Schroder assure qu'elle est propre à pousser les ordinaires, & à faire vuider les abcez internes. L'espece de Thlaspi suivante est plus curieuse qu'utile en Medecine.

Thlaspi Tosa de Jerico dictum Mor. Oxon. Rosa Hiericuntea vulgo dicta C. B. 484. *Lob. ic. Tom. II.* 203. Rose de Jérico.

PLANTES ETRANGERES.

XVII.

AMOME.
Amomum racemosum C. B. 413. *Amomum quod verum credimus Raii Hist.* 1697. *Amomum novum, Cardamoni vulgaris faciè, sivè Indicus racemus I. B. Tom. pag.* 195. *Elettari* 1. *Hort. Mal.*

L'Amome en grappe eſt un fruit qui vient des grandes Indes ; les Auteurs ſont fort partagez ſur la Plante qui porte le veritable Amome que les Anciens demandent dans la compoſition de la Thériaque. Je n'entre point icy dans une queſtion qui nous meneroit trop loin, on peut conſulter M. Rai ou Jean Bauhin ; il me ſuffit de dire que ce fruit n'eſt pas rare en Europe, c'eſt une eſpece de grappe longue de deux pouces ou environ, fort ſerrée, compoſée de grains attachez le long d'un nerf qu'elles entourent juſqu'à ſon extremité ; chaque fruit eſt une eſpece de gouſſe triangulaire, dont les angles ſont arondis & terminez vers le ſommet par un bouton, ce fruit eſt diviſé en trois cellules remplies de ſemences ſerrées les unes contre les autres, d'un rouge brun & foncé, d'une odeur & d'une ſaveur qui approche de celle du Camphre, ces ſemences ſont fort acres & aromatiques, elles ſont aſſez ſemblables à celles de la Maniguette, ce qui fait que pluſieurs les confondent & les ſubſtituent l'une à l'autre, l'inconvenient n'eſt pas grand, car elles ont a peu prés la même vertu.

L'Amome paſſe pour un contrepoiſon, & un cordial capable de ranimer un ſang trop rallenti, & de réparer les eſprits diſ-

fipez ; la dofe eft d'une dragme en poudre infufée dans fix onces de vin blanc.
Il entre dans la Thériaque d'Andromaque le Pere, dans celle qui eft réformée,
& dans la Benedicte Laxative.

On donne le nom d'Amome à plufieurs
autres fortes de fruits ; 1°. à la graine de
Gerofle ; 2°. au Poivre de la Jamaïque.
Voyez cy-aprés ; 3°. à une Plante Um-
bellifere , dont la femence eft Carminative. Voyez la Claffe des Plantes Carminatives. 4°. enfin au fruit d'une efpece de
Morelle appellée *Solanum fruticofum Bac-*
ciferum C. B. 166. Amomum Plinii Officin.
Lob. ic. 265. Pfeudo-capficum Dod. 718.
Amome de Pline.

XVIII.

CARDAMOME. Maniguette ou graine de Paradis.

LES Auteurs ne conviennent pas fur le
nombre des efpeces de Cardamome.
Bontius dans fes Obfervations fur Garcie
du Jardin en décrit deux : fçavoir le Petit & le Grand, dont il donne la figure :
on en admet trois ordinairement chez les
Droguiftes , la grande Cardamome , la
moyenne & la petite. (1) Quelques-uns

(1) Pommet Hift. des Drogues pag. 40.

entr'autres un Auteur moderne (1) en re-
connoiſſent quatre eſpeces : ſçavoir le
plus grand Cardamome qu'ils croyent
être la Maniguette , & les trois autres eſpeces , dont je viens de parler. Enfin
Schroder aprés Caſpard Bauhin , Tabern
Montanus & quelques autres en diſtinguent cinq eſpeces differentes. Quoyqu'il
n'y ait que la Maniguette & le petit Cardamome qui ſoient en uſage, les autres
étant tres rares & peu connus, je ne laiſ-
ſeray pas d'indiquer ici les cinq par leurs
noms les mieux diſtinguez.

1. *Cardamomum maximum Amm. pag. 100.
Cardamomi genus maximum, Grana Paradiſi,
Offic. C.B. 413. Mellegetta ſeu Cardamomum
piperatum Cord. Malaguetta Garz. Cardamomum 1. Cam. epit. 11. Card. alterum Caſ.
390. Card. Arabum majus Tab. ic. 915.* Maniguette ou graine de Paradis.

2. *Cardamomum majus Officin. C. B. 413.
Tab. ic. 915. Card. majus Bontii 127. Sacco-
laa Arabum , aut Sacoulè Avicennæ Elacbi
Mauritanis. Card. majus vulgare Cluſ. exot.
187. Card. 2. Cam. epit. 11.*

3. *Cardamomum medium C. B. 414. Adv.
Lob. ic. Tom. II. 204. Tab. ic. 915. Card.
mediocre Cord.*

4. *Cardamomum minus Bontii 126. Math.*

(1) Paul. Ammanus Manuductio ad materiam
medicam. Lipſiæ 1675. in 12.

Adv. Lob. ic. Tom. II. 204. Tab. ic. 915.
Cardamomum simpliciter in Officinis dictum
C. B. 414. Helbane Arab. Card. minus vul-
gare Cluf. exot. 187. Cardamomi cum siliquis
sivè thecis longis & brevibus I. B. Tom. II.
pag. 205. Cardamome ordinaire.

   5. *Cardamomum minimum C. B. 414. Lob.*
ic. 204. Tab. ic. 915. Card. 4. Cam. epit. 11.

Les Cardamomes naissent dans les Indes
Orientales, & sont apportées en Europe
par l'Egypte à Marseille, ou par l'Ocean
à saint Malo & en Hollande. La Maniguette ou Malaguette est ainsi appellée,
parce qu'elle nous venoit autrefois d'une
Ville d'Afrique, appellée *Melega* ; elle
est assez commune en France & sert souvent à falcifier le Poivre à cause de son
âcreté. La petite Cardamome qu'on employe ordinairement comme la meilleure,
est la plus recherchée, doit avoir une odeur
de Camphre & une saveur âcre & amere.
Les Cardamomes raniment le sang & les
esprits, fortifient le cœur & le cerveau,
preuiennent l'Apoplexie & la Paralysie,
corrigent les indigestions de l'estomac,
dissipent les vents, & poussent les ordinaires ; ainsi elles ne sont pas seulement
Alexiteres & Cordiales, elles sont aussi
Stomachiques, Céphaliques & Hysteriques. Leur dose en substance & en poudre est depuis quinze jusqu'à trente grains

& en infusion dans six ou huit onces de vin blanc, depuis demi-once jusqu'à six dragmes. Leur huile distillée se donne à deux ou trois gouttes.

La petite Cardamome est employée dans le vinaigre Thériacal, les Tablettes courageuses, la poudre Aromatique de Roses, celles qui est appellée *Diarrhodon*, le Mithridat, l'Electuaire de Satyrium & la Benedicte Laxative.

XIX.

CUBEBES, Poivre à queuë.
Cubeba vulgares nec Arabum Cubeba, nec Galeni Carpesium Math. C. B. 412. Cubeba I. B. T11. pag. 190. Arbor Baccifera Brasiliensis fructu Piper respicientè Raii Hist. 1593. an Findaiba Pif. 144. Arbor. Bifnagarica Myrti amplioribusfoliis, per ficcitatemnigris, Cubeba fapore Pluk.

LEs Cubebes sont de petits fruits assez semblables au Poivre noir, qu'on nous apporte des Indes Orientales, entr'autres de l'Isle de Java ; quelques Droguistes les appellent Poivre à queuë ou Poivre musqué, soit à cause de leur figure, soit par rapport à leur saveur âcre & aromatique : mais plus douce & plus agréable que celle du Poivre, aussi quel-

ques-uns enmâchent pour corriger la mauvaise haleine ; leur vertu est de prévenir
l'apoplexie & la paralisie, les vertiges &
les étourdissemens. Les Cubebes fortifient le cœur & l'estomac, ils aident à la
digestion, & résistent à la malignité des
humeurs, ils font aussi cracher, & dégagent le cerveau ; ainsi ils ne font pas seulement Alexiteres & Céphaliques, ils
font encore Stomachiques & Salivants.
La dose est en substance depuis six grains
jusqu'à douze ; & en infusion depuis une
dragme jusqu'à une & demie. Leur huile
distillée se donne à deux ou trois gouttes.

Les Cubebes ont donné le nom à l'E-
lectuaire *Diacubebe*, ils entrent dans le vinaigre Thériacal, & quelques autres compositions Alexiteres. Quelques-uns leurs
substituënt les suivantes.

XX.

POIVRE de la Jamaïque ou graine
de Gerofle. Poivre de Thevet ou petit
Gerofle rond. Amomes des Anglois & des
Hollandois.

1. *Piper odoratum Jamaicense nostratibus*
Raii Hist 1507. an Cocculi indici aromatici
ejusdem Muf. Reg. foc. 1218. Pimenta Offic.
Dale 421. Myrtus arborea foliis laurinis aro-

matica Tranf. Phil. n. 292. fig. Cat. Jamaic.
pag. 161. Caryophyllus aromaticus americanus,
Lauri acuminatis foliis fructu orbiculari Pluk.
Phyt. Tab. 155. Poivre de la Jamaïque.
2. Amomum quorumdam odore Caryophylli
I. B. Tom. II. pag. 194. Caryophyllus aro-
maticus fructu rotundo Caryophyllon Plinii C.
B. 411. Amomum quorumdam Cluf. Exot.
17. Xocoxochitl. feu Piper Tanafci Hern. 30.
Caryophyllus aromaticu Indiæ Occidentalis
foliis & fructu rotundis, dipyrenis feminibus
fer è orbiculatis planis Pluk. id. Poivre de
Thevet.

CEs deux fortes de fruits font con-
fondus par quelques Auteurs, M.
Lemery aprés Pomet croit que le Poivre
de la Jamaïque eft le fruit du bois d'Inde,
que les Hollandois appellent Amomi, &
le vulgaire mal à propos graine de Gerofle ; cette drogue n'eft connuë en Europe
que du commencement du dernier fiécle:
les Anglois s'en fervent affez familierement dans leurs fauçes, elle leur tient
lieu de Mufcade, de Canelle & de Gerofle, cet Aromate raffemblant en luy feul
les faveurs de tous les trois ; les Sauvages
de l'Amerique l'employent dans leur
Chocolat fous le nom de Malaquette.

Le Poivre de Thevet eft affez femblable
au précédent, les Anglois l'ont auffi appellé

appellé Amome, & d'autres Girofle rond
à cause de sa saveur & de sa figure ; il est
beaucoup plus rare & moins en usage que
le Poivre de la Jamaïque. M. Rai semble
distinguer ces deux especes sous des noms
differens , & reconnoît ensuite que ces
noms ne conviennent qu'au seul Poivre
de la Jamaïque ; cependant un Auteur
Moderne (1) qui suit la methode de M.
Rai , a rapporté les synonimes differens
de ce Botaniste à la Canelle geroflée des
Droguistes , dont nous parlerons ci-aprés
dans la Classe des Céphaliques , & il a fait
une espece differente du Poivre de la Jamaïque sans parler du Poivre de Thevet.
Je n'entreray point icy dans l'Examen &
la Critique de ces Auteurs , ce qui regarde l'Histoire particuliere de ces Drogues ,
dont je ne me suis proposé de donner icy
que l'Abregé , il me suffit d'avoir indiqué
les noms des Auteurs qui les ont le
mieux distinguez , & de dire un mot
de leurs proprietez les plus connuës.

Le Poivre de la Jamaïque fortifie le
cœur & l'estomuc, il dissipe les vents ,
pousse les urines & les mois, soulage la
Colique & la passion Iliaque , en un mot
il r'anime le sang & les esprits, & emporte les obstructions ; ainsi il est cordial,
céphalique, apéritif, hystérique, sto-

(1) Sam. Dale Pharmacologi. pag. 421.

machique & carminatif. Le petit Girofle
rond a les mêmes vertus, & aproche de
celle du Girofle ordinaire ; quelques-uns
le substituënt au fruit du bois de Baume
appellé *Carpobalsamum*, dont nous allons
parler, ou bien le Poivre de la Jamaïque,
qui est plus commun. La dose & la maniere de se servir de l'un & de l'autre est
la même que celle des Cubebes, ainsi il
est inutile de la repeter. Ils peuvent aussi
être employez dans les mêmes compositions.

XXI.

BOIS de Baume.
*Xylobalsamum Officin. C. B. 401. I. B.
Tom. I. pag. 298. Alpin. Lignum Balsami
ex Arabia felici Linse.*

ON nous apporte de l'Egypte à Marseille les branches & les petits rameaux de cet arbrisseau dépoüillées de
leurs feüilles & de leurs fruits, elles ressemblent à de petits fagots de verges sêches
remplies de nœuds, dont l'écorce est brune & rougeâtre, & l'intérieur assez blanc.
Elles n'ont presque aucune odeur de baume, laquelle se dissipe en peu de tems :
car come l'assure Prosper Alpin (1) on ne
reconnoît dans ce bois aucune odeur ni

[1] Dial. de Balsamo Patau. 1639. in 4°

faveur manifeste quelques mois aprés
qu'il a été coupé. Il n'est pas d'un grand
usage dans la Medecine, excepté dans la
Thériaque où il est employé, parce qu'il
entre dans la composition des Trochisques d'*Hedicroi.*

XXII.

FRUIT ou graine de Baume.
  Carpobalsamum nigrum Officin. C. B. 400.
I. B. Tom. I. pag. 298. Balsami veri fructus
Alp.

LE fruit du Baume est une graine de la
grosseur & de la figure des Cubebes
qu'on lui substitue à cause de sa rareté,
on l'employe dans quelques compositions
Cordiales & Alexiteres.

XXIII.

ANACARDE.
  1. *Anacardium C. B. 511. I. B. Tom. I.*
pag. 335. Oepata Hort. Malab. Baladar A-
rabibus. Faba Maleccana Lusitanis. An ar-
bor Indica fructu conoide, corticè pulvinato nu-
cleum unicum nullo osticulo tectum claudente
Raii Hist. 1566.

CE fruit vient de s Indes Orientales, il
est tres rare en Europe, & celui
qu'on y débite n'est pas le veritable, au
raport de *Samuel Dale* ; m ais une autre
pespece qui vient dans le Bresil , & à
Malabar , en voicy les noms.

2. *Anacardium Occidentale Jonst. Anac.*
Occidentale Cajous dictum osficulo reni leporis
figura Hort. Lugd. Bat. 36 Anacardii alia spe-
cies C. B. 512. Caious I. B. Tom. I. pag. 336.
Kapa-Mava Hort. Malab. Arbor Acaju ,
vulgo Caju. Pif. mant. 193. Acaiaiba Marc.
94. Pomifera seu potius Prunifera Indica nuce
reniformis ummo pomo innascente , Caious dicta
Raii Hist. 1649.

La figure des Anacardes leur a fait donner ce nom , & quelqu es Auteurs les mettent au rang des drogues Alexiteres , parce qu'Avicenne & aprés lui Mesuë se sont
avisez de faire une confection Cordiale &
Céphalique , qu'ils ont appellé Anacardi-
ne, dans laquelle les Anacardes entrent en
assez petite dose ; cette confectionn'est
plus en sage, parce qu'on n'a pas reconnu qu' ne produisit tous les bons effets
que ce Arabes lui attribuoient.

XXIV.

CONTRAYERVA.

Draxena & Contrayerva Officin. Draxena radix I. B. T. II. pag. 740. Contrayerva Hispanorum sivè Draxena radix Cluf. Exot. 83. Cyperus longus odorus & inodorus Peruanus C. B. 14. Bezoardica radix Tab. ic. 902. Clematis Passionalis folio bifido Mor. Oxon. Flori passionis sivè Granadilla affinis Dale 257. Coanepilli sivè Contrayerva Hern. 301.

CEtte racine nous est apportée du Pérou, come un contrepoison des plus assurez, aussi en porte t'elle le nom specialement. Hernandes en dit merveille, & s'étend beaucoup sur ces proprietez ; il en ordonne une demi dragme ou une dragme selon les forces du malade & la grandeur de la maladie, on la fait prendre dans cinq ou six onces d'eau tiede pour procurer la sueur ; on réitere ce remede jusqu'à deux ou trois fois : il n'est pas seulement capable de préserver de la peste, & de guérir les morsures de toutes sortes d'animaux venimeux : il convient aussi dans les douleurs de tête, de côté, d'estomac, dans le rhumatisme & la sciatique. L'eau ou le vin dans lequel cette racine à infusé, bû tous les jours aux repas, est un préservatif contre toutes sortes de maladies contagieuses, contre l'affection hyppocondriaque, contre les vents ; il aide à la digestion & fortifie l'estomac : en un mot, cet Auteur la préfere au Bezoard, & à la Thériaque.

Quelques-uns mélent cette racine en poudre avec le double de son poids de Quinquina pour la fiévre ; d'autres la mélent en dose proportionnée avec le double d'Ipecacuanha pour la dissenterie.

La racine de Contrayerva entre dans la poudre de la Contesse de Kent & dans quelques autres compositions cordiales.

XXV.

VIPERINE ou serpentaire de Virginie.

Viperina seu serpentaria virginiana, an Pistolochia cretica C. B. Jonst. Contrayerva Virginiana quorumdam. Senagruel D. Lemery.

CEtte racine vient de la Virginie dans l'Amerique, ou elle est estimée come un contrepoison particulierement à l'égard d'un serpent, appellé par les Indiens *Buiciminga* ou serpent à sonnette ; elle est propre aussi pour guérir la morsure de la vipere, d'où vient son nom. Je ne sçay si transportée en ce pays elle auroit d'aussi grandes vertus que celles qu'on luy attribuë dans la Virginie : on l'employe au lieu & come la racine de Contrayerva.

XXVI.

Spic-nard.

1. *Nardus indica, quæ spica, spica Nardi, & spica Indica Offic. C. B. 13. Nardus Indica vulgaris I. B. Tom. III. Part. 2. pag. 202. Gramen Cyperoides aromaticum Indicum Breyn. Prod.*

CEtte racine vient des Indes Orientales, par la voye d'Alexandrie, son odeur est tres penetrante & aromatique, come elle est rare on lui substituë la Plante suivante qui croît dans le Tirol & dans les Alpes. Le Spic-nard est propre à fortifier le cerveau & l'estomac, il pousse aussi les urines & les mois, résiste à la pourriture & excite la transpiration : on ne l'employe guéres seul, mais il entre dans la Thériaque & quelques autres compositions Alexiteres. Sa dose en poudre est de quinze à vingt grains, & en infusion jusqu'à deux scrupules.

2. *Nardus Celtica Diosc. C. B. 165. I. B. Tom. III. Part. 2.pag.205.Valeriana Celtica Inst. 131. Saliunca quorumdam. Nardus Celtica & Gallica Lugd. 923.*

Cette racine n'a pas à beaucoup prez l'odeur & la vertu de la précédente, & sa dose peut être au double: elle est employée dans la Thériaque de Mathiole & plusieurs autres semblables compositions.

XXVII.

Scille.

1. *Scilla vulgaris radice rubra C. B. 73. Squilla Tragi. 908. Pancratium Dod. 691. Scilla rufa, magna, vulgaris I. B. Tom. II. pag. 615. Ornithogalum maritimum, seu Scilla radice rubra Inst. 381.* Scille rouge.

2. *Scilla radice alba C. B. 73. Scilla Dod. 690. Scilla magna alba I. B. Tom. II. pag. 618. Ornithogalum maritimum, seu Scilla radice alba Inst. 381.* Scille blanche.

LEs racines de Seille sont des oignons qui nous sont apportés d'Espagne & de Sicile où ils croissent sur le bord de la Mer ; quelques-uns prétendent qu'il en vient en Normandie sur les côtes. On fait plusieurs préparations des Scilles : Sçavoir les Trochisques, le vinaigre, & même

même le miel; les deux premieres sont le
plus en usage. Les Trochisques entrent
dans la Theriaque : Le vinaigre Scilli-
tique est estimé propre a resister au venin
& a purifier le sang ; on le donne aussi
pour l'Epilepsie, & pour chasser les vents,
la dose est depuis une once jusqu'à trois.
Celle des Trochisques est depuis un scrupule jusqu'à deux, ils ont la même vertu, on prefere pour cela la Scille blanche.

XXVIII.

Feüille d'Inde ou Malabatre.
*Cadegi Indi, idest folium Indum, Arabibus
C. B. 410. Tamalapatra Cluf. Exot. 178.
Malabathrum & Folium Indum Officin. J. B.
T. I. pag. 430.*

ON nous apporte cette feüille des
Grandes Indes, elle ressemble à celle du Laurier Royal, elle n'a gueres d'o-
deur ni de saveur ; cependant les Anciens
la font entrer dans la composition de la
Theriaque, ainsi il est bon de la connoître ; on n'ordonne point ces feüilles seules, mais seulement dans quelques compositions Alexiteres, entr'autres dans la Theriaque, & dans le Mitridat, elles entrent
aussi dans l'Hyera *Diacolocynthidos.*

Z

XIX.

SCHÆNANTE, ou Jonc odorant.

Juncus odoratus, sive aromaticus C. B. 11. Schænanthos sive Juncus odoratus I. B. T. II. pag. 515. Gramen Dactylon aromaticum, multiplici panicula, spicis brevibus tomonto candicantibus ex eodem pediculo binis Pluk. Phyt. Palea de Mecha & Pastus Camelorum vulgo.

CEtte espece de chient-dent croit en Arabie, sur tout au Mont Liban, ou il est en si grande abondance, qu'on en fait la litiere des Chameaux. On nous en apporte les fleurs ou les épis, qui sont d'une odeur aromatique & tres agreable. Quelques-uns treyent les fleurs du reste de l'épy, pour l'employer daus la Theriaque, & dans les autres compositions dans lesquelles elles entrent ; d'autres n'y font pas tant de façon, & y mettent tout l'épy, On peut ordoner les fleurs de Schænante en poudre, depuis un demi scrupule jusqu'à trente grains, dans les maladies contagieuses ; elles sont propres aussi dans celles du cerveau, pour pousser les mois, & les urines, & pour lever les obstructions des visceres. Les fleurs de Schænante entrent dans la Theriaque & dans quelques autres confections Alexiteres.

XXX.

SANTAL.

Nous trouvons dans les boutiques des Droguiſtes trois ſortes de bo's de Santal, qui ſe diſtinguent aiſément par la couleur; ſçavoir le Blanc, le Citrin & le Rouge, on les employe indifferemment, & ſouvent tous les trois enſemble.

1. *Santalum album C. B. 392. Math. Lugd. 1768. Tab. ic. 932. J. B. T. I. pag. 486. Lignum odoratum candidum Cæſal pag.* Santal Blanc.

2. *Santalum pallidum C. B. 392. Math. Lugd. 1768. Santalum flavum Tab. ic. 933. Santalum Citrinum. I. B. idem. Cord. & Officin.* Santal Citrin.

3. *Santalum rubrum C. B. 392. Math. Lugd. 1768. Tab. ic. 933. Lignum odoratum Cæſalp. 116. J. B. idem. Lotus veterum. Sandalus rubea Officin. Cord.* Santal Rouge.

LEs Santaux viennent dans les Indes Orientales; le Citrin eſt le plus eſtimé & d'une odeur plus douce & plus agréable. Le Blanc aproche de ſes qualitez, & le Rouge leur eſt inferieur; ce dernier vient de Coromandel. Toutes ces eſpeces paſſent pour cordiales, elles raniment le mouvement du ſang, & corri-

gent l'acide malin qui épaissit sa masse ; &
rallentit sa circulation. On les employe
en infusion aprés les avoir rapé, depuis
une once jusqu'à deux, dans deux ou trois
pintes d'eau, on les fait boüillir ensuite
à la diminution du tiers de la liqueur, &
on fait boire cette tisane par verrées dans
les fievres malignes. On les ordonne aussi
en poudre, depuis demi gros jusqu'à un
gros, pour fortifier l'estomac & détruire
les rapports aigres, & les mauvais levains
qui empêchent la digestion. On se sert
des Santaux dans la palpitation de cœur,
dans le vomissement, les catharres, &
dans les obstructions du Foye, & des autres visceres.

Le Santal Citrin entre dans l'Opiat de
Salomon, dans le sirop Hydragogue de
Charas, le sirop de Myrte, la Poudre aromatique rosat, & la Confection Alkermes ; le Rouge entre dans le sirop lienterique de Charas ; l'un & l'autre sont
employez dans la poudre Diarrhodon, &
dnas celle qu'on appelle *Diamargariti fri-
gidi*. Les trois Santaux ont donné leurs
noms à la poudre *Diatria-Santalum*, & on
les employe dans la confection d'Hyacinthe, & dans l'Electuaire de suc de Roses.

XXXI.

CORAIL.

Entre plusieurs especes de Corail qu'on distingue principalement par la couleur, celui qu'on employe le plus ordinairement est le Corail rouge, le blanc est aussi d'usage, mais le noir l'est beaucoup moins, à cause de sa rareté.

1. *Corallium rubrum.C. B. 366. Corallium rubrum Officin. I. B. T. III. pag. 803.* Corail rouge.

2. *Corallium album C. B. 366. Corallium album Officinarum oculatum. I. B. T. III. pag. 805. Madrepora vulgaris Inst. 573. Corallo bianco fistulo, o Imper. 627.* Corail blanc.

3. *Corallium nigrum C. B. 366. Corallium nigrum sivè Antipathes I. B. T. III. pag. 804. Lob. ic. T. II. pag. 251.* Corail noir.

LE Corail est une plante pierreuse, qui croît au fond de la mer ; on en trouve beaucoup dans la Mediteranée. La maniere ordinaire de s'en servir, est de le reduire en poudre subtile passée sur le porphire, & d'en former ensuite de petits Trochisques avec l'eau rose ; on les laisse secher & on les conserve pour le besoin, ils se reduisent facilement en poudre ; on l'ordonne depuis vingt grains

jufqu'à un demi gros , dans les potions
cordiales abforbantes ; car le Corail eft un
alcali trés-propre à détruire & a corriger
les acides qui épaiffiffent le fang,& à rétablir fa fluidité naturelle lors qu'elle eft
rallentie ; & c'eft en cela qu'il peut paffer
pour cordial & Alexitere ; on le donne
rarement feul , mais ordinairement en
bol , ou en opiate avec d'autres ingrediens
aftringens , & abforbans. Le Corail convient dans les cours de ventre , la diffenterie, & les raports aigres de l'eftomac. Il
y a plufieurs préparations de Corail, fçavoir le firop qui fe fait avec le fuc d'Epi-
ne vinette & le fucre ; le fel qui eft une
folution de Corail par le vinaigre qui le
reduit en une poudre blanche ; le Magiftere qui fe fait par l'addition de l'huile de
Tartre , fur cette folution , qui occafione
la précipitation d'une poudre blanche ,
femblable à la precedente. Toutes ces
préparations auffi bien que differentes
teintures & firops compofez avec le Corail & les drogues aftringentes ou anodines , font inferieures à la préparation
fimple dont nous avons parlé d'abord.

Le Corail rouge entre dans plufieurs
compofitions cordiales, come l'antidote
de Mathiole , la confection d'Hyacinthe ,
&c. il a donné le nom aux Trochifques de
Corail de Nicolas , qui font eftimez pour

fortifier le cœur & l'estomac, donnés à demi gros, leur vertu vient autant des aromates & des plantes cordiales étrangeres qu'on y employe, que du corail qu n'y entre qu'en petite quantité.

PLANTES CORDIALES

QUI SONT

RAPPORTÉES D'ANS D'AUTRES CLASSES.

LA plus part des Plantes Sudorifiques qui sont capables de r'animer le mouvement du sang & des esprits, sont aussi Cordiales, & propres à corriger la malignité des humeurs. On employe ordinairement dans les potions Alexiteres les eaux distilées de Chardon benit, de Scorsonere & quelques autres dont nous avons aussi parlé cy-dessus, dans la Classe des Sudorifiques.

Entre les Plantes Histeriques, plusieurs sont aussi Cordiales, entr'autres la Melisse, dont l'eau distilée est employée come les precedentes, depuis quatre jusqu'a six onces. Voyez cy-devant la Classe des Histeriques nᵉ. IV.

la Canelle, son eau distilée avec l'orge, s'ordonne aussi jusqu'à demi-once dans

une potion. Voyez cy-aprés la Claſſe des
Plantes Cephaliques.

Le Geniévre, ſon eau ſpiritueuſe, à demi-once, & ſon huile eſſentielle à cinq ou
ſix goûttes, peuvent être auſſi employées
dans les compoſitions cordiales; ſon extrait à un gros s'ordonne come la Theriaque. Voyez cy-devant la Claſſe des
Plantes Sudorifiques Nº. VII.

Les racines d'Angelique & d'Imperatoire: Voyez cy-devant la Claſſe des Plantes
Sudorifiques : celles de Tormentille & de
de Biſtorte, Voyez cy-aprés la Claſſe des
Vulnéraires au chapitre des Plantes Aſtringentes ; Ces quatre ſortes d'herbes entrent
dans la plus-part des Electuaires Cordiaux.

La racine de Bardane en tiſane, come celle de Scorſonere, m'a pluſieurs fois
réuſſi dans les fiévres malignes & dans la
petite verolle. Voyez cy-devant la Claſſe
des Plantes Aperitives Nº. XXIV.

Les Fleurs Cordiales, ſçavoir. celles de
Bourache, de Bugloſe, de Violette & de
Roſe, s'employent par pincées en infuſion
à la maniere du Thé.

Le Gerofle, la Canelle Geroflée & quelques autres Aromates Etrangers ſont auſſi Aexiteres, & s'employent dans les confections cordiales. Voyez cy-aprés la
Claſſe des Plantes Cephaliques.

Pluſieurs Plantes Hiſteriques comé la ra-

cine d'Acorus, le feüilles de Ruë, les racines de Meum, de Valeriane & d'Aristoloche sont aussi cordiales, & sont employées
dans la Theriaque, l'Orvietan &c. Quelques-uns mangent deux ou trois feüilles
de Ruë le matin à jeun, pour se preserver
du mauvais air. Voyez cy-devant la Classe des Plantes Histeriques.

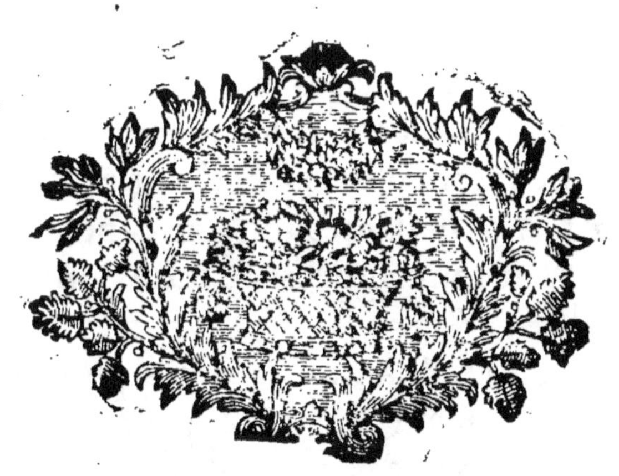

SECONDE CLASSE

DES PLANTES

CEPHALIQUES ET AROMATIQUES

LEs Plantes Cephaliques font ainfi nommées parce qu'elles font propres aux maladies de la tefte apellées en Grec *kephali*, ellesconviennent fur tout à celles du cerveau, que les anciens difoient venir de caufe froide, come l'Apoplexie, la Paralifie l'Epilepfie, la Lethargie & la plufpart des maladies du genre nerveux qui font accompagnées de mouvemens convulfifs.

Entre ces Plantes, il y en a plufieurs qui ont une odeur forte & penetrante, defquelles on tire par l'Analyfe Chimique des principes actifs & une portion confiderable d'huile effentielle. On appelle ces Plantes, Aromatiques, & on les employe avec fuccés dans les maladies dont on vient de parler, non feulement interieument, en fubftance & en infufion, mais encore à l'exterieur appliquées en fomentation : Nous en allons expliquer l'ufage apés avoir parlé de celles qu'on nomme proprement Cephaliques & Anti-Epilepti-ques. On appelle ordinairement les autres Plantes odorantes, herbes fines & Aromatiques, & on en cultive la plus grande partie dans nos jardins potagers, come étant également utiles dans la santé & dans la maladie, parce qu'on en prepare des affaisonemens capables de relever le goût des viandes, & d'en corriger la qualité en les rendant plus propres à eftre digerées dans l'eftomac, & changées en un chyle bien conditionné.

I.

BETOINE.

Betonica purpurea C. B. 235. Betonica vulgaris purpurea I. B. Tom. III. Pag. 301. Betonica Dod. 40.

ON emploïe cette Plante comunemert & de plufieurs manieres; on en fait infufer une petite poignée dans demi-feptier d'eau boüillante à la maniere du Thé, ou bien on en fait uue tifanne en mettant une bonne poignée de ces feüilles dans une pinte ou trois chopines d'eau, qu'on fait boüillir legerement, à laquelle on ajoûte un peu de reglifle; On prend la fleurs come les feüilles, on en fait un

firop & une conferve dont la dofe eft depuis demi-once jufqu'à une ; le fuc ou
l'extrait de ces parties a les mêmes vertus,
& fe donne jufqu'à demi-once : Ces differentes preparations font utiles dans la
migraine, dans les étourdiffemens, dans
les engourdiffemens des membres qui menacent de Paralifie. La Betoine eft ordonnée dans la Goutte, la Sciatique & dans le
Rhumatifme ; Elle pouffe les urines, elle
leve les obftructions des vifceres & apai-
fe les vapeurs : Elle eft vulneraire & bechique, en procurant l'expectoration & la
fortie des matieres purulentes par la voye
des crachats : L'emplâtre de Betoine eft
propre pour les bleffures, particulierement celles de la tête ; Les feüilles de Betoine en poudre ou broyées dans les doigts
& mifes dans le nez font éternuer ; Elles
entrent dans la poudre Cephalique dont
on prend quelques pincées le matin à jeun
pour décharger le cerveau. On employe
ces feüilles dans la poudre de Paulmier
contre la rage, Les racines de la Betoine
n'ont pas les mêmes vertus, elles purgent
par haut & par bas, on en prend la décoction d'une poignée dans demi-feptier
d'eau, les fleurs de Betoine entrent dans
la poudre de Guttete.

II.

MUGUET.

Lilium convallium album C. B. 304.
Lilium convallium vulgó I. B. Tom. III. pag.
531. Math. Doā. 205. Ephemerum non lethale.
Fuchs. Callionmius vel Chamacitinus Gesn.

ON employe les racines & les fleurs,
mais particulierement ces dernieres
qu'on fait sécher à l'ombre, & qu'on reduit en poudre, laquelle est un sternutatoire assez puissant, qu'on ordonne pour
décharger le cerveau dans la Paralisie &
les fluxions de la tête, sur tout dans l'E-
pilepsie & les vertiges ; on les distile & on
en fait une conserve, l'eau distilée se donne à quatre onces, & la conserve à demi-
once. Les fleurs de Muguet entrent dans
la poudre Anti-Epileptique de Charas,
dans sa poudre Stermutatoire, & dans
celle qu'il appelle Cephalique.

III.

TILLAU, ou Tilleul.

Tilia Fœnina folio majore C. B. 426. Tilia
vulgaris Platyphyllos I. B. Tom. I. pag. 133.
Tilia famina major Park. Phyllyrea Cast.

L Es feüilles & les fleurs de cette espe-
de Tilleul sont en usage, particulierement les fleurs, on en tire l'eau par la
distillation, on en prepare une conserve, &
par le secours de la fermentation on en
tire un esprit qu'on donne à douze ou
quinze gouttes? L'eau distilée à quatre ou
six onces, & la conserve jusqu'à une once: Touttes ces preparations sont estimées
pour l'Epilepsie, pour la Paralisie & pour
les Vertiges. Les fleurs en poudre entrent
dans la composition de la poudre de
Gutette & dans quelques autres remedes
specifiques contre l'Epilepsie. Les feüilles de Tilleul passent pour Aperitives &
propres à pousser les urines & les regles
des femmes.

IV.

P Y V O I N E.

1. *Paonia folio nigricante, splendido quæ mas*
C. B. 323 Paonia mas precosior I. B. Tom. III.
pag. 492. Paonia mas foliis nucis Gesn. Pao-
nia mas Dod. 194. Pyvoine mâle.

2. *Paonia communis vel fæmina C. B. 323. Pao-*
nia fæmina vulgatior I. B. Tom. III. pag 492.
Paonia fæmina altera Dod. 195. Aglaophotis

Æliani quorumdam. Pyvoine femelle

ON se sert ordinairemenr des racines
& des semences de ces deux especes
& quelques fois des fleurs, dont quelques-
uns tirent la teinture avec le vin blanc,
qu'ils donnent jusqu'à quatre onces. L'u-
sage commun de ces parties, est de les reduire en poudre apres les avoir fait sécher
à l'ombre, & d'en donner depuis un gros
jusqu'à deux en bol, en opiat, ou de quelqu'autre maniere; on ordonne aussi ces
parties en décoction & en infusion, sur
tout les racines, jusqu'à une once lorsqu'elles sont fraiches; on les fait boüillir
ou dans un boüillon au veau, ou dans une
pinte d'eau en forme de tisane. La Pyvoine est estimée Anti-Epileptique & tres propre pour les maladies du cerveau, pour
l'Incube, appellé du vulgaire le Coche-
mart, & pour les mouvemens convulsifs:
Elle pousse aussi les ordinaires, les vuidanges des accouchées, & emporte les
obstructions des visceres. La racine entre
dans la poudre de Guttete.

V.

GUI DE CHENE,

*Viscum baccis albis C. B. 423. Viscus Quer-
cus & aliarum arborum I. B. Tom. I. part. 2.*

pag. 89.. Viscum Dod. 826. Lignum sanctæ Crucis quorumdam.

CEtte Plante naît sur l'écorce de la plûpart des arbres, entr'autres sur le Chêne, le Pommier, le Poirier, le Châteignier, l'Aubespin &c. on prefere le Cui qui vient sur le Chêne. M. Tournefort, * propose des conjectures assés vraisemblables sur la production de cette Plante, & sur la maniére dont elle se nourrit. On employe dans la Medecine son bois, & ses fruits ou bayes; le bois se met en poudre, & s'ordonne depuis un gros jusqu'à deux; ou coupé par morceaux & mis en infusion dans le vin blanc à demi-once sur six onces de liqueur. Les bayes sont remplies d'un suc visqueux dont les anciens se servoient pour faire de la glue, celle que nous employons presentement est faite avec l'écorce du Houx, on choisit celle du milieu qui est la plus tendre & la plus verte, on la laisse pourir dans la cave, on la bat ensuite dans des mortiers pour la reduire en une pâte qu'on lave & qu'on manie dans l'eau, cette drogue est tres resolutive & tres emolliente appliquée exterieurement, j'en ai vû de bons effets dans la goutte, on l'étend sur des étoupes dont on envelope la partie

* Histoire des Plantes 1 des environs de Paris page 370.

souffrante, ce Cataplasme adoucit les douleurs & diminuë l'inflammation. Le Gui
passe pour un specifique dans l'Epilepsie,
& dans les maladies du cerveau, on estime celuy qui est apporté d'Italie : il entre
dans la poudre de Guttete.

VI.

PRIME-VERE, ou Primerole.
Verbasculum pratense odoratum C. B. 241.
Primula veris odorata flore luteo simplici I. B.
Tom. III. pag. 495. Herba Paralysis Brunf.
Offic. Artritica Gesn. hort. Dodecantheon An-
guil. Alsina pratorum Col. Paralysis vulgaris
pratensis flore flavo simplici odorato, Park.
Parad.

LEs feüilles & principalement les fleurs
de cette Plante sont en usage ; on les
donne en infusion dans l'eau boüillante à
la maniere du Thé, une bonne pincée dans
six onces d'eau, ou une petite poignée dans
un boüillon de veau ; Leur eau distilée se
donne à la dose de quatre à six onces, come la plûpart des autres. Cette plante a la
proprieté de fortifier les ners, & de guerir la Paralysie qui est legere, le nom Latin
qu'on lui a donné le fait connoître, elle
reüssit assez bien dans le Rhumatisme &
dans les maladies des jointures ; on l'appli-

que en fomentation. Elle entre dans
l'Onguent Martiatum.

VII.

MOURON,

1. *Anagallis phæniceo flore C. B. 252. Anagallis phænicea mas I. B. Tom. III. pag. 369. Anagallis terreſtris mas Thal. Corcorus Crateua Theoph.* Mouron mâle à fleur rouge.

2. *Anagallis cæruleo flore C. B. 252. Anagallis cerulea fæmina I. B. Tom. III. p. 369.* Mouron femelle à fleur bleuë.

CEs deux eſpeces qui ne different que par la couleur de la fleur ſont également utiles dans la Manie & dans l'Epilepſie, on les employe par poignées dans les tiſanes & apozemes qu'on ordonne aux Hippocondriaques; leur eau diſtilée à la même vertu. Quelques-uns aſſurent que le Mouron eſt vulneraire appliqué exterieurement ſur les morſures des animaux, & en même tems pris interieurement en infuſion.

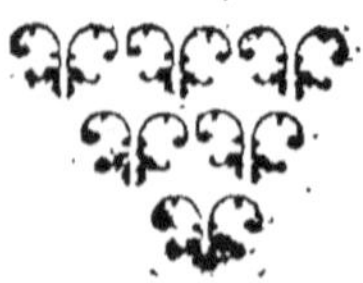

VIII.

POLIUM.

1. *Polium montanum lutèum C. B.* 220. *Tab. ic.* 364. *Polium luteum Lob. ic.* 487.

2. *Polium montanum album C. B.* 221. *Polium montanum I Cluf.* 361.

LA plûpart des efpeces de Polium aux quelles les Autheurs ont donné des noms differens, ne font que des varietez qui viennent de la même graine, la couleur des fleurs de l'efpece qui les a jaunes, s'efface & devient pâle, mais leur vertu eft égale & on employe indifferement l'une & l'autre des efpeces que je viens de nommer dont on prend les fommitez des tiges garnies de fleurs; On recueille le Polium dans les Colines de la Provence & du Languedoc, on les fait fécher pour s'en fervir dans la Theriaque où il entre. On eftime celuy qui vient d'Italie & de Candie. On fe fert des fleurs & des feüilles du Polium en infufion à la maniere du Thé, & on l'ordonne dans les maladies du cerveau, dans les obftructions des vifceres, & pour pouffer les mois & les urines.

XI.

Basilic.

1. *Ocimum vulgatius C. B.* 226. *Ocimum medium vulgatius & nigrum I, B. Tom. III. Part. 2. pag.* 247. *Ocimum vulgare majus Park. Ocimum magnum Tab. ic.* 343. *Basilica major Trag.* 31.

2. *Ocimum minimum C. B.* 226. *I. B. T. III. Prat. 2. pag.* 247. *Ocimum Caryophillatum, minus Tab. ic.* 344.

Toutes les especes de Basilic peuvent être également employées, ayant toutes une odeur tres-agreable & la vertu de reveiller les esprits & de rétablir le mouvement des humeurs qui composent le sang. On employe plus communement les especes precedentes, on les fait sécher à l'ombre, on les reduit en une poudre qu'on mêle avec la plûpart des herbes Aromatiques préparées de la même maniere Cette poudre est appellée Cephalique, par rapport à la vertu qu'elle a de décharger le cerveau, en faisant couler par le nez baeucoup de serofité, surtout lorsqu'on en a pris le matin quelques pincées à jeun: Il y a des personnes qui s'accomodent mieux de cette poudre que non pas du Tabac, qui fait une trop forte impression, & ir-

rite trop vivement le nez de ceux qui n'y
font pas accoûtumez. On prend les feüilles & les fleurs du Basilic en infusion come
le Thé pour les douleurs de tête & les fluxions de cette partie. La semence de cette
Plante entre dans la poudre de Guttete. Il
y a des Cuisiniers assez habiles pour employer avec tant d'art le Basilic, le Thim,
le Laurier, le Serpolet, la Sariete & nos
autres herbes Aromatiques, que les mets
qu'ils preparent avec ces assaisonnemens
font aussi agreables au goût, que s'ils y employoient les épices des Pays étrangers.

X.

CALAMENT.

1. *Calamentha vulgaris vel Officinarum Germaniæ C. B. 228. Calamintha flore magno vulgaris I. B. Tom. III. pag. 228. Calamintha
montana Dod. 98. Nepeta montana Cord.
Mentha sativa rubra Ger. ic.*

2. *Calamintha Pulegii odore sive Nepeta C.
B. 228. Calamentha flore odore Pulegii I. B.
Tom. III. pag. 229. Pulegium sylvestre sive
Calamintha altera Dod. 98. Nepeta agrestis
Cord.*

ON employe toute la plante en décoction & en infusion, la derniere espece est d'une odeur plus penetrante, &

peut être preferée dans les vapeurs Hysteriques, le Calament étant égalemei t p o-
pre aux maladies du Cerveau & à celles de
la Matrice, car il est Cephalique & Alexitere, pousse les mois & les urines; il est
aussi stomachique & Hepatique, & a les
mêmes proprietez que les especes de Menthe dont nous parlerons dans la Classe des
Stomachiques. On tire l'eau distilée du
Calament, on en fait un Sirop qui a les
mêmes vertus; Cette Plante entre dans
le sirop d'Armoise de Fernel.

X I.

POULIOT, ou Pouliot-thim.
Pulegium latifolium C. B. 222. Mentha a-
quatica seu Pulegium vulgare just. 189. Pule-
gium I. B. Tom. III. Part. 2. pag. 255. Pule-
gium Regium Adu. Pulegium fæmina Fuchs.

CEtte Plante à les mêmes facultez que
la precedente & s'employe de la même maniere; j'en ai veu de tres-bons effets dans la toux opiniâtre, & les Rhumes inveterez, elle facilite le crachement
& soulage considerablement les Asthmatiques: on la prend à la maniere du Thé,
une bonne pincée dans une demi-septier
d'eau lorsqu'elle est séche, ou bien une petite poignée quand elle est recente; car il

est bon de remarquer que les plantes odorantes & Aromatiques font plus efficaces
étant féches qu'étant fraiches ; la plus
grande partie du phlegme étant évaporée, les principes volatiles & les huiles E-
therées qui fe trouvent dans ces Plantes fe
dévelopent plus aifement & avec plus d'effet.

Les Herboriftes étant la plûpart peu
inftruis, fubftituent à cette Plante l'efpece
de Menthe fuiuante qu'ils appellent Pouliot-Thim qui ne luy eft pas de beaucoup
inferieure en qualité.

*Calamintha arvenfis verticillafa hirfuta C. B.
229. Mentha arvenfis verticillata hirfuta I. B.
Tom.III. Part. 2. pag.217. Culamintha arvenfis 1. Tabula ic. 352. Polycnemon Lobelii Lugd.
932. Nepeta agreftis Trag. 16 Pulegium agrefte
Serap. eidem 17.*

XII.

T HIM.

1. *Thymus vulgaris latiore folio C. B. 219.
Thimum durius Dod 276.*

2. *Thymus vulgaris folio tenuiore C. B. 219.
Thymum vulgare rigidius folio cinereo I. B. T.
III. Part. 2. pag. 263. Thymum durius vulga-
re Park.*

3. *Thimus Capitatus qui Diofcoridis C. B.*

219. *Thymum creticum sive antiquorum I. B.*
Tom. III. Part. 2 .pag. 263. Thymum Cephalo-
ton Dod. 276. Thim de Crete.

CEtte derniere espece est la plus estimée, mais elle est fort rare en ce païs
& difficille à élever : les autres sont communes dans les Jardins Potagers ; on les
emploïe dans les decoctions & dans les
infusions Aromatiques & Cephaliques,
dont on se sert ordinairement en fomentation pour bassiner les parties nerveuses
& musculeuses trop affoiblies, ou trop
gonflées. Le Thim est une des herbes fines des plus familieres dans la cuisine pour
relever la saveur des viandes. Son huile
essentielle est fort estimée, on en donne
cinq ou six gouttes dans deux ou trois onces d'une liqueur convenable, pour appaiser la colique venteuse, pour fortifier l'estomac, pour pousser les mois & les urines.

XIII.

SERPOLLET.

1. *Serpyllum vulgare majus C. B. 220. Ser-*
pyllum vulgare I.B. III. Part 2. p. 269. Ser-
pyllum album I. & 2. Tab. ic. 365.

2. *Serpillum foliis citri odore G. B. 220 I.*
B. Tom. III. Part. 2. pag. 270 Serpillum ci-
tratum Tab. ic. 360.

Thymum

Thymum latifolium Ger. Serpolet citronné.

LE Serpolet a les mêmes usages que le
Thym, son odeur est plus douce &
moins pénetrante ; Celuy qui sent le citron est preferé pour la Poudre Cephalique dont j'ai parlé cy-dessus ; on en tire
aussi de l'huile essentielle mais en moindre
quantité que du Thym.

XIV.

ROMARIN.

*Rosmarinus hortensis angustiore folio C. B.
317. Rosmarinus coronarius fruticosus, sive no-
bilior angustiore folio I. B. Tom. II. pag. 25
Rosmarinum coronarium Dod. 272. Libanotis
coronaria Cord. Hyssopus Hæbreorum quibusdam. Casia nigra Theoph.*

LEs fleurs & les feüilles de Romarin sont en usage. L'eau de la Reine
d'Hongrie si fameuse est tirée par la
distilation des fleurs de cette plante, mises en digestion dans l'esprit de vin ; quelques-uns y ajoûtent les jeunes feüilles
pour la rendre plus forte. Personne n'ignore les proprietez de l'eau de la Reine
d'Hongrie, qu'on employe si universel-
lement dans les défaillances, dans les é-
tourdissemens & les vertiges, dans les

vapeurs Hysteriques & Hipocondriaques ;
On en prend interieurement deux ou trois
gros, c'est environ une petite cuillerée
dans un verre d'eau : exterieurement on
en frotte les temples, le nez ; & les parties nerveuses & musculeuses affoiblies
ou affligées des douleurs de Rhumatisme.
Pour les contusions & blessures, les humeurs froides, le mal de dens, la gangrene même, on employe cette eau avec
succez ; les fleurs du Romarin que nous
cultivons dans nos Jardins, n'ont pas l'o-
deur & la vertu de celles qu'on recüeille
en Provence & en Languedoc, ou cette arbrisseau croist naturellement. Les feüilles
du Romarin boüillies dans le vin fortifient
les nerfs & les jointures ; le vin aromatique dont les Chirurgiens se servent si
utilement en fomentation pour dissiper
l'enflure qui survient aux playes, est fait
avec les feüilles de Romarin, le Thim,
la Sauge &c.

X V.

S AUGE.

1. *Salvia major an Sphacelus Theoph. C. B.*
237. *I. B. Tom. III. pag. 304. Salvia major*
Math. Dod 290.

2. *Salvia minor aurita & non aurita C. B.*
237. *Salvia minor auriculata I. B. Tom. II*

pag. 305. Salvia nobilis Brunf. Sphacelus ve-
rus Theoph Lugd, 830. Sauge franche.
3. Salvia folio tenuiore C. B. 237. Salvia
Hispanica odoratissima Camer. Sauge de
Catalogne.

LEs feüilles & les fleurs de la Sauge
font d'un ufage tres utile, & tres ordinaire dans les décoctions & fomentations aromatiques, pour fortifier les nerfs,
raffermir les chairs, ramolir les tumeurs,
& diffiper l'enflure des playes. On prend
l'infufion des feüilles interieurement pour
les vertiges, l'affoupiffement & les autres
affections du cerveau qui menacent de l'A-
poplexie, la Paralifie &c. on choifit pour
cela la Sauge franche à laquelle on prefere celle qui vient en Provence & dans les
Pays chauds, dans lefquels les Plantes A-
romatiques & odorantes ont plus de vertu: on eftime pour cette raifon la Sauge de
Catalogne. L'ufage de la petite Sauge à la
maniere du Thé eft tres familier, on en
met une pincée ou un petit bouquet de huit
ou dix feüilles dans un demi-feptier d'eau
boüillante, on y ajoûte enfuite un peu de
fucre aprez fon infufion; cette boiffon
continuée plufieurs jours les matins à jeun
n'eft pas feulement propre aux maladies
du cerveau, pour ranimer le mouvement
des liqueurs & la circulation du fang, elle

eſt auſſi tres utile dans la ſuppreſſion des
regles & des urines, dans les indigeſtions
& les foibleſſes d'eſtomac, dans les vents
& la colique, pour tuer les vers, pour dé-
baraſſer le Poulmon des Aſthmatiques ;
en un mot cette Plante à tant de vertus
qu'elle paſſe dans l'eſprit de pluſieurs pour
une Plante univerſelle, & propre à tous
maux. On en tire un eau diſtilée, un ſel fixe & on fait une conſerve avec ſes fleurs.
Elle entre dans la Poudre Cephalique, dans
l'Eau vulneraire ou d'Arquebuſade, dans
l'eau Imperiale, dans l'eau Celeſte autrement appellée eau de vie de Mathiole &
dans pluſieurs autres liqueurs compoſées,
qui ſont Cordiales & Cephaliques.

XVI.

LAVANDE, Spic, Aſpic, ou Nard
1. *Lavandula latifolia C. B. 216. Pſeudo
nardus quæ vulgo ſpica I. B. Tom. III. Part.
2. pag. 281. Spica nardus Germanica Tragi
58. Nardus Italica, Caſia alba Theoph. Da
in Plin.* Lavande mâle.

2. *Lavandula anguſtifolia. C. B. 216
Pſeudo nardus quæ Lavandula vulgo. I. B
Tom. III. Part. 2. pag. 282. Pſeudo nardu
fœmina Math. Lavandula altera Dod. 273
Lavandula breviore folio & ſpica Cluſ. Hiſ
Spica Italica & Domeſtica Cæſalp. 453*
Lavande femelle.

ON employe les feuilles & les fleurs de Lavande, sur tout de la derniere espece , parce qu'elle est plus commune en ce Pays, ou on l'eleve dans les potagers : On se sert plus ordinairement des espis chargez de fleurs , soit pour les decoctions Cephaliques & nervales , soit pour en tirer par la distilation l'huile Essentielle qui est fort estimée pour les maladies du Cerveau, pour les vapeurs Hystériques & pour l'Epilepsie. On en fait avaller huit ou dix gouttes dans quelque liqueur convenable , on s'en sert pour aromatiser les sels volatiles urineux, dont les personnes sujettes aux vapeurs se servent si familierement. On fait aussi par infusion dans l'huile d'Olive , une huile de Lavande appellée Huile de Spic ou d'Aspic , laquelle est également propre aux Arts & à la Medecine. La Lavande à les mêmes vertus que la Sauge & le Romarin & peut être employée de la même maniere.

Ses Fleurs entrent dans la decoction Cephalique , dans le sirop Anti-Epileptique , le sirop de Stœcas , la poudre Cephalique odorante de Charas, & dans la poudre pour embaumer les Corps.

Bb iij

XVII.

Stoecas,
Stœchas purpurea C. B. 216. Stœchas Arabica vulgo dicta I. B. Tom. III. pag. 277. Stœchas brevioribus ligulis Clus. Hist 344. Spica Italica sylvestris Cœsalp. 459.

ON n'employe que les espis ou bouquets de Fleurs qu'on nous apporte de la Provence & du Languedoc ou cette plante croist abondamment sur les Collines séches : ces fleurs sont trés propres dans les maladies du Cerveau, l'Apoplexie, la Paralysie, les Vertiges, les tremblemens des membres, & pour les affections Hypocondriaques ; on en fait infuser une petite poignée, dans demi-septier de vin blanc ; on en tire une huile Essentielle comme des fleurs de Lavande, qui à les mêmes usages : On prepare un sirop simple de Stœcas & un composé ; le sirop de Stœcas de Fernel dans lequel entrent plusieurs plantes Cephaliques & quelques Aromates étrangers est estimé pour l'Asthme & la Toux opiniâtre, il rend la Lymphe épaissie dans les tuyaux du Poulmon plus coulante & plus capable d'en sortir par les crachats ; Ce sirop chasse les vents, pousse les regles & fortifie le Cerveau & les nerfs.

Les fleurs de Stœcas entrent dans la decoction Cephalique , *L'hiera-Diacolocynthido* , l'Onguent *martiatum* & dans l'emplâstre de Grenoüilles.

XVIII.

HISOPE.

Hyssopus Officinarum cœrulea seu spicata C. B. 217. Hyssopus vulgaris spicatus angustifolius J. B. Tom. III. Part. 2. pag. 274. Hyssopus vulgaris Dod. 287.

LEs fleurs & les feuilles de cette plante s'employent dans les decoctions Cephaliques , & dans le vin aromatique dont nous avons parlé cy-dessus à la même dose & de la même maniere que les precedentes; on en tire par la distilation une eau , & une huile essentielle ; on fait avec ses fleurs une conserve , & un sirop simple ; celuy qui est composé , dans lequel entrent plusieurs plantes Bechiques & Aperitives , est fort estimé pour les maladies de la poitrine sur tout pour l'Asthme , & pour la Toux opiniâtre. L'hisope à les mêmes proprietez que les herbes fines & Aromatiques , comme de fortifier

le Cerveau, de rendre le sang plus fluide, de pouffer les mois & les urines, &
d'emporter les obftructions.

XIX.

SARIETTE.

1. *Satureia hortenfis five Cunila Sativa
Plinii C. B. 218. Satureia fativa I. B. Tom.
III. Part. 2. pag. 272. Satureia Dod. 289.
Hyffpus Agreftis Brunf: Thymbra vera
Gen.*

2. *Satureia Cretica C. B. 218. Thymbra
legitima Cluf. Hift. 358. Satureia legitima
Diofc Ponæ. Thymbra Greca I. B. Tom. III.
Part. 2. pag. 273.*

LA Sariette à les mêmes vfages dans la
Medecine que l'Hifope, elle eft auffi
employée dans la cuifine pour relever le
goût des legumes. La deuxiême efpece
qui vient en Candie eft d'une odeur plus
agreable, & fon huile effentielle à plus de
vertu que celle que nous elevons dans nos
Potagers. Elle a les mêmes proprietez que
le Thym.

X X,

M ARJOLAINE.

Majorana vulgaris C. B. 224. I. B Tom.
III. Part. 2. pag. 241. Majorana sive Ma-
rum Dod. 270. Amaracus Math. Fuchs.
Lugd. Sampsucus sive Amaracus latinis Ma-
jorana Cord.

L ES feuilles & les Bouquets de fleurs de
de la Marjolaine fournissent seules
une poudre Sternutatoire assez bonne :
elles entrent dans celle qu'on prepare ordinairement avec les autres Errhines.
Outre cette proprieté, elle a celle de fortifier le Cerveau, de pousser les regles,
de dissiper les vents, & d'appaiser la colique ; on en tire l'eau distilée, & l'huile
essentielle come des precedents, & on
la donne à la même dose : elle entre dans
la poudre Cephalique, dans le vin Aromatique & dans les autres preparations
propres à fortifier les nerfs & faciliter la
circulation du sang & des autres liqueurs.

X X I.

M ARUM.

Marum Cortusi, I. B. Tom. III. Part. 2.

242. *Chamædris maritima incana , frutes-*
tens , foliis lanceolatis Inst. 205.

CEtte Plante est d'une odeur tres penetrante & aromatique , on la prefere à la Marjolaine avec raison , car elle
donne une huile essentielle plus abondante & plus forte ; elle n'est pas seulement
Cephalique , elle est aussi sudorifique ,
Cordiale , Stomachique , & Histerique :
On la met en poudre & on en donne demy-gros en opiat ou en conserve, car elle
est fort amere. Elle entre dans les mêmes
compositions que la Marjolaine , dans les
Trochisques d'Hedicroi , & par consequent dans la Theriaque.

XXII.

ORIGAN.

1 *Origanum Silvestre Cunila Eubula Plinij*
C.B. 223. *Origanum vulgare spontaneum. I.B.*
Tom. III. Part. 2. pag. 236 *Agrioriganum*
sive Onitis Major Lob. ic. 492. *Majorana syl-*
vestris Par'.

2. *Origanum sylvestre humile C. B.* 223.
Prod. 109 *Origanum repens villosum Aurelia-*
nensium Hort. Reg. Par.

L'Origan à les mêmes usages que la Marjolaine & est employé de la même maniere ; la poudre de ses feuilles & de ses fleurs sechées à l'ombre est Cephalique & propre à faire couler par le nez la serosité : on se sert avec succez de l'infusion de ses fleurs dans la suppression des urines & des regles : Elles font aussi cracher avec plus de facilité les Asthmatiques & ceux qui ont une toux opiniâtre. Cette plante est Aperitive, Incisive, Hysterique, & Stomachique ; car dans les indigestions , les rapports aigres & les vents , son eau distilée , son huile essentielle, le sirop & la conserve qu'on prepare avec cette plante, font d'un secours merveilleux. Elle entre dans le sirop d'Armoise, l'Electuaire des Bayes de Laurier, & l'Onguent Martiatum.

XXIII.

DICTAME de Crête,

Dictamnus Creticus. C. B. 222. Dictamnus Cretica seu vera I. B. Tom. III. Part. 2. pag. 253. Dictamnum verum Dod. 281. Origanum Creticum, latifolium, tomentosum seu Dictamnus Creticus Inst. 199.

QUoy que cette plante ne croisse pas en France elle y est si commune dans les Jardins , que j'ay cru la devoir placer après l'Origan dont elle est une espece. Ses feuilles & ses bouquets de fleurs sont en usage non seulement pour les maladies du Cerveau & des nerfs, mais aussi pour celles de la matrice , car elle pousse les mois les vuidanges & facilite l'accouchement laborieux ; quelques uns l'employent dans les fievres. On donne cette plante en poudre depuis une demy dragme jusqu'à une , & en infusion dans le vin blanc depuis deux dragmes jusqu'à demy-once. On en donne aussi la teinture à la maniere du Thé. Le Dictame entre dans la Theriaque d'Andromaque le Pere , & dans celle qui est reformée ; dans le Mithridat, l'Orvietan, le Diascordium & l'Opiat de Salomon.

XXIV.

LAURIER.

1. *Laurus vulgaris* C. B. 460. *Laurus* I. B. Tom. I. pag. 409. *Laurus mas & fæmina Tab.* ic 950. *Laurus tenuifolia Math.* Laurier franc.

2. *Laurus latifolia platytera Diosc.* C. B. 460. *Laurus latifolia mas & fæmina Tab.*

Ic. 951. Laurier Royal.

ON employe indifferemment les feuilles & les fruits de ces deux efpeces,
la premiere eft plus commune en ce païs ;
il n'y a point de bon ragoût dans la cuifine ou fes feuilles fêches ne foient en
ufage. On l'eleve aifement dans nos Jardins ; c'eft pour cela que je ne l'ay point
rangé dans les Plantes étrangeres , ou elle
pourroit être, car elle ne croît pas naturellement en France , mais en Efpagne &
du côté de Gibraltar. Le Laurier eft tout
remply de fel acre , volatile , huileux , &
aromatique , fur tout fes bayes dont on
tire une huile excellente pour les maladies
des nerfs , la paralyfie , les convulfions ,
la colique , & la foibleffe d'Eftomac :
Cette huile fe tire par l'expreffion , par la
coction , ou par la diftilation ; & on la
donne auffi bien interieurement à petite
dofe de dix ou douze gouttes , qu'on s'en
fert exterieurement en liniment : on tire
auffi par la fermentation de ces fruits un
efprit qui a les mêmes vertus. Les feuilles de Laurier fe donnent en infufion
comme le Thé au nombre de cinq ou fix ,
ou en poudre à deux gros , fes bayes on
donné leur nom à l'Electuaire de bayes
de Laurier , qui eft eftimé pour les coli-

ques , & les maladies de la matrice. Ces
fruits entrent dans l'Orvietan , & dans
l'emplâtre de Melilot : Ses feuilles dans le
Martiatum & dans l'emplâtre de Bétoine ; & son huile dans l'Onguent de Na-
ples , l'emplâtre appellé *Manus Dei* ,
celuy de Paracelse , l'emplâtre de grenoüilles & l'emplâtre Stiptique.

XXV.

DIGITALE.

*Digitalis purpurea folio aspero C. B. 243. Di-
gitalis purpurea I. B. Tom. II. pag. 812 Cam-
panula sylvestris Trag. 889. Aralda Bono-
niensibus Ger. Virga regia major flore purpureo Cæsalp 348. Par .*

CEtte Plante n'est pas en ce Pays d'un
usage si familier qu'en Angleterre ,
Monsieur Ray (1) raporte que les Paysans
s'en trouvent bien pour l'Epilepsie , je dis
les Paysans , car il faut être vigoureux &
robuste pour s'en servir , parce qu'elle
purge par haut & par bas avec violence ; la maniere de s'en servir est d'en
faire bouillir deux poignées , avec quatre
onces de Polypode de chêne dans suffisante quantité de bierre pour une prise ; Il

(1) Hist Page 767.

fait en continuer l'usage pendant quelque temps & en prendre deux fois la se-
maine, particulierement quand l'Epilepsie est inveterée. Parkinson asseure aussi
que l'Onguent fait avec le suc de la Digitale est propre pour les tumeurs scrophuleuses. Cette Plante est fort vulneraire, on
s'en sert beaucoup en Italie pour reunir les
playes & netoyer les ulceres. Aussi aurois
je pû la mettre entre les vulneraires,
mais cette proprieté specifique pour l'Epilepsie m'à déterminé à la placer dans
cette classe.

PLANTES ETRANGERES.

XXVI.

CANELLE.

1. *Cinnamomum sive Canella Zeylanica C. B*
408. *Canella sine Cinnamomum vulgare J. B.*
Tom. 446. *Laurus Zeilanicus baccis calycula-*
tis Hernanni Raij Hist. 1561. *Cassia Cinnamo-*
mea Hort. Lugd. Bat. Arbor canellifera Zey-
lanica, cortice acerrimo, seu praestantissimo
qui Cinamomum Officinarum Breyni 2. *Prod.*
Canella quae Cuurdo Pis. Mant. Arom. 165. *Ku-*
run bu Zeylanensibus.

2. *Cinnamomum sive Canella Malavarica & Ia-*
vanensis C. B. 409. *Cassia lignea Officin. Hern.*
35. *Cassia vulgaris Cahbachadicta Pis. Mant*

Arom. 165. Caſſia lignea fuſca aromaticj &
glutinoſi ſaporis. I. B. Tom. 1. 451. Arbor
Canellifera Malabarica , cortice ignobiliore ,
cujus folium Malabathrum officin. Breyn. 2.
Prod. Carua Hort. Malab. Tom. 1. 107.

CEs deux eſpeces de canelle nous ſont
apportées des Indes Orientales, ce
ſont les écorces des branches de deux ſortes d'Arbres aſſez ſemblables par leurs
feuilles au Laurier Royal ; les feuilles
que nous employons dans la Theriaque
ſous le nom de *Malabathrum* paſſent, ſuivant quelques uns, pour celles de la deuxiême eſpece ; La premiere qui eſt la
veritable Canelle , eſt la plus eſtimée,
cette écorce eſt mince , roulée ſur elle
même en bâtons rougeâtres, d'un goût
piquant, mais agréable & trés aromatique ; la plus haute en couleur & la plus
mince eſt la meilleure, celle qui eſt plus
épaiſſe & plus large, que les Droguiſtes
appellent Canelle Matte , eſt tirée du
tronc & des groſſes branches de l'Arbre, elle eſt beaucoup inferieure à la pre-
cedante ; cette eſpece vient abondamment dans l'Iſle de Ceylan.

La ſeconde eſpece de Canelle appellée
Caſſia lignea eſt commune au Royaume
de Malabar, & dans les Iſles Philippines,
elle eſt plus épaiſſe, d'une couleur plus

foncée, & d'un goût moins aromatique
& moins piquant ; elle rend même la
salive gluante quand on en a mâché : sa
qualité n'aproche pas de celle de la premiere, cependant les Droguiftes les mêlent fouvent enfemble par avarice, car
elle coûte quatre fois moins.

La Canelle eft d'un ufage tres commun
dans la Medecine & dans les alimens ; on
l'ordone en poudre depuis quinze grains
jufqu'à trente, dans les bols, opiates, &
autres compofitions ; la dofe en eft double en infufion dans le vin, ou quelqu'autre liqueur fpiritueufe. On tire par la
diftilation deux fortes d'eau de Canelle,
une plus volatile par le moyē du vin blanc
dans lequel on la laiffe en digeftion pendant deux jours, aprés lefquels on la diftile dans le Bain-marie ; fa dofe eft d'une
demy-once ou de fix gros, fur quatre ou
fix onces de liqueur. L'autre forte d'eau
de Canelle s'appelle orgée, parce qu'on
employe l'eau d'orge au lieu de vin blanc
pour fa preparation, elle eft plus douce
& moins volatile, fa dofe eft depuis demy
once jufqu'à une once : L'une & l'autre
font ordonées avec fuccez dans les potions Céphaliques, Cordiales, & Hyfteriques, dans les Juleps Bechiques, & dans
plufieurs autres teintures & compofitions
propres aux maladies du bas ventre, qui

viennent come on dit , de caufe froide.
La Canelle n'eft pas feulement capable de fortifier le Cœur & le Cerveau,
de ranimer le mouvemeut du fang & des
efprits , elle eft encore excellente pour
faire cracher les Afthmatiques , & pour
la Toux opiniâtre ; elle pouffe les mois,
& abat les vapeurs hyfteriques , elle retablit les fonctions de l'eftomac , diffipe
les vents , appaife les douleurs de la Colique , & arrête la Lienterie. L'huile effentielle de Canelle tirée par la diftilation
à les mêmes vertus, on la donne à deux
ou trois gouttes dans quelque liqueur
appropriée : La teinture de Canelle eft
d'ufage, & entre dans le firop Apperitif
Cachectique de Charas-

On tire dans les Indes de l'ecorce de la
racine de la Canelle une huile jaune d'une
odeur agreable , qui s'évapore aifemeut
à caufe de fa volatilité ; on en tire auffi
une forte de Camphre trés blanc & plus
eftimé que le commun. L'huile qu'on tire
des feüilles fent le clou de gerofle, &
fon fruit fournit une forte de fuif , dont
on prepare des chandelles deftinées pour
l'ufage des Princes & des Roys.

La Canelle entre dans les Tablettes de
faffran de Mars, dans la poudre aromatique rofat, dans la poudre Diathodon, la Theriaque , le Mithridat , la confection Al-

kermes, le Diascordium, l'Opiat de Salomon, l'Orvietan, le Philonium Romain, la Confection Hamech, & l'Hiera-
picra de Galien : son huile est employée
dans la plûpart des confections purgatives soit pour les aromatiser, soit pour ai-
guiser leurs soufres volatiles & les rendre
plus efficaces.

XXVII.

GEROFLE, ou Clou de Gerofle,
Caryophyllus aromaticus fructu oblongo C.
P. 410. Caryophylli Indici I. P. Tom. I. pag.
425. Caryophyllus Aromaticus Indiæ orientalis,
fructu clavato, monopyreno Pluc. Phyt. Tab.
155. Tshin a Pis. Mant. Arom. 177. Calafur
Indorum, Carunfel Arabum. Caryophylli
Aromaticj Lugd. 1759.

L'Arbre qui porte les clous de Gerofle est assez semblable au Laurier, &
& croît dans les Isles Moluques, sous
l'Æquateur ; les Hollandois le cultivent
avec grand soin dans l'Isle de Terre-neu-
ve : les calices de ses fleurs s'appellent
clous de Gerofle a cause de leur figure ; le petit bouton qui se trouve dans
la partie superieure est le bouton de la
fleur qui s'épanoüit lorsqu'on le fait tremper dans l'eau tiéde : ces calices devien-

nent les fruits, qui sont de la grosseur &
de la figure des olives, on les confit dans
le pays, & on les appelle dans nos Boutiques *Anthophylli*, en françois meres de
Gerofles ou Clous matrices. Les meilleurs clous de Gerofle sont les plus noirs,
les plus pesants, dont l'odeur est plus
penetrante, la saveur plus piquante, ceux
enfin qui pincez avec les ongles paroissent
les plus huileux.

Tout le monde sçait que cette drogue
est une des épices les plus ordinaires, &
les plus utiles qu'on employe dans la cuisine ; son usage dans la Medecine n'est
pas moins avantageux : Car dans l'Apoplexie, la Paralysie, les Vertiges, la Lethargie, les mouvemens convulsifs, les
syncopes, défaillances & vomissemens ;
dans la foiblesse de l'estomac & les indigestions, les clous de Gerofle sont employez utilement : On les donne en
substance & en poudre à la dose de huit
ou dix grains & en infusion jusqu'à demi gros. L'huile distilée *per descensum* n'à
pas seulement les mêmes vertus, elle est
propre aussi pour le mal de dents & la carie des os.

Les clous de Gerofle entrent dans la
poudre contre l'avortement, dans la
poudre Dysenterique, & dans l'Orvietan.
Leur huile est employée dans l'électuaire

de Satyrium, le Baume Apopleᵈique, &
la Benediᵈe laxative,

XXVIII.

CAnelle Géroflée, écorce de Gerofle, Capelet, Bois de Crabe.
*Caſſia Caryophyllata ſeu Cinnamⴰnum Ame-
ricanum Offic. Cortex Caryophillatus. Canella
Caryophyllata.*

CEtte écorce n'eſt pas celle de l'arbre
qui porte le Gerofle, mais d'une autre qui n'eſt pas décrit dans les Autheurs, & qui eſt commun dans l'Iſle de
Madagaſcar & au Breſil. On l'appelle é-
corce de Gerofle parce qu'elle en a l'o-
deur & la ſaveur, elle eſt plus mince que
la Canelle & d'une couleur roüillée &
rouſſâtre. Les Colporteurs & les Epiciers
de mauvaiſe foy alterent le clou de Gerofle en poudre avec cette écorce, qui eſt
à meilleur marché. Les fruits de l'Arbre
qui donne la Canelle Geroflée s'appellent Noix de Madagaſcar, elles ſont groſ-
fes come les Noix de Galle, ayant l'o-
deur & la ſaveur du Gerofle elles ſont
plus rares ici que l'écorce : ,ces parties
approchent du Gerofle par leurs vertus ;
l'écorce ſe donne en poudre a demi gros,
& en infuſion à deux gros ; dans demy-

septier de bon vin : Elle est Cordiale, Cephalique & Stomachique.

XXIX.

MUSCADE, & Macis.

Nux moschata fructu rotundo C. B. 407. Nux aromatica vulgo Muschata I. B. Tom. I. pag. 265. Pala & Bongo-pala Pis. Mant. Arom. 173. Nux Myristica Math. Lugd. App. 4. Nux Bandensis, Iansiban Arab. Avic. Chrysobalanos Galeni quibusdam. Comacum Theoph. & Cinnamomum caryopon Plin. Moscho-caryon, Nucista, Nux unguentaria quorumdam.

L'Arbre qui porte la Noix muscade croist dans l'Asie, dans les Isles Moluques & particulierement dans celle de Banda. Son fruit est composé de deux envelopes & d'un noyau ou amande, la premiere envelope est épaisse & charnuë come celle de la noix ordinaire, la seconde est mince, & tendre, elle couvre immediatement la Muscade come un raiseau, & s'en separe daus sa maturité aprés que la premiere écorce s'est ouverte & est tombée ; cette deuxiéme écorce s'appelle Macis ou improprement fleur de Muscade, elle est d'un jaune rougeâtre & orangé, d'une odeur tres agreable, & fournit une huile excellente pour les dou-

leurs&les tumeurs des jointures.L'amande qui occupe le centre de ce fruit est la
Muscade dont on se sert si communement
dans la cuisine & que tout le monde connoît. Les Indiens font confire ce fruit
avec ses enveloppes comme nous faisons
nos Noix , mais ceux qui en mangent
avec excez tombent dans des assoupissemens lethargiques.

La Muscade est Cephalique , Cordiale ,
Hysterique , Stomachique & Carminative. Elle fortifie le Cœur & le Cerveau ,
retablit le cours du sang & des esprits ;
elle pousse les mois , arréte le vomissement, & dissipe les vents : elle apaise le
cours de ventre & devient anodine & as-
soupissante lorsqu'elle est rotie & dépouil-
lée de son huile ; car le marc des Amandes pilées & pressées donné à demy gros
est astringent & propre dans la dissenterie.

On rape la muscade & on la donne en
poudre jusqu'à quinze ou vingt grains en
bol avec la conserve d'absinte pour arrêter le vomissement. Le remede suivant
m'a souvent réussi pour cette maladie &
pour fortifier l'estomac. Prenez Muscade , Gerofle , Canelle & Poivre de chacun deux gros , mettez les en poudre, faites ensuite rotir une croute de pain de la
longueur & largeur de la main, trempez
la dans le vinaigre pour l'amollir , égout-

tez là, & faupoudrez le côté de la mie de la poudre cy deffus, puis l'appliquez fur la region de l'eftomac, apres l'avoir prefenté au feu; couvrez le ventre d'un linge chaud avec une bande qui tienne cette croute en état, ce remede eft bon pour la colique venteufe.

On tire par expreffion l'huile de Muf-cade qui a les mêmes vertus, on en frot-te l'eftomac & les parties nerveufes qui font foibles; cette huile eft employée dans la Theriaque reformée, & dans les Pilu-les pour la Colique de Charas. La Noix Mufcade entre dans les Tablettes Stoma-chiques, la poudre aromatique Rofat, & la poudre réjoüiffante. Le Macis à les mê-mes vertus & entre dans les mêmes com-pofitions, & outre cela dans la poudre pour l'avortement, & celle pour la diffenterie; il entre auffi dans l'Orvietan, le Diaphe-nit & la Benedicte laxatiue.

XXX.

STORAX.

Styrax folio mali cotonei C. B. 452. Styrax arbor I. B. Tom. I. pag. 341. Styrax Lob. ic. 151.

Le Storax eft une gomme refine qui de-coule de l'Arbre qu'on vient de nommer on luy donne plufieurs noms fçavoir *Sti-rax rubra,*

-rax rubra , Nascaphium , Tegname , Busuri,
Thus Iudæorum.

ON trouve dans les boutiques des Droguistes trois sortes de Storax ou Stirax. 1° Le commun , qui n'est que de la sciüre du bois liée en morceaux avec quelques gommes , elle est de petite valeur. 2° Le Storax appellé Calamite qui est le plus precieux , est en larmes & en morceaux rouges , luisans , semez de grumaux blanchâtres , d'une odeur tres agreable. 3° Le Stirax liquide , qui est une composition faite avec le Storax Calamite , le Galipot , l'huile & le vin ; doit être d'un gris de souris, d'une consistance moyenne ni trop solide ni trop liquide , d'une odeur de Storax mais moins douce & plus penetrante : le meilleur est celuy qui est moins rempli d'ordures , cette espece de Stirax a donné son nom à un onguent qui est d'un grand usage dans les Hôpitaux , come étant propre a netoyer les ulceres scorbutiques , & prevenir la Gangrene.

Le Storax Calamite nous est apporté de la Syrie & de la Cilicie ; il est excellent pour fortifier le Cerveau, les nerfs & les tendons ; on le fait dissoudre dans de bon vin blanc sur un petit feu, on en met demy gros dans six onces de liqueur , on fait piendre cette solution aux malades ; mais il est plus ordinaire de le donner en bol, ou en opiat, à quinze ou vingt grains. Il est utile dans l'Asthme & dans la toux opiniâtre. On en tire une huile par la distillation qui a les mêmes vertus & dont la dose est de huit ou dix gouttes.

Le Storax entre dans la Theriaque & la Poudre Cephalique odorante. Les Pastilles qu'on fait bruler comme un parfum pretieux, sont composées de parties égales de Storax & de Benjoin : Quelques-uns y ajoutent d'autres Aromates & drogues odorantes. Les Oyselets de Cypre de Charas sont de cette nature.

XXXI.

BOIS d'Aloes.

Agallochum, Xyloaloes, & Lignum Aloës Officinarum C. B. 393. I. B. Tom. I. pag. 477. Tarum idest Xylo-aloë fissilis Cord. Lignum aloes quod palo d'Aguilla vel d'Agula Linsc.

PLusieurs Auteurs pretendent que l'Arbre qui nous fournit le bois d'Aloes en donne de trois especes, sçavoir le bois d'Aigle ou la partie du bois qui est immediatement sous l'écorce, ce bois est très dur, très serré, d'une couleur noirâtre & d'une odeur agréable : Les Indi-

ens en font des armes. Le cœur de l'arbre est plus resineux, plus odorant & plus
dur &c'est celuy dont il s'agit qu'on appelle proprement bois d'Aloes. Enfin ce qui
occupe la partie moyenne entre le bois
d'Aigle & le Bois d'Aloes est semblable à
un bois qui se poûrit & n'est d'aucun usage : Cet Arbre vient à la Chine, quelques-uns croyent que le bois de Tambac
ou de Calambac est le même ce qui n'est
pas éclaircy.

Le veritable bois d'Aloes est couleur de
Caffé brulé, mais plus brun, il s'enflame
à la chandelle, & sa resine fournit une
odeur agréable : on le rape, & on en
donne en poudre demy gros ou en infusion jusqu'à deux ; il est Cordial & Cephalique, propre a fortifier le Cœur & le Cerveau, à reveiller les esprits, & ranimer
le sang ; il est aussi Hysterique & Stomachique, car il tuë les vers par son amertume, & pousse les mois : On l'employe
come le Santal auquel on le substituë. Il
entre dans les Trochisques *d'Alipta Mos-*
chata.

XXXII.

GALANGA.

1. *Galanga major C. B. 35. I. B. Tom. II. pag. 738. Clus. Exot. 211. Acorus ſeu Galanga major Fuchſ. Iridis genus Clus. in Acoſtam.* Gros Galanga ou Acorus.

2. *Galanga minor Offiein. C. B. 35. I. B. idem Clus. Exot idem. Lavandou Chinenſibus Linſc.* Petit Galanga.

CEs deux ſortes de Galanga ſont des racines qui nous ſont apportées des Indes , de Malabar & de la Chine : la premiere eſt appelée mal a propos par quelques Droguiſtes *Acorus* parce qu'on la ſubſtituë à cette racine ; La ſeconde eſt plus eſtimée & plus en uſage. L'une & l'autre ſe donnent en infuſion dans le vin blanc juſqu'à deux gros coupées par petits morceaux ; cette infuſion eſt utile dans les maladies du Cerveau, de l'eſtomac & de la matrice ; cette racine abondant en ſel acre, huileux & aromatique , elle reueille les eſprits , retablit le levain de l'eſto-mac, & pouſſe les mois. Elle entre dans l'Orvietan , la Benedicte laxative , les Tablettes courageuſes, la poudre aroma-tique roſate & la poudre réjoüiſſante.

PLANTES CEPHALIQUES

QUI SONT RAPPORTE'ES.

DANS D'AUTRES CLASSES.

LA plus part des Plantes Alexiteres sur tout celles qui ont de l'odeur comme l'Orange. Ses fleurs. L'Amome, les Cardamomes, les Cubebes, le Spica nard. Les Santaux, le Schenante ; toutes ces plantes sont Cephaliques étant trés capables de rendre au sang & aux esprits leur fluidité naturelle. Voyés cy devant la Classe des Alexiteres.

Entre les Plantes Diaphoretiques plusieurs sont propres aux maladies du Cerveau ; l'Angelique sauvage est regardée par quelques Autheurs come un specifique pour l'Epilepsie : Le Genievre, surtout son huile essentielle, & son eau spiritueuse, sont estimées pour abbattre les vapeurs, dissiper les étourdissemens, reveiller les esprits, & retablir le mouvement des nerfs. Voyez cy-devant la Classe des Plantes Diaphoretiques.

Plusieurs Plantes Hysteriques sont employées dans les maladies du Cerveau. La Valeriane sauvage est un remede des

plus asseurez contre l'Epilepsie. La Melisse
& son eau distillée n'est-elle pas d'un usage trés utile dans l'Apoplexie, la Paralisie
& les affections soporeuses. Les fleurs de
Saffran ; l'huile de Ruë & de Sabine sont
aussi propres à dissiper les vapeurs qui
portent à la tête, & attaquent le genre
nerveux. L'Acorus, le Calamus verus,
le Camphre, &c. Les Gommes d'une
odeur forte & penetrante comme l'Assa
fœtida, le Sagapenum, le Galbanum, l'O-
poponax ont la même vertu, & on en fait
des emplâtres lesquels appliquez sur la
tête soulagent la migraine & moderent les
accez Epileptiques & les mouvemens
convulsifs. Voyez cy-devant la Classe
des Plantes Hysteriques.

La Toute-bonne, *Sclarea.* deux poignées de ses feüilles, & de ses fleurs infusées
dans une livre de vin blanc sont tres-utiles
dans l'Epilepsie. Voyez cy-aprés la Classe
des Plantes Ophtalmiques.

Le Mille-pertuis, *Hypericum.* L'Yvette, *Chamæpytis*, sont aussi propres a retablir le mouvement de nos liqueurs ;
l'infusion de ces plantes, faite à la maniere du Thé soulage les paralitiques &
les gouteux. Voyez-cy apres la Classe
des plantes vulneraires, au Chapitre des
vulneraires aperitives.

La Benoite, *Caryophyllata.* La German-

dréc., *Chamadris*, pris de la même maniere font le même effet. Voyez-cy aprés
la Claſſe des Febrifuges.

L'Oſmunde, *Oſmunda*. paſſe pour un
remede propre à dénoüer les enfans &
pour les maladies des jointures, auſſi
bien que les autres eſpeces de Fougere,
ſoit en faiſant boire l'eau diſtilée de leurs
racines aux enfans, à deux onces par jour
pendant quelque tems, ſoit en les faiſant
coucher ſur des Paillaſſes remplies de
feuilles de Fougere ſêches. Voyez-cy
apres la Claſſe des Plantes Hépatiques

TROISIE'ME CLASSE.

DES PLANTES

OPHTALMIQUES.

NOus entendons par Remedes Ophtalmiques ceux qui font propres
aux maladies des yeux, a caufe du mot
Grec *Ophtalmos* qui veut dire œil; on les
appelle auffi Optiques. Ces fortes de remedes font ou deterfifs, ou rafraîchiffants,
parcequ'ils appaiffent l'inflammation, ou
nétoyent les petits ulceres qui fe forment
autour des yeux : Ainfi on pouroit parler
de ces Plantes dans les Claffes des Plantes
rafraichiffantes ou des vulneraires deterfives : mais j'ay crû devoir les diftinguer
dans une Claffe particuliere, foit pour
fuivre l'ufage établi, foit pour faire mieux
remarquer des Plantes qui font reconnuës fpecifiques pour des maladies tres
frequentes. On les applique la plûpart
exterieurement, & leurs eaux diftillées
font employées dans les Collyres qui font
des compofitions deftinées pour ces fortes
de maladies.

I.

ECLAIRE, Chelidoine, Felougne.
Chelidonium majus vulgare C. B. 144. Che-
lidonia I. B. Tom. III. pag 482. Chelidonium
majus Dod. 48 Papaver corniculatum luteum ,
Chelidonia dictum Raij Syn. Hist. 857. Hi-
rundinaria major quorumdam.

ON employe toute la Plante ; l'eau
distillée est tres en usage pour dissiper l'inflammation des yeux & nettoyer
les ulceres qui s'y forment ; son suc mêlé
avec pareille quantité d'eau rose fait le
même effet ; on applique sur l'œil de petites compresses trempées dans cette liqueur : le suc d'éclaire seul guerit les ta-
yes, étant un puissant detersif. On s'en
sert nonseulement pour les ulceres , les
demangeaisons , & les autres maladies
des yeux , mais encore pour la gâle & les
ulceres des autres parties du corps; pour
les contusions & meurtrissures. L'herbe
pilée ou bouillie, appliquée en cataplasme
avec un peu d'eau de vie est un trés bon
resolutif, le suc jaune de cette herbe mis
sur les verruës apres leur avoir coupé &
découvert les racines, les guerit assez su-
rement , comme fait le suc laiteux du Titimale & des autres plantes acres & corrosives.

L'Eclaire eſt un excellent aperitif & hepatique ; l'infuſion d'une bonne pincée de
ſes feüilles macerées à froid pendant la
nuit, dans un verre de petit lait, avec un
gros de crême de tartre, guerit la jauniſſe
& les pâles couleurs. La racine de cette
plante a une once, infuſée dans chopine
de vin blanc, avec demy once de teinture
de Mars, eſt utile dans l'hydropiſie, on
paſſe cette infuſion, & on en fait prendre
trois onces deux fois par jour. Cette racine paſſe pour cordiale & ſudorifique &
Julien Paulmier [1] Medecin de la Faculté de Paris la recommande dans la Peſte ,
il en faiſoit boire le ſuc avec le vin blanc
& un peu de vinaigre roſat, & cette potion excitoit une ſueur ſalutaire. Cette racine entre dans pluſieurs compoſitions
Cordiales, & Alexiteres.

II.

EUFRAISE.

Euphraſia Officinarum C. B. 233. I, B.
Tom. III. pag. 432. Dod. 54. Ophtalmica
ſive ocularia Cord. Exfragia Math. Cæſalp. 339.

L'Eufraiſe eſt eſtimée propre à éclair-
cir, fortifier & même retablir la veuë,
on l'ordonne en poudre, depuis un

[1] De Febribus peſtil. Cap. 18.

gros jufqu'à trois dans un verre d'eau de
Fenoüil ou de Verveine ; il faut en continuer l'ufage pendant quelques mois ; on
en tire l'eau par la diftilation qu'on donne
come les autres à cinq ou fix onces interieurement : Le vin qu'on prepare dans le
tems de la Vendange avec cette Plante ,
la mettant dans le vin doux, qu'on fait
boire enfuite lorfqu'il eft bien éclairci ,
eft un remede vanté par Arnaud de Villeneuve ; mais que Pena & Lobel n'eftiment pas tant que la poudre d'Eufraife.
Cette Plante eft un fondant propre a déboucher les vifceres , & retablir la fluidité des liqueurs. On a été dans l'ufage
de la fumer come on fait le Tabac , pour
les fluxions des yeux , cela ne reuffit pas
fi bien que la poudre.

III.

TOUTÉ-BONNE , Orvale.
*Horminum Sclarea dictum C. B. 238. Gal-
litricum fativum I. B. Tom. III. pag. 309.
Orvala Dod. 292. Sclarea Tab. ic. 373. Sy-
deritis Heraclea Frac. Matryfalvia major
quorumdam.*

LEs feuilles & la graine de cette plante
font en fon ufage, on applique les feuilles fraîches fur les yeux pour en appaifer

l'inflammation. Elles font auſſi utiles dans
l'Epilepſie come nous l'avons dit cy deſſus. Quelques Braſſeurs & Cabaretiers de
mauvaiſe foy mettent dans la Biere, &
dans le vin les feuilles & les fleurs de cette
plante, qui donne à ces liqueurs le goût
du Muſcat, mais elles portent promptement à la tête & enyvrent aiſement.
L'infuſion des feuilles de Toute-Bonne
eſt aperitive, propre à pouſſer les mois &
les urines. La ſemence eſt ophtalmique
on en met un ou deux grains dans l'œil
on le frotte enſuite doucement, cette
graine ſe charge des ordures, & de la pouſ-
ſiere qui eſt entre la cornée & la paupiere
on la retire & la veuë en devient plus
éclaircie.

IV.

V ERVEINE.
Verbena communis cæruleo flore C. B. 269.
Verbena vulgaris I. B. Tom. III. pag. 443.
Verbenaca recta Dod. 150. Herba ſacra Ang.
Hierobotane mas. Brunf. Columbaris Hermol.
Herba Cephalalgica Hofn Alt.

O N employe toute la Plante pour en
tirer l'eau diſtilée, qui eſt tres utile
dans les maladies des yeux, & ſur tout
dans l'inflammation; le ſuc de la Verveine

ſe éclaircit la veuë & netoye les yeux come l'eau diſtilée. Outre cette proprieté elle eſt vulneraire, aperitive, deterſive, hiſterique & febrifuge. Le vin dans lequel on fait infuſer la Verveine pendant la nuit eſt propre pour la jauniſſe & pour les pâles couleurs, on en fait prendre le matin trois ou quatre onces à jeun.

Le ſuc de Verveine ou ſon extrait, modere les accez des fievres intermittentes & les guerit quelquefois, on fait prendre un gros de cet extrait deux fois par jour, devant le friſſon & ſur le declin de la fievre les jours d'accez ; & les jours d'intermiſſion, le matin & l'aprés midy : le ſuc de la plante ſe donne de même depuis deux juſqu'à quatre onces. Les feuilles de Verveine pilées, mêlées enſuite avec la farine de ſeigle & les blancs d'œufs, font un Cataplaſme tres reſolutif ; les ſeules feuilles fricaſſées dans la poêle avec un peu de vinaigre, ou amorties ſur la pêle chaude & appliquées ſur le côté ſoulagent conſiderablement dans la Pleureſie & dans la douleur de côté : La ſeroſité qui s'échape par les pores de la peau, jointe au ſuc de cette herbe, rend les linges qui couvrent la partie malade d'une couleur rougeâtre ; ce qui impoſe au peuple ignorant qui s'imagine que la Verveine a attiré au dehors le ſang extravaſé ſur la pleure.

V

BLEÜET, Aubifoin, Blaveole, Perroole, Barbiau, Caffelunette.

Cyanus ſegetum C. B. 273. Cyanus I. B. Tom. III. pag. 22. Cyanus ſtos Dod. 251. Lychnis agria & ſtosfrumenti Brunf. Baptiſecula Trag. 506. Papaver Heracleum quorumdam.

Toute la plante eſt en uſage , on en tire une eau diſtilée qu'on appelle eau de Caffelunette parcequ'elle éclaircit la veuë ; on employe la fleur preferablement aux feuilles pour cette eau ; elle eſt excellente pour la rougeur & l'inflammation; pour rendre cette eau active on y ajoûte le faffran & le Camphre.

Tragus affeure qu'un demi gros de graine de Bleüet en poudre lâche le ventre. Quelques Auteurs pretendent que la Biere dans laquelle on fait bouillir une poignée de cette herbe , ſur un verre de liqueur, devient tres aperitive & hepatique , & quelle guerit la jauniffe & la retention d'urine.

VI.

PIED d'Aloüette.

Consolida regalis arvensis flore cæruleo. C. B. 142. Consolida regalis flore minore I. B. Tom. III. pag. 210. Delphinium segetum, flore cœruleo Inst. 436. Delphinium vulgare Clus. Hist. ccv. Flos Regius sylvestris Dod. 252. Anthemis Eranthemos sive consolida Regalis Lugd. 970. Buccinum & Delphinium alterum quorumdam.

LEs fleurs de cette plante sont principalement en usage, on les applique sur les yeux aprés les avoir fait macerer dans l'eau rose, elles en appaisent l'inflammation. Tabernamontanus dit que la conserve des fleurs appaise les tranchées des Enfans ; quelques uns pretendent que cette herbe est vulneraire aperitive.

VII.

BRUYERE, Petrole.

Erica vulgaris glabra C. B. 485. Erica vulgaris, humilis, semper virens, flo. purpureo I. B. Tom. I. pag. 354. Erica I. Math. 152.

Uelques Praticiens asseurent que
l'eau distilée de cette Plante appaise
l'inflammation des yeux : Et Tragus soutient qu'elle est bonne pour la Colique.
L'huile de ces fleurs est bonne pour les
Dartres du visage , & appaise les douleurs de la Goutte au rapport de Clusius &
de Tabernæmontanus , on prepare avec
les feuilles & les fleurs de Bruyere un bain
vaporeux dont les Goutteux reçoivent du
soulagement.

PLANTES ETRANGERES.

VIII.

Sarcocolle, ou Colle-Chair.
Sarcocolla C. B. 498. Sarcocolla Officina-
rum I. B. Tom. I. Part. 2. pag. 308. Math.
& aliorum.

LA Sarcocolle est une gomme qu'on
apporte à Marseille , laquelle coule
naturellement d'un arbrisseau qui croist
dans la Perse , & dans l'Arabie.

Cette gomme est en tres petits grains
& come en poussiere, d'une couleur rous-
sâtre , on y trouve des grains blanchâtres,
& d'autres tirant sur le rouge : Son usage
le plus ordinaire est exterieur , pour les

maladies des yeux , & pour reunir les
chairs des blesseures ; d'ou vient son nom.
On la fait macerer dans le lait de femme
ou d'anesse dont on bassine ensuite les
yeux ; ce remede appaise l'inflammation ,
dissipe les nuages & éclaircit la veuë.
Monsieur Rai y ajoute un peu d'eau rose
& de sucre & recommande qu'on l'applique sur les cils. Cet Auteur la donne
pour un bon astringent dans les saignemens de nez. Elle entre dans plusieurs onguents , entr'autres dans le mondificatif
de Resine.

PLANTES OPHTALMIQUES

QUI SONT RAPPORTE'ES

DANS D'AUTRES CLASSES.

Rose , son eau distilée est d'un usage
tres familier dans la pluspart des collyres. Voyez cy-devant la Classe des
Plantes Pargatives No VI.

Plantain , l'eau distilée de ses feuilles
s'employe ordinairement avec la precedente dans les collyres , & on applique
aussi les feuilles de Plantain sur les yeux
pour en appaiser l'inflammation. Voyez

cy apres la Claſſe des Plantes vulneraires,
au chapitre des aſtringentes.

Fenoüil, l'eau diſtilée de toute la plante
s'employe come celle de roſe & de Plantin, voyez cy-devant la Claſſe des Plantes aperitives N°. v.

Pouliot, le ſuc de ſes feuilles éclaircit
la veuë & diſſipe la Chaſſie au rapport de
Tragus Voyez cy devant la Claſſe des
Cephaliques N° XI.

Thé, l'infuſion de ſes feuilles paſſe au
Japon pour un ſpecifique dans les maladies des yeux & pour fortifier la veuë.
Voiez cy devant la Claſſe des Plantes aperitives N°. XXVII.

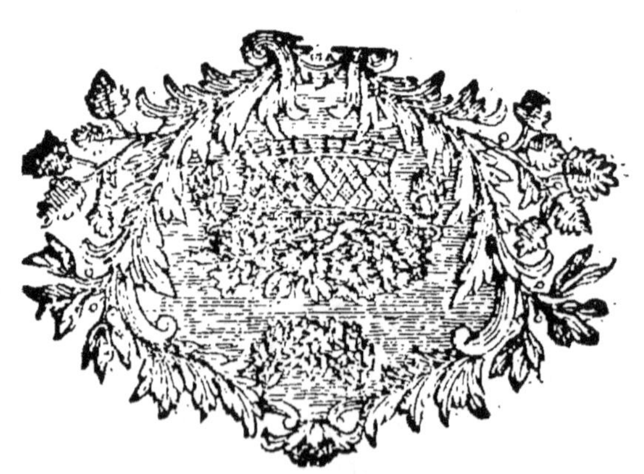

QUATRIE'ME CLASSE

DES PLANTES

STOMACHIQUES ET

VERMIFUGES.

NOus entendons par remedes Stomachiques, non pas ceux qui guerissent toutes les maladies de l'estomac,
mais ceux qui sont capables de retablir sa
fonction principalle qui est la digestion
des alimens : soit que ces remedes soient
propres à ranimer le levain de l'estomac
lorsqu'il est affoibli ou alteré, soit qu'ils
ayent la vertu de fortifier cette partie &
de retablir le ressort de ses fibres, Je n'entreray point icy dans l'examen de la ques-
tion phisique sur la nature du levain Sto-
macal, ou sur la maniere dont se fait la
digestion des alimens par le broyement,
& la trituration : il me suffit de faire re-

Ee ij

marquer que les Plantes dont nous allons
parler font toutes ameres & acres plûtôt
qu'acides, d'ou l'on peut vray fembluble-
ment conclure que le ferment de l'eftomac eft plûtôt d'une nature alcaline
qu'acide ; ajoutez l'experience qui fe fait
avec la lotion du ventricule d'un chien
fur laquelle le firop violat étant verfé
perd fa couleur violete & devient verd
come il luy arrive par le mêlange des alcalis.

Il faut avouer cependant qu'il y a des
acides qui reveillent quelquefois l'appetit
tels que les jus d'orange , de citron , le
verjus &c, mais ce n'eft que dans un cas
particulier , & lorfque le levain Stoma-
cal eft d'une acreté extraordinaire : autrement l'ufage des acides continué, emouffe
plutôt l'appetit qu'il ne le reveille.

Ces mêmes Plantes & celles qui font
ameres ont auffi la proprieté de tuer les
vers , ou de les chaffer come l'experience
leconfirme journellement, c'eft pour cela
que nous les avons apellé que vermifuges.

I.

Absinte, Aluyhe.

1. *Abfinthium vulgare majus I. B. Tom.*
III. pag. 168. Abf. Ponticum feu Romanum
Officinarum feu Diofcoridis C. B. 138. Abfin-

thium latifolium Dod. 32. Abſinte ordinaire.

2. *Abſinthium Ponticum tenuifolium inca-
num C. B. 158. Abſ. Ponticum , vulgare ,
folio inferius albo. I. B. Tom. III. pag. 175.
Abſinthium tenuifolium Dod. 24. Abrotanum
album ſive fæmina Cord. in Dioſc. Abſinthium
Galatium ſardonium Dioſc. Lob. ic. 755.* Petite Abſinte.

3. *Abſinthium ſeriphium Gallicum C. B. 139.
Abſinthium Seriphium tenuifolium marinum
Narbonenſe I. B. Tom. III. pag. 177. Ab-
ſinthium marinum quorumdam.*

4. *Abſinthium Iudaicum &c.* Voyez cy
apres Poudre à vers.

TOutes les eſpeces d'Abſinte qui ſont
ameres & odorantes ont a peu pres
les mêmes vertus ; mais celles qu'on employe le plus ordinairement ſont les deux
premieres ; la troiſiême eſt commune ſur
le bord de la Mer Mediterranée , & dans
la Provence & le Languedoc,on s'en ſert
aſſez familierement. La quatriême eſpece
eſt etrangere nous en parlerons cy apres.

Il y a peu de Plantes d'un uſage plus familier & dont les proprietez ſoient plus
connuës que celle cy ; on en fait pluſieurs
preparations tres utiles , & on l'employe
telle que la nature nous la preſente ; de
quelque maniere qu'on la prepare elle
conſerve une amertume côſiderable come

étant remplie de sel volatile, huileux &
aromatique. Cette plante est propre à
reveiller l'appetit., retablir le levain de
l'estomac, & fortifier cette partie ; détruire les matieres vermineuses, & corriger les aigreurs : elle emporte aussi les
obstructions des visceres, débouche la
rate & le foye, guerit la jaunisse, &
pousse les mois & les urines ; elle soulage les Hydropiques & guerit quelquefois les fiévres intermittentes. On en met
une petite poignée dans un bouillon surtout de la petite Absinte qui est moins
amere ; ou bien on la donne en infusion
dans l'eau comune avec un peu de sucre
come le Thé ; mais à cause de son amertume on employe plus ordinairement
les preparations suivantes, qui sont le
vin d'Absinte, le sirop, la conserve, le
sel, l'extrait, l'huile, & l'eau distilée.

Le vin d'Absinte se fait en faisant fermenter les feuilles & les sommitez dans
le vin sortant de la Cuve, qu'on garde
ensuite par le besoin ; ou bien on met
une poignée dans une chopine de vin
qu'on laisse infuser pendant vingt quatre
heures, on en fait boire trois ou quatre
onces le matin à jeun ; pendant plusieurs
jours de suitte ; les filles qui ont les pâles couleurs & les autres symptômes

qui les accompagnent comme le dégouſt,
les envies de vomir, les gonflemens d'eſtomac &c. s'en trouvent ſoulagées par ce
remede.

La conſerve, l'extrait & le ſirop d'Abſinte s'ordonnent depuis demy once juſqu'à une once, ou ſeule, ou pour lier
des poudres & former les bols, pilules
ou Opiates Aperitives, Meſenteriques,
Hyſteriques &c. l'eau diſtilée s'ordonne
come les autres à quatre ou ſix onces.
Quelques uns eſtiment fort la teinture
& la Quinteſſence d'Abſinte, on employe
l'eau de vie ou l'eſprit de vin pour ces
préparations, ce qui leur donne plus d'activité, auſſi la doſe en eſt-elle beaucoup
moindre, car on n'en donne que quinze
gouttes dans un verre de liquenr appropriée.

Le ſel fixe ou lixiviel d'Abſinte ſe donne depuis quinze grains juſqu'à demy gros
dans les infuſions purgatives, ou dans les
bouillons aperitifs. L'huile d'Olive dans
laquelle on a fait infuſer cette Plante eſt
bonne pour tuer les vers, on en frotte le
ventre & le nombril des enfans ſur lequel
on met du cotton qui en eſt imbibé. L'abſinte en poudre s'employe dans les Cata-
taplaſmes reſolutifs, il eſt vulnéraire deterſif, propre à reſiſter à la pouriture ; il
entre dans le vin Aromatique ſi familier

dans la Chirurgie. Il est aussi employé
dans le sirop Cachectique de Charas & le
sirop lienterique du même Auteur ; plusieurs le font entrer dans l'eau vulneraire , & on le met dans quelques endroi
dans la biere.

II.

AURONE-
Abrotanum mas angustifolium majus C. B
136. Abrotanum vulgare I. B. Tom. III. pag.
19 2. Abrotanum mas Dod. 21. Aurone mâle.
  2 Abrotanum fæmina foliis teretibus C. B
136. Chamæcyparissus I. B. Tom. III. pag.
133. Santolina foliis teretibus Inst. 460. San-
tolina vulgaris , aliis Crespolina Cas. 478.
Polium Theoph. Diosc & Arabum, vermicula-
to folio Col. Part. 1. pag. 54. Petit Cyprez
Garderobe.

L'Aurone est employé come l'Absinte
& ses vertus sont assez semblables ;
mais come l'Absinte est plus commun ,
on suit l'usage étably depuis long-tems &
on ne se sert de l'Aurone qu'au deffaut de
cette Plante. Le petit Cyprez est appellé Garderobe , parce qu'on repend les
feuilles & les fleurs de cette plante entre
les linges & les habits pour les preserver
de la vermine.

III.

III.

BEAUME, Menthe.

1 *Mentha crispa verticillata C. B. 227. Mentha crispa, verticillata folio rotundiore. I. B. Tom. III. Part. 2. pag. 215 Mentha prima Dod. 95. Mentha altera Cam. epit. 478. Cruciata Mentha Lob. ic. 507.*

2 *Mentha angustifolia Spicata C. B. 227. Mentha tertia Dod. 95. Mentha Romana officinarum, sive præstantior angustifolia Lob. ic. 507. Sisymbrij altera species Cord.*

3 *Mentha sylvestris longioribus, nigrioribus & minus incanis foliis C. B. 227. Mentha spicata, folio longiore, acuto, glabro nigriori I. B. Tom. III. Part. 2. pag. 220. Menthastrum Campense & zuvolense Lobelij Lugd. 673.*

4 *Mentha hortensis corymbifera C. B. 226. Mentha corymbifera sive costus hortensis I. B. Tom. III. pag. 144. Mentha Greca Cam. epit. 480. Balsamita major Dod. 295. Herba Sanctæ Mariæ Cæs. 483. Mentha sarracenica Cord. Alisma Germanorum Trag. 163. Costus hortorum Gesn. Tanacetum hortense foliis & odore Menthæ Hort. Lug. Bat. App. Coq.*

TOutes les especes de Menthe ont la même vertu ; mais on employe plus ordinairement celles-cy, entre les-

quelles on prefere le Coq, a cause de son
odeur.

La proprieté la plus reconnuë de la Menthe est de retablir les fonctions de l'estomac, de faciliter la digestion , d'arrêter
le vomissement , de corriger les aigreurs
& les rapports ; outre cela , la Menthe
pousse les mois & les urines , elle dissipe
aussi les vents & soulage la douleur de la
colique. Dans les obstructions des visceres elle peut être utile , & quelques
Auteurs l'estiment Hepatique : on l'employe come l'Absinte, & on en prepare
l'extrait , la conserve , l'eau distilée &
l'huile par infusion ; cette derniere preparation est d'un grand usage à Paris pour
toutes sortes de playes & de contusions ,
sous le nom d'huile de Baume. On mange en salade les jeunes feuilles du Baume surtout de la premiere espece. La
Menthe entre dans le sirop de Melisse
sauvage & le sirop Antiscorbutique de
Charas.

IV.

EUPATOIRE de Mesüé.
Ageratum foliis serratis C. B. 224. Agera-
tum plerisque Herba julia quibusdam. I. B.
Tom. III. pag. 142. Balsamita minor Dod.

295. *Eupatorium Mesue Trag. 515. Ptarmica lutea suaveolens Inst. 497. Mentha corymbifera minor Cord. Ageratum vulgare sive costus hortorum minor Park.*

ON emplóye cette plante comme l'espece de Menthe dont nous venons de parler qu'on appelle le Coq , & plusieurs Auteurs luy en ont donné le nom , les feuilles & les fleurs s'ordonnent en infusion & en decoction come elle , & pour les mêmes maladies. Mesüé l'estime pour les maladies du foye & pour emporter les obstructions des autres visceres , c'est pour cette raison qu'il l'a appellée Eupatoire. L'huile d'Olive dans laquelle on a fait infuser cette plante , est bonne pour faire mourir les vers , on en frotte le nombril des Enfans avec un cotton qui en est imbibé , & on la laisse quelque tems sur cette partie.

V.

TANAISIE.

Tanacetum vulgare luteum C. B. 132 Tanacetum vulgare flore luteo I. B. Tom. III. pag. 31. Tanacetum millefolij foliis Lob. ic 749. Artemisia tenuifolia Fuchs. Athanasia seu Tanacetum Lugd. 955. Ambrosia amato Cord. Artemisia Diosc. Tab. ic. 10.

Ff ij

LEs feuilles & les fleurs de cette plante font en ufage, fa femence même, en
quoy que fort differente de celle qu'on
appelle poudre à vers, & beaucoup inferieure, eft cependant employée comme
elle ; & j'ay trouvé des Droguiftes & des
Epiciers affez ignorans pour foutenir que
cette femence étoit la veritable poudre à
vers, elle n'a ni l'amertume, ni l'odeur
auffi forte, & elle eft plus menuë ; il faut
prendre garde de ne s'y pas laiffer tromper. Les feuilles & les fleurs de Tanaifie
s'employent comeles plantes precedentes,
en infufion, en decoction, & en fubftance :
Leur fuc fe donne à deux gros avec l'eau
de Plantain dans les fievres intermittentes ;
& leur infufion dans le vin provoque les
ordinaires au rapport de Cefalpin. Outre
la vertu de fortifier l'eftomac, de tuer
les vers & de corriger les rapports aigres
de l'eftomac, la Tanaifie eft aperitive,
Hifterique, & Cephalique, elle emporte
les obftructions, & netoye les conduits
de l'urine : Elle eft utile dans l'Hydropifie, dans la jauniffe, & dans les pâles couleurs. Quelques uns eftiment la
conferve de fes fleurs pour le vertige &
l'Epilepfie.

VI.

ESTRAGON.

Dracunculus hortensis C. B. 98. Dracunculus hort. sive Tarchon I. B. Tom. III. pag. 148. Draco Herba Dod. 709. Abrotanum lini folio acriori & odorato Inst. 459. Tragum vulgare Clus. Hist. 327.

CEtte Plante est d'un usage plus familier dans la cuisine & pour les salades que dans la Medecine, je m'en suis cependant bien trouvé dans la foiblesse d'estomac, les indigestions, & les envies de vomir, je l'ay fait prendre come le Thé, une grosse pincée de ses feuilles en infusion dans un demy septier d'eau avec un peu de sucre.

VII.

CORALLINE, Brion, Mousse Marine.

Corallina I. B. Tom. III. pag. 818. Corallina altera Tab. ic. 813. Muscus maritimus sive Corallina officinarum C. B. 363. Fucus capillaceus sive Corallina. Lugd. 1371.

CEtte Plante est une espece de Mousse
pierreuse qui se trouve attachée sur
les Rochers & les coquillages au bord de
la Mer ; on nous l'apporte de divers endroits de la Mediterranée sur tout du Bas-
tion de France. Elle est aussi commune
sur les côtes d'Angleterre ; on la reduit
en poudre fine & passée sur le porphire,
& on la donne depuis demy dragme jusqu'à une, en bol avec la conserve d'Absinte ou de fleurs d'Orange. C'est un bon
remede pour tuer les vers, & détruire
cette matiere acide qu'on appelle vermi-
neuse.

PLANTES ETRANGERES.

VIII.

POUDRE à vers, Barbotine, Santo-
line, Semencine.
*Absinthium santonicum Iudaicum C. B. 1;9.
Lumbricorum semen I. E. Tom. III. pag.
180 Semenzina, semen sanctum, sementina,
semen contra officinarum. Scheba Arabum
Lugd. App. 36.*

CEtte graine nous est apportée d'A-
lexandrie, & de Perse par la voye
de Marseille ; c'est la semence d'une espe-

ce d'Abfinte felon l'opinion commune ; elle eft d'une amertume confiderable & d'une odeur forte & penetrante, on la donne en poudre & en bol depuis demy fcrupule jufqu'à demy dragme, & en infufion au double, fa vertu fpecifique eft de faire mourir les vers ; elle a celle auffi de provoquer les ordinaires, & de fortifier l'eftomac. On la méle avec fuccez dans les infufions purgatives, quand on foupçonne dans l'eftomac des matieres glaireufes qui empêchent l'effet des purgatifs.

IX.

CAFFE', ou Coffé.

Caffé vel Coffée offic. Evonymo fimilis Ægiptiaca fruĉtu baccis lauri fimili C. B. 428. Bon vel Ban arbor I. B. Tom. I. pag. 422. Coffée frutex ex cujus fruĉtu fit potus Raij Hift. 1691. Buna ex qua in Alexandria potio fit Cluf. in Garz. Cahué, Caona. Bunchos.

LE Caffé eft un fruit ovale qui renferme une ou deux femences convexes d'un côté & plates de l'autre, avec une rénure ou fillon dans leur longueur ; elles n'ont ni odeur ni faveur fenfible, l'arbre qui porte ce fruit croift dans l'Arabie heureufe.

Son ufage eft familier a toutes les na-
tions ; on le fait rotir , on le reduit en
poudre, & on le fait bouillir enfuite dans
de l'eau commune, come tout le monde
fçait ; on verfe la liqueur par inclination
& on y ajoûte du fucre à difcrection :
Cette boiffon fe prepare dans des maifons
particulieres plûtôt pour la fenfualité &
comme une boiffon delicieufe, que pour
la neceffité & come un Remede : Ce n'eft
pas que le Caffé ne foit trés-utile pour
la fanté, & n'ait de grandes vertus, entr'autres celle de fortifier l'eftomac, d'a-
vancer la digeftion des Alimens , d'appaifer les maux de tête & d'abatre les
vapeurs du vin : Il rend la memoire &
l'imagination plus vive , & fortifie le cerveau ; il provoque les ordinaires & pouffe les urines , enfin il purge par le ventre
quelques perfonnes. Mais toutes ces proprietez n'ont lieu qu'autant qu'on prend
le Caffé par remede & avec moderation;
car ceux qui en ont contracté une trop
forte habitude par un ufage journalier,
n'éprouvent plus ces effets fi fenfible-
ment : Son ufage exceffif eft même pernicieux, furtout à ceux qui ont la poitrine
delicate, & de la difpofition à la Pulmonie ; les perfonnes maigres , vives & qui
dorment peu doivent s'en abftenir , car il
maigrit confiderablement, il empêche de

dormir , il épuisse les forces & rend im-
puissans ceux qui en prennent avec excez
come l'ont remarqué willis & quelques
Medecins.

On altere le Caffé en poudre avec la
croute de pain roti, le seigle, l'orge, les
fêves & d'autres semences roties , mais il
est aisé de la reconnoître à l'odeur & au
goût , car ces drogues ne font pas une
boisson aussi agréable que le Caffé.

X

CHOCOLAT.
Chocolata Pis. Mant. Arom. 196. Succolata
quorumdam.

LE Chocolat est une espece de Pâte
seche faite avec l'amande d'un fruit
apellé Cacao, le sucre,& un mêlange d'A-
romats en poudre : Ceux qu'on employe
ordinairement font la Vanille, la Canelle
& le Gerofle ; quelques-uns substituent à
la Vanille , le Musc, l'Ambre gris, le Poivre de la Jamaique , le Roucou , le Gingembre &c. d'autres ajoutent à la liqueur
qu'on prepare avec le Chocolat quelques
gouttes de Baume de Copaü , ou de Baume blanc du Perou.

Cacao Acosta. Cacao sive Cacavate Park.
Amygdalis similis Guatimalensis C. B. 442.

Cacao Americæ sive Avellana Mexicana I.
B. Tom. I. pag. 291. Cacahuatl vulgo Cacao.
Pis. Mant. Arom. 198. Cacava Quahuitl sive
Arbor Cacari Cacavifera Hern. 79. & seq.
Cacao, gros Caraque.

LE Cacao qu'on apporte de l'Amerique ou il est appellé Cacavi, est l'amande d'un fruit qui en renferme jusqu'à 60. ou 80. entassées & arrangées a peu prés come les grains de Grenade. On pretend qu'il y a quatre sortes d'Arbres qui portent le Cacao dont le premier & le second sont appellez *Cacahuaquahuitl*, le troisiême *Xuchicahuaquahuitl*, & la quatriême *Tlacacahuaquahuitl* : C'est pour cela qu'on trouve chez les Droguistes de quatre sortes de Cacao. On prefere pour le Chocolat les amandes du 1. & du 2. appellez le gros & le petit Caraque parce qu'ils viennent de la Province de Nicaraga ; le gros Caraque est le plus estimé & le plus en usage le 3. & 4. sont appellez gros & petit Cacao des Isles parce qu'on les apporte des Isles de l'Amerique & de Saint Domingue : Le gros Cacao des Isles n'est bon qu'autant qu'il approche des qualitez du gros Caraque : le petit cacao des Isles Nevaut rien.

Le Cacao est la base du Chocolat, on le prepare à Paris mieux que dans les Indes

& en Espagne, Monsieur Lemeri dans
son traité des Drogues simples & Monsieur son fils dans son traité des alimens
nous en donnent la preparation que je ne
repeteray point icy étant assez connnë de
tout le monde.

*Vanilla, Vaynellos Officin. Aracus Aroma-
ticus seu flos niger mexicanis Tlilxochitl Hern.
38. Pis. Mant. Arom. 200. Vanille.*

L A Vanille est la gousse d'une Plante
a peu pres semblable à nos Aricots,
lorsqu'elle est sêche & meure, les Mexi-
quains & ceux de Gatimalo & Saint Domingue, ou cette Plante croist, la cüil-
lent, la frotent avec de l'huile de peur
qu'elle ne se brise & ne se sêche trop ;
ils en forment ensuite des paquets de 50,
100, ou 150. pour nous les envoyer. Les
Vanilles qu'on trouve recousuës & trop
sêches ne vallent rien. Voyez Pomet Hist.
des Drogues page. 208. Les Indiens appellent la Plante Tlilxochitl. & la gousse Mecaxochitl. Hernandes assure qu'elle
est utile dans la suppression des mois &
des urines qu'elle avance l'accouchement
& pousse les vuidanges, elle rechauffe l'és-
tomac selon le même Auteur, le fortifie,
facilite la digestion, & dissipe les vents ;
il assure aussi qu'elle fortifie le Cerveau &
resiste au venin.

On trouve à Paris deux sortes de Vanille une plus petite qui vient du Perou &
la plus estimée pour son odeur ; l'autre qui
vient des Isles de l'Amerique & d'une
odeur moins aromatique & moins penetrante , elle est plus longue & moins
chere.

Orleana seu Orellana folliculis lappaceis
Hort. Lugd. Bat. Vrucu Pis. 133. *Achiotl*
seu Medicina tingendo apta Hern. 74. *Ar-*
bor Mexiocana fructu castanea coccifera C. B.
419. *Mitella Americana , maxima tinctoria*
Inst. 242. *Daburi Clus. exot.* 73. *Bixa oviedj*
ejusd. 74. 82. *I. B. Tom. I. Part.* 2. *pag.*
440. Roucou.

LE Roucou est une pâte d'une odeur
d'Iris ou de Violete, qu'on nous apporte de la Cayenne ou on la prepare le
mieux ; on ecrasse la graine rouge qui se
trouve dans le fruit de la Plante que nous
venons de nommer, on jette cette graine
écrasée dans de l'eau chaude , qu'on remuë jusqu'à ce qu'elle se soit chargée de
toute la teinture qu'elle peut prendre , on
la laisse reposer ensuite & on fait sêcher
la residence ou fecule qui se precipite au
fond , dont on forme de petits pains qui
servent aux teintures.

Le Roucou est en usage dans la Medecine , Hernandes asseure qu'il est rafrai-

chiſſant & aſtringent, que la décoction de ce fruit appaiſe l'ardeur de la fievre & & modere la ſoif, on l'employe avec ſuc-cez dans les Juleps rafraichiſſans & pour arrêter les cours de ventre & la Dyſſen-terie. Les Indiens mêlent le Roucou dans la compoſition du Chocolat pour luy donner de la couleur, on ne s'en ſert point en France pour cet uſage.

Le Chocolat fournit une boiſſon tres-utile à ceux qui en prennent avec mode-ration, il nourrit & fortifie l'eſtomac, il aide à la digeſtion, il adoucit les acre-tez de la Poitrine & convient dans le Rhume & la toux opiniâtre. Les Vieil-lards, & ceux qui ſont d'un tempera-ment pituiteux s'en accommodent mieux que les jeunes gens & que ceux qui ſont d'un temperament vif & bilieux, que cette liqueur échauffe conſiderablement & em-pêche de dormir.

XI.

CACHOU, ou Terre du Japon.
Terra Catechu. Terra Japonica Officinarum.

LE Cachou eſt une ſorte de pâte dure, ſêche, d'un roux noirâtre, gommeuſe & reſineuſe, ſemblable à une pierre ; d'une ſaveur amere & auſtere au commen-

cement , mais qui laisse ensuite dans la
bouche une impression douce & agreable.
La nature de cette drogue n'est pas bien
connuë ; l'opinion la plus vray semblable
est que le Cachou est un suc épaissi par
la chaleur , composé des sucs d'Areca &
de l'écorce verte d'un arbre épineux du
Japon apellé *Catechu* ; sa consistence & sa
saveur ont plus de rapport à un suc épaissi qu'à une terre come quelques-uns l'ont
soutenu. L'Areca est le fruit de l'arbre
que les Auteurs ont nommé differemment
voicy ces sinonimes.

Palma cujus fructus sessilis Faufel dicitur C.
B. 510. Filfel & Fufel Avic. Faufel sive Are-
ca Palma folus I. B. Tom. I. pag. 389. Are-
cifera Nucleo versicolori , nuci moschatæ simili
Pluk. Avellana Indica versicolor Park. Nuci.
Indica affinis fructus Cæsalp. 83. Areca sive
Faufel Clus. exot. 188. Pinang Bont. Panch-
maram Malab. Caunga Hort. Malab.

UN Auteur Moderne (1) soutient que
le Cachou est l'extrait de la Reglisse
des Indes , du Calamus aromaticus & du
suc d'Areca , qui leur communique sa
couleur rouge ; qu'il y en a de deux sortes une qui est la plus pure , laquelle fond
aisement dans la bouche , l'autre est plus

____

(1) Paulus Ammatus Manuductio ad mate-
ritiam medicam lipsiæ 1675 in 8. pag.9

dure & plus remplie de saletez, cette derniere ne leur est d'aucun usage. Le Cachou qu'on nous apporte des Indes Occidentales à besoin de preparation ; on le mêle avec le sucre Candi, apres l'avoir mis en poudre, une once de sucre pour deux onces de Cachou ; on ajoute à ce mélange un grain d'Ambre gris & autant de Musc pour les personnes qui ne sont pas sujetes aux vapeurs Hysteriques ; on incorpore cette poudre avec une quantité suffisante de mucilage de gomme adragant tiré dans de l'eau de fleurs d'Orange, & l'on en fait une masse qu'on forme ensuite en petits grains ou Trochisques de figure differente, que l'on fait sécher.

Le Cachou ainsi preparé se prend depuis douze grains jusqu'à demy gros dans les indigestions & flux Lienteriques ; dans la foiblesse d'estomac & le relâchement de ses fibres, car c'est un bon astringent. Il est propre aussi dans l'inflammation de la gorge, pour l'enrouëment, & pour corriger la mauvaise haleine : Les personnes sujetes aux raports aigres en prennent apres le repas trois ou quatre petits grains, cet usage leur est utile, & convient aussi à ceux qui ont des vents & des cruditez.

PLANTES STOMACHIQUES

QUI SONT

RAPPORTE'ES DANS D'AUTRES

CLASSES.

ON peut mettre au nombre des Plantes Stomachiques & qui font mourir les vers, toutes celles qui font ameres & Aromatiques ; ainfi entre les Plantes Cordiales & Cephaliques il y en a plufieurs qu'on employe utilement pour fortifier l'eftomac, & faciliter la digeftion; entr'autres.

L'Ail & la Rocambole ont la proprieté de tuer les vers & de corriger les cruditez & les vents. Voyez cy-devant la Claffe des Plantes Alexiteres N°. 1.

L'Orange & le Citron leurs écorces, foit féches foit confites, elles font egalement utiles dans les indigeftions. Voyez la même Claffe N°. x. & N°. xi.

Les Santaux & le Coral font auffi trés propres a detruire les aigreurs de l'eftomac & abforber les acides qui forment les matieres glaireufes propres à faire éclore les vers & alterer la digeftion des alimens. Voyez cy devant la même Clafse des Alexiteres N°. xxx. & N°. xxxi.

Entre les Plantes Cephaliques & Aromatiques le Thym, la Sauge, l'Hysope, la Sariete, le Laurier, & quelques autres ont aussi la vertu de detruire les matieres vermineuses, & de retablir le Levain de l'estomac lorsqu'il est trop asfoibli. Voyez cy-devant la Classe des Plantes Cephaliques.

Les Plantes Cephaliques étrangeres nous fournissent des Stomachiques éprouvez ; la Canelle le Gerofle & la Muscade sont d'un usage familier dans la cuisine pour assaisoner nos alimens & en aider la digestion. Voyez cy-devant la même Classe aux N°. xxvi. xxvii. & xxix.

La Classe suivante qui traite des Plantes Febrifuges dont la plufpart sont ameres nous fournit d'excellens Stomachiques. La Gentiane, la petite centaurée, le Chamædris, le Quinquina font tres propres à corriger les aigreurs & absorber les acides vicieux, voyez la Classe suivante.

La Fougere sa racine en décoction ou son eau distilée passe pour un remede specifique pour faire mourir les vers. Voyez cy après la Classe des Plantes Hepatiques.

La Rhubarbe est un excellent Stomachique & vermifuge. Voyez cy-devant la Classe des Plantes Purgatives N° xxx.

Gg

CINQUIESME CLASSE

DES

PLANTES FEBRIFUGES.

NOus appellons Remedes Febrifuges ceux qui guerissent les fievres intermittentes de quelque nature qu'elles soient ou qui emportent ou moderent les redoublemens des fievres continuës.

La plupart des Febrifuges sont amers, mais tous les amers ne sont pas febrifuges ce qui prouve qu'il y a des specifiques établis par l'usage & l'experiéce; on peut aussi surcela conjecturer vrai semblablemét que le levain de la fievre n'est pas toujours acide, puisque tous les amers ne la guerissent pas. Cette maladie si commune est souvent causée par le vice des premieres voyes, les mauvaises digestions & l'exaltation de la bile; les purgatifs alors & les emetiques sont les plus asseurez febrifuges, surtout lorsqu'il sont precedez de la saignée, qui appaise la trop grande fermentation du sang, & dispose à la purgation.

I

GENTIANE.

Gentiana major lutea C. B. 187. Gentiana vulgaris major Ellebori albi folio I. B. Tom. III. pag. 520. Gentiana Dod. 342. Tragi 174. Clus. Hist. 311.

ON employe ordinairement la racine de cette Plante & quelque fois les fleurs ; comme elle est fort amere, on l'ordonne pluftoft en poudre, en opiat, ou en bol, qu'en infusion : fa dose alors est d'un gros, & en infusion, elle est d'une demi once dans l'eau ou dans le vin. On tire l'extrait de la racine par le moyen du vin blanc, la dose est depuis un gros jusqu'à quatre : Cet extrait entre dans les pilules Tartarées de Scroder, & dans la plupart des opiates febrifuges composés. Avant la découverte du Quinquina, on se servoit communement de cette Plante, mais elle a perdu beaucoup de son credit, depuis l'usage de cette drogue étrangere. Nos Paysans des Alpes & des montagnes d'Auvergne s'en servent cependant dans leurs fievres & presque toujours avec succez. La Gentiane est aussi Cordiale, Hifterique, & Stomachique.

on donne son infusion dans les passes couleurs , & pour fortifier le cœur & l'estomac.

La racine de Gentiane est employée dans
le vinaigre Theriacal , dans la Theriaque
d'Andromaque, la Theriaque reformée de
Charas , le Mithridat, l'Orvietan , le Diascordium , l'Opiate de Salomon , & la
poudre contre les vers.

II.

PETITE Centaurée.
Centaurium minus C. B. 278. Dod. 336.
Centaurium minus flore purpureo I. B. Tom.
III. pag. 353. Centaurea Brunf. Gentiana
Hydropica Hoffm Altorf.

ON employe toute la Plante mais
principalement les bouquets de
fleurs qu'on donne en infusion, en poudre , en extrait & en conserve , pour guerir les fievres intermittentes , emporter
les obstructions des visceres , faire couler
la bile par le ventre , guerir la jaunisse ,
desopiler le foye, pousser les ordinaires ,
fortifier l'estomac & faire mourir les vers.
Outre ces proprietez elle est encore vulneraire detersive & aperitive, & on trouve
quantité de ses fleurs mêlées dans le Faltran: On appelle ainsi le mélange de plu-

fieurs herbes fêches qu'on nous envoye de Grenoble fous le nom de vulneraires de Suiffe: Comme cette plante eft fort amere quelques-uns l'appellent Fiel de terre, ou Febrifuge par excellence. Quelque reputation que ce foit acquis le Quinquina dans la guerifon des Fievres, il n'a pas détruit celle de la petite centaurée & on en mêle fouvent une poignée avec une once de Quinquina qu'on fait infufer dans une pinte vin blanc pendant 24 heures pour en faire prendre enfuite deux, trois & même quatre prifes par jour de quatre en quatre heures, & de la nourriture dans les intervalles : Cette preparation emporte fouvent des fievres que le Quinquina feul n'a pu guerir.

L'extrait & la conferve de petite Centaurée fe donnent depuis deux gros jufqu'à demye once dans les opiates Febrifuges, aperitives & mefenteriques. Cette plante en poudre s'ordonne à un gros, liée avec le firop d'Abfinthe en bol. On tire le fel fixe & lixiviel de la petite centaurée dont la dofe eft d'un fcrupule ou environ. Cette Plante entre dans la Theriaque d'Andromaque, le vinaigre Theriacal, le firop d'Armoife, l'eau vulneraire & plufieurs autres compofitions.

III.

GERMANDRE'E Petit Chêne.
Chesnette.

*Chamædris minor, repens C. B. 248. Dod.
43. Chamædris vulgo vera existimata I. B.
Tom. III. pag. 288. Trissago Trixago, Quercula Calamandrina German. Chamædris vulgaris sive* 11 *Clus Hist. 351.*

CEtte Plante est employée come la
la precèdente, leur proprietez sont
a peu près les mêmes & on les ordonne
dans les mêmes maladies, entr'autres dans celles du foye, & de la ratte,
dans la supression des mois, des urines,
dans les pâles couleurs & la jaunisse,
dans les fievres intermittentes les plus opiniâtres, dans le commencement de l'hydropisie, dans le Scorbut même & dans
la goutte, la Germandrée reussit egalement; soit en poudre, en infusion, en
decoction & en extrait, à la même dosé
que la petite centaurée: Elle est aussi vulneraire aperitive & entre dans les mêmes
compositions. J'ay veu des fievres qui
avoient resisté au Quinquina, ceder à la
Germandrée & à la petite centaurée mêlées ensemble & prises en infusion dans
le vin blanc. La Germandrée entre dans
les sirops Hydragogue, Aperitif, & Ca-

ke&ique de Charas , dans l'huile de Scorpion compofée , dans l'Ongueent *Martia-*
tum , dans le Mondificatif d'Ache , &c.

IV.

BENOITE ,. Galiot , Recife , Herbe
de Saint Benoist.

Caryophyllata vulgaris C. B. 321. *Caryo-*
phyllata vulgaris , flore luteo , parvo I. B. Tom.
II. pag. 298. *vulgaris Caryophyllata Lob. ic.*
693. *Benedicta Germ. Herba Benedicta Brunf.*
Gariofilata vulgo Cæfalp.

LA racine de cette Plante cëüillie au
Printems fent le clou de Gerofle ,
j'en ay donné la decoction d'une poignée
dans demy feptier de vin , au commencement du friffon des fievres intermittentes , la fueur furvient pluftoft & plus
abondante , & la fievre guerit plus promptement. Ce remede eft propre pour fortifier l'eftomac , & deboucher le foye au
rapport de Tragus. Cette racine eft Cephalique & cordiale , elle arrête les fluxions & les Catarres. Elle eft auffi vulneraire & la tifane faite avec toute la
plante eft utile apres les chutes ou les autres accidens dans lefquels il y a lieu de
craindre qu'il n'y ait interieurement du
fang extravafé.

V.

ARGENTINE.

*Argentina Dod. 600. Potentilla Math. C.
B. 321. Potentilla seu Argentina I. B. Tom.
II. pag. 398. Pentaphylloides Argentum ala-
tum, seu Potentilla Inst. 298. Anserina Officin. Volc'. Trag. 480. Pentaphylloides Argentina dictum Raij Hist. 617.*

LEs feuilles & les Semences d'Argentine sont en usage ; le suc de toute la
Plante se donne avec succez depuis quatre
onces jusqu'à six , dans les fievres intermittentes ; ou bien on fait bouillir une
poignée des feuilles dans un bouillon de
veau , qu'on reïtere deux fois par jour ;
le sel d'Argentine passe dans l'esprit de
quelques Auteurs pour un specifique contre la sievre, Monsieur Rai en fait mention. Cette Plante est ordinairement employée interieurement dans les tisanes &
dans les bouillons pour les cours de ventre , le flux de sang & les Hemorrhagies ; lorsqu'on ajoute sept ou huit écrevisses de riviere à chaque bouillon d'Argentine elle devient un excellent remede
pour les fleurs blanches.

Sa graine concassée & prise à la pesanteur d'un demy gros dans quatre onces de

ces de son eau distilée modere & arrête quelquefois les pertes de sang.

L'Argentine adoucit l'inflammation des reins & de la vessie, elle tempere l'ardeur de l'urine & fournit aux Dames une eau distilée qu'elles estiment beaucoup pour se decrasser le visage, pour le hâle & pour les rougeurs : Cette eau est bonne pour la chassie & pour les ulceres des yeux.

VI.

BOURSETTE, Bourse ou Malette à Berger, Tabouret.

Bursa pastoris major folio sinuato C. B. 108. Bursa pastoria I. B. Tom. II. pag. 936. Pastoria Bursa Dod. 103. Bursa pastoris major capsula cordata, foliis laciniatis Mor. Oxon. Thlaspi fatuum, Bursa pastoris dictum Raij Hist. 838.

CEtte Plante passe pour être febrifuge, prise interieurement come l'Argentine, & appliquée exterieurement sur le poignet en Epicarpe, apres l'avoir broyée & imbibée de vinaigre. Tous les Auteurs conviennent qu'elle est Astringente & vulneraire, propre dans toutes sortes d'Hemorragies, même dans les cours de ventre & la dyssenterie : on en donne le ſuc à quatre onces , on l'employe dans les tiſanes , dans les lavemens , & dans les Cataplaſmes : Sa ſemence à la même vertu que celle de l'Argentine & ſe donne à la même doſe.

PLANTES ETRANGERES

VII.

QUINQUINA,

Cortex Peruvianus Officin. Arbor Febrifuga Peruviana , China Chinæ , Quinquina , & Gannanaperide dicta , Hiſpanis Palos de Calenturas Raij Hiſt. 1796. Puluis Jeſuiticus & Puluis Cardinalis de Lugo quorumdam. Febrifuga Peruviana Ionſt.

LE Quinquina eſt l'ecorce d'un arbre qui croiſt au Perou, dans la Province de Quitto ſur des Montagnes pres la Ville de Loxa. [1] On en trouve chez les Droguiſtes de differentes ſortes , le meilleur eſt ſec , peſant , d'une ſubſtance ſercée , & compacte ; en petites ecorces fines & chagrinées ; d'une couleur foncée & noirâtre en dehors , & d'un tanné pâle en dedans : Sa ſaveur eſt amere & à quelque choſe de reſineux. Le Quinquina qui eſt en groſſes ecorces épaiſſes ,

[1] Voyez Pomet Hiſt. des Drogues page 132.

Handreux quand on le casse, d'une couleur rousse, ou semblable à celle de la
Canelle, n'est pas si bon ; non plus que
celuy qui est mêlé d'éclats de l'arbre qui
tiennent à l'ecorce, qui est remply de menu & d'ordures. Il y a des Marchans d'assez
mauvaise foy pour y mêler de l'ecorce
d'Aulne, qu'il est aisé de reconnoître,
en ce qu'elle est plus unie,& plus blanchâtre au dehors & d'un rouge plus clair en
dedans, outre la saveur qui en est fort
differente.

Le Quinquina bien choisi est le plus assuré specifique pour la guerison des fievres intermittentes, & pour les continues
qui ont des redoublemens reglez & pe-
riodiques : Celles qui sont accompagnées
de frissons cedent plus facilement à la
vertu de cette ecorce. Le Quinquina
ne reussit pas quelquefois, parcequ'il est
mal choisi, ou parceque le malade n'est
pas assez bien preparé par les remedes
generaux qui doivent preceder son usage ;
car il est bon de remarquer qu'il y a
deux causes assez generales des fievres ;
la premiere, l'abondance des mauvais sucs
crus & indigestes dont les premieres voyes
sont remplies. La seconde, l'embaras &
les obstructions qui se rencontrent dans
les visceres. Dans le premier cas, si

vous ne commencez par les evacuans selon les differentes indications , inutilement tentez vous le Quinquina ; ou s'il
reuſſit en fixant la fievre , ce n'eſt que
pour un tems , apres lequel elle revi-
ent plus violente & plus dangereuſe
qu'auparavant. Dans la ſeconde circon-
ſtance , apres l'uſage de la ſaignée , & des
Purgatifs , il faut employer les aperitifs &
même y mêler quelque preparation de
Mars pour frayer un paſſage au Quinquina ; autrement le malade eſt en danger
de tomber dans l'enflure , l'hydropiſie,
la jauniſſe ou quelqu'autre maladie pire
que la fievre. Cela poſé parlons de l'u-
ſage du Quinquina.

Il y a differentes manieres de faire prendre le Quinquina ; en ſubſtance , ou en
infuſion , en bol ou en tiſane , en ſirop
ou en extrait , ſeul ou mêlé avec d'autres
drogues : Je m'étens un peu ſur cette
Plante , parceque la fievre étant une maladie des plus communes , le remede qui
la guerit doit eſtre un des plus connus ,
& des plus en uſage. On le donne en
en ſubſtance & en poudre ſubtile depuis
un ou deux gros juſqu'à demye once par
jour, ordinairement en quatre priſes égales
de quatre en quatre heures & de la nourriture dans les intervalles; ſoupe, panade,
ou viande ſi le malade à de l'appetit ; s'il

n'en a point c'eſt une preuve qu'il n'a pas
été aſſez purgé;& le Quinquina ne reuſſira
pas ſibien, amoins qu'on ne le mêle avec
quelque purgatif, comme le Diaprun ſimple ou compoſé, la confection Hamech;
l'hiera picra, ou quelqu'autre ſirop ou
electuaire, avec lequel on lie la poudre
de Quinquina pour en faire un ou pluſieurs bols ; la doſe doit eſtre proportionnée au beſoin que le malade à d'être
purgé, & continuée ſelon la prudence du
Medecin. Le Quinquina avec parties é-
gales de quelqu'un des purgatifs dont je
viens de parler, pris deux ou trois fois
par jour, à la doſe d'un gros chaque priſes, m'a toujours aſſez bien reuſſi dans
les fievres les plus opiniâtres, comme celles d'Automne & les Fievres quartes. Paris
eſt plein de Charlatans qui vantent beaucoup leurs ſecrets particuliers pour la fievre, preſque tous employent le Quinquina qu'ils deguiſent differemment, & auquel il ajoutent, les uns l'Aloes, ou la
Rhubarbe ; les autres l'extrait de Gentiane, de petite centaurée, de Genievre,
ou de fumeterre ; avec les ſels de ces plantes, ou quelqu'autres, come le ſel de Chardon benit, d'Abſinte &c. Là plûpart y
mêlent differens amers, ou purgatifs ;
tous ont l'adreſſe & le ſecret de faire un
grand myſtere de leur remede, & de le

vendre bien cher , moyens furs pour im-
pofer au peuple ignorant & facile à prevenir

Ceux qui ne peuvent avaller des bols ,
ni prendre le Quinquina en poudre & en
fubftance ; peuvent le prendre en infufion
& en tifane. On employe ordinairement le
vin, ou l'eau diftilée des trois noix , celle
de Scorfonere, de Chicorée, ou telle autre
felon des veües differentes ; on met dans
une pinte ou deux livres de liqueur une
once de Quinquina en poudre on les laiffe
infufer dans un lieu chaud, pendant dix
ou douze heures au moins , en remuant
le vaiffeau de tems en tems, on en donne
enfuite au malade une prife de fix onces
ou environ qui fait un verre raifonnable ;
s'il peut avaller la poudre avec la liqueur,
& la prendre toute brouillée , fon effet
eft plus prompt. On laiffe quatre heures
de diftance come nous avons dit cy deffus,
entre chaque prife, on donne de la nouriture proportionnée à l'apetit des malades :
On leur fait prendre jufqu'à quatre &
même cinq prifes de cette infufion lorfque les accez de la fievre font longs ; &
on diminue le nombre lorfque la fievre fe
relâche. Il faut toujours continuer le
Quinquina en infufion , ou en fubftance
quelque tems apres que la fievre à man-
que, & diminuer infenfiblement la dofe
& le nombre des prifes. On mêle avec

fuccez cette ecorce en poudre dans les infufions Purgatives, à la même dofe que le Sené ; ou avec la Scamonée le Mercure doux &c. en opiate : avec cette precaution qu'il faut toujours finir par le Quinquina & non par la purgation, c'eft un fait d'experience.

Les Perfonnes qui ont la poitrine delicate doivent s'abftenir du Quinquina, ou fi l'on eft obligé de leur en donner, il faut le faire en tifane fimplement, & y ajouter ou les fleuts de Coquelicot avec la racine de Scorfonere, ou quelqu'autre plante Bechique ou Cordiale ; on fait bouillir deux onces de Quinquina en poudre groffiere dans trois pintes d'eau avec une once de racine de fcorfonere ou de Bardane, lorfque la tifane eft reduite environ aux deux tiers, on y jette une poignée de fleurs de Coquelicot ou de Pas d'afne, & un peu de regliffe, on retire le vaiffeau du feu, aupres duquel on le laiffe infufer chaudement, fans bouillir davantage on en donne la même dofe & la même quantité que l'infufion cy deffus.

A l'egard des autres preparations du Quinquina, fçavoir la teinture faite avec l'efprit de vin, le firop, l'extrait, & le fel ; elles n'ont pas le même effet que l'ecorce, employée telle que la nature nous la prefente, & ces fortes de prepa-

rations raffinées font plus propres à faire
gagner les Apo'tiquaites qu'à guerir les
malades. Le Quinquina n'eſt pas ſeulement un excellent remede contre les fievres , c'eſt un bon Stomachique & un
abſorbant , tres propre à détruire les acides vitieux qui cauſent ſouvent tant de
deſordre dans les premieres voyes.

PLANTES FEBRIFUGES

QUI SONT RAPPORTE'ES

DANS D'AUTRES CLASSES.

LA pluspart des Plantes ameres &
Stomachiques ſont tres utiles dans la
fievre ; une poignée de feuilles d'Abſinte
infuſée dans demy ſeptier de vin blanc ,
pris immediatement devant le friſſon m'à
quelquefois reuſſi. Voyez la Claſſe des
Plantes Stomachiques N°. 1.

La Tanaiſie *Tanacetum* , deux gros du
ſuc de ſes feuilles bû avec l'eau de Plantain , guerit les fievres intermittentes ſuivant le temoignage de Ceſalpin. Voyez
cy devant la même Claſſe No. v.

Le ſuc des feuilles de la Chicorée ſauvage à la doſe de cinq à ſix onces, pris devant l'accez de la fievre en modere la violence , & la guerit quelque fois quand on

Le continue toûs les jours pendant quelque tems, Voyez cy devant la Claſſe des Plantes Aperitives No. I.

Le Chardon etoillé *Calcitrapa*, le ſuc des feuilles depuis quatre onces juſqu'à ſix ou bien demy gros de ſes feuilles ſêchées & miſes en poudre, & priſes au commencement du friſſon des fievres intermittentes, eſt un remede qui m'a reuſſy quelquefois. Voyez cy devant la Claſſe des Plantes aperitives No. XVII.

Chardon-benit, ſes feuilles en decoction ou en tiſane, ſes ſemences en emulſion à demy once, & ſon ſel fixe à demy gros ; paſſent pour être Febrifuges. Voyez cy devant la Claſſe des Plantes Diaphoretiques No. I.

Verveine, *Verbena*. L'extrait de cette Plante à demye once, ou le ſuc de ſes feuilles à quatre onces, guerit les fievres intermittentes, ce remede eſt en uſage parmi les gens de la Campagne. Voyez cy devant la Claſſe des Plantes Ophtalmiques No. IV.

Ciprés, *Cupreſſus*, ſon fruit qu'on appelle noix de Ciprés mis en poudre & infuſé dans le vin blanc à la doſe du Quinquina, à gueri des fievres quartes fort opiniâtres. Voyez cy apres la Claſſe des Plantes Vulneraires au Chapitre des Aſtringentes. No XXXI.

Camomille , *Chamæmelum* , ses fleurs &
ses feuilles seches en poudre à un gros,
ou en infusion dans le vin au double , prises à la maniere du Quinquina , est un
Febrifuge connu du temps de Dioscoride,
ordonné par Riviere & familier aux Ir-
landois & aux Ecossois. Voyez cy apres
la Classe des Plantes Carminatives. N°.

Ache *Apium* , un gros d'extrait des feuilles d'Ache , mêlé avec deux gros de Quinquina est un febrifuge assuré pour la fievre quartre, & pour toutes celles ou il y a
des obstructions dans le bas ventre. Voyez
cy devant la Classe des Plantes Aperiti-
nes. N°. VII

Renoncule ou Bassinet. Ses feuilles é-
crasées & arrosées de vinaigre , appliquées sur les poignets en amuletes , passent dans le peuple pour des febrifuges as-
surz, je n'en ay jamais veu de bons effets.
Voyez la Classe des Vulneraires au chapitre des Detersives.

La pluspart des Plantes Purgatives &
Emetiques sont febrifuges , en ce qu'elles
emportent la principale cause des fievres,
come j'ay dit cy dessus.

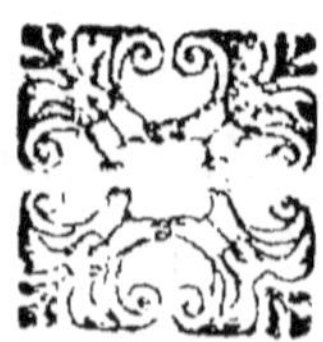

SIXIESME CLASSE

DES PLANTES

HEPATIQUES ET SPLENIQUES.

ON a donné le nom d'Hepatiques &
de Spleniques à plusieurs plantes
qu'on a reconnu propres aux maladies du
foye & de la ratte, des noms *d'Hepar*,
& Splen, *Lien*, qui signifient le foye & la
ratte. Les anciens croyoient que ces deux
visceres étoient de la même structure &
que les mêmes remedes convenoient à
l'un & à l'autre. L'Anatomie moderne
nous aprend que le foye est composé de
plusieurs glandes, & la Ratte remplie de
cellules, celuy la filtre la bile, celle cy
ne filtre aucune liqueur, selon le sentiment de la pluspart, ainsi leur structure
& leurs usages sont differens. L'experience qui doit decider des effets des Plantes nous fait connoître que plusieurs
plantes aperitives sont Hepatiques; ces
plantes étant capables d'emporter les obstructions des visceres, & de retablir la
fluidité des liqueurs, en rendant à la cir-

culation du sang sa liberté naturelle : c'est pour cette raison que la plus grande partie des Plantes dont nous avons parlé dans la Classe des Aperitives ont la proprieté de guerir les maladies du foye. Nous parlerons dans celles cy de quelques unes qui passent pour specifiques dans ces maladies, apres avoir fait remarquer qu'il est necessaire de joindre à ces remedes alterans les purgatifs convenables, afin d'évacuer les humeurs à mesure qu'on les dissout ; autrement il y auroit lieu d'apprehender que ces humeurs étant mises en fonte par l'action des Aperitifs & des Hepatiques, sans être en même tems chassées dehors, ne se jettassent sur quelque partie noble, ou elles pouroient se deposer & causer du desordre.

I

AIGREMOINE.

Agrimonia seu Eupatorium I. B. Tom. II. pag. 398. Eupatorium veterum sive Agrimonia C. B. 321. Eupatorium Græcorum, Agrimonia Officinarum Lob. ic. 692. Inst. 301. Eupatorium vulgare Tragi 514.

LE nom de cette plante fait assez connoître sa vertu specifique pour les maladies du foye, aussi n'ordonne t'on

gueres de tifane ou de bouillons dans ces
maladies qu'elle n'y foit employée ; elle
eft excellente dans les inflammations du
foye & de la ratte ; & lorfqu'il s'agit
d'abforber un acide coagulant & d'incifer
une Limphe epaiffie qui eft fouvent la
caufe des maladies longues & chroniques,
noftre plante produit cet effet. Il n'eft
pas furprenant qu'elle foit quelquefois
aftringente & aperitive en même tems,
parceque refferrer les fibres des parties
folides, en augmentant leur reffort, &
deboucher la tiffure des vifceres en retabliffant la fluidité des humeurs, depen-
dent fouvent des mêmes principes : auffi
la Plante dont nous parlons eft elle utile
dans le crachement de fang & dans la
Dyfenterie.

L'Aigremoine eft auffi vulneraire, deterfive, & refolutive ; apliquée exterieurement en cataplafme elle reffout la
tumeur des bourfes & des autres parties
ou il y a inflammation. Tragus affeure
qu'elle eft excellente pour les luxations &
foulures ; on la fait bouillir avec du fon
de froment dans la lie de vin & on l'applique fur la partie malade.

L'ufage de l'Aigremoine eft d'en mettre une poignée des feuilles fur chaque
pinte de liqueur pour les tifanes, decoctions ou apozemes aperitifs & rafraichif-

sans, ou dans un bouillon degraissé : On
peut aussi la prendre à la maniere du
Thé, cinq ou six feuilles sêches sur un
demy septier, ou huit onces d'eau bouillante, avec un peu de sucre : J'ay dissipé
des duretez assez sensibles dans le foye à
deux personnes par cette boisson seule
prises deux mois de suitte à jeun, se-
condée d'un emplâtre de ciguë appliquée
exterieurement. Tout le monde sçait que
que la decoction d'Aigremoine est le Gargarisme le plus ordinaire pour les maux
de gorge; Nous en parlerons dans le chapitre des Detersives.

L'Aigremoine entre dans la decoction
aperitive, le sirop Hydragogue, le sirop
aperitif Cachectique, & le sirop Martial
aperitif Cathartique de Charas.

II.

EUPATOIRE d'Avicenne.
Eupatorium Cannabinum C. B. 320. Eu-
patorium adulterinum I. B. Tom. II. pag.
1065. Vulgare Hepatorium Dod. 28. Eupa-
torium Avicena creditum Ang. Gesn. Herba
sancti Kunigundis Tragi 491. Cannabina
aquatica, sive Eupatorium mas Lob ic. 528.

LA reſſemblance des feuilles de cette
plante avec celles du chanvre, & la
proprieté qu'elle à d'emporter les obſtructions du foye & des autres viſceres ont
authoriſé le ſentiment de ceux qui la croyent l'Eupatoire d'Avicenne ; ſans entrer
icy dans cette queſtion, il nous ſuffit
d'indiquer les bons effets que cette plante peut produire & ce que l'experience à
le mieux confirmè. Le ſuc de ſes feuilles à deux onces, ſon extrait à un gros ,
& la tiſane qu'on prepare avec une poignée de ſes feuilles dans une pinte d'eau
bouillies legerement y ajouttant un peu
de ſucre ou demy once de regliſſe pour
en corriger l'amertume , ſont des remedes capables de leuer les embarras des viſceres qui ſuccedent aux longues maladies
ſur tout aux fievres intermittentes , &
qui font tomber les malades dans des
bouffiſſures & des enflures qui les con-
duiſent quelquefois à l'hydropiſie. J'en
ay veu pluſieurs bons effets ; j'ay même
gueri trois perſonnes enflées conſiderablement par la ſeule tiſane de cette plante. Les feuilles bouillies & appliquées
en cataplaſme ſur les tumeures particulierement cellesdes bourſes , les diſſipent
aiſement ; j'ay veu des hydroceles gue-
ries ſans ponction par la ſeule aplication

de cette herbe. Elle eſt tres aperitive, elle pouſſe les mois, les urines & guerit la jauniſſe & les pâles couleurs. Geſner [1] aſſure avoir éprouvé par lui même que cette plante purge la pituite par haut & par bas aſſez abondamment, & plus ſurement que l'Ellebore; il employoit les fibres de ſa racine en decoction dans le vin. J'en ay donné à des hydropiques juſqu'à une once dans demy ſeptier de vin, ſans avoir reconnu cet effet.

III.

SCOLOPENDRE, Langue de cerf.

Lingua cervina Officinarum C. B. 353. Phyllitis ſive Lingua cervina vulg: I. B. Tom. III. 756. Phyllitis vulgaris Cluſ. Hiſt. CCXIII. Scolopendrium Brunf. Scolopendria vulgaris Trag 549. Hemionitis Fuchſ Ruel:

LEs feuilles de cette plante ſont eſtimées propres pour les maladies du foye & de la ratte, on les employe communement avec les capillaires en infuſion dans l'eau bouillante, ou en tiſane: quelques uns mêmes les font ſêcher & en prennent la poudre depuis un gros juſqu'à deux pour les obſtructions du foye. Dans les maladies de poitrine & les duretez de la rate ; cette plante fait de bons

[1] Epiſt. pag. 63.

effets ; mais il faut en continuer quelque tems l'usage.

IV.

POLIPODE.

*Polypodium vulgare C. B. 359. Polypodium
I. B. Tom. III. pag. 746. Polypodium majus
Dod. 464. Polypodium, Filicula, Herba Ra-
dioli Apuleij Lob. ic. 814.*

LA racine de cette plante & ses feuilles sont d'un usage tres familier ; on
donne ses feuilles en decoction & en infusion comme celles des Capillaires, aux
quelles on les substitue parcequ'elles sont
plus communes , mais elles n'ont pas
tant de vertu; la racine est plus hepatique qu'elle n'est purgative , quoy qu'on
l'employe souvent dans les infusions
purgatives comme nous l'avons dit
cy devant page 61. Cette racine en poudre à deux gros , ou en decoction à une
once , est aperitive & propre à déboucher
les visceres.

Elle entre dans le *Catholicum* , dans le
Lenitif, la confection Hamech, l'Electuaire de Psyllio, dans *l'Hieradiacolocyn-
thidos* , dans l'extrait Panchimagogue
d'Hartman, & dans les pilules tartarées
de Quercetan.

V.

FOUGERE, ou Feugere.

1 *Filix non ramosa dentata C. B. 358. Filix vulgo mas dicta sive non ramosa I. B. Tom. III. pag. 737. Filix mas Dod. 462. Driopteris Math. Lugd. 1227.* Fougere mâle.

2 *Filix ramosa major, pinnulis obtusis non dentatis C. B. 357. Filix major prior Trago, sive ramosa repens I. B. Tom. III. pag. 735. Filix fæmina Dod. 462.* Fougere femelle.

3 *Filix ramosa non dentata florida C. B. 357. Filix palustris Dod. 463. Filix floribus insignis I. B. Tom. III. pag. 736. Osmunda vulgaris & palustris Inst. 547.* Fougere fleuri ou Osmonde.

ON employe toute la plante mais specialement la racine ; les feuilles se peuvent substituer aux Capillaires dans les maladies de la poitrine. La racine s'ordonne en decoction avec succez dans les obstructions du bas ventre, une once dans une pinte d'eau. L'eau distillée de la racine de la fougere mâle est preferée pour faire mourir les vers, c'est un remede specifique pour cette maladie ; un gros de la racine en poudre fait le même effet, elle pousse les urines, & desopile le foye. La pluspart des Auteurs asseu-

rent que la racine de Feugere furtout de
la troifiême efpece, eft excellente pour les
enfans noüez ; & les gens de la campagne les font coucher fur des paillaffes faites des feuilles de Fougere comune : le fuc
de la racine macerée dans l'eau rofe eft
tres propre pour la brulure, au rapport de
Simon Paulli.

VI.

FUMETERRE, ou Fiel de terre.

Fumaria Officinarum & Diofc C. B. 143.
Fumaria vulgaris I. B. Tom. III. pag. 301.
Fumaria Dod. 59. Capnos , Fumaria Lob.
ic. 757. Fumus terræ Brunf. Thal. Herba me-
lancholifuga Cat Altof.

ON employe toute la plante , en decoction , & en infufion ; & on en tire le fuc , & on en fait le firop ou fimple
ou compofé ; on la fait auffi fécher & on
en donne la poudre : Toutes ces preparations font excellentes pour deboucher les obftructions des vifceres , pour
ouvrir le ventre , & faire couler la bile ;
elles pouffent auffi les urines ; elles calment & adouciffent confiderablement les
vapeurs melancholiques & l'affection hy-
pocondriaque. Dans la cachexie, la jauniffe & les maladies chroniques , la Fume-

terre eſt d'un grand ſecours ; on donne ſon ſuc depuis deux onces juſqu'à ſix ; on la fait infuſer ou bouillir un bouillon dans l'eau , ou dans le bouillon de veau , mais plus communement dans le petit lait, une poignée ſur chopine de liqueur.

Dans les maladies de la peau cette plante paſſe pour ſpecifique , car elle eſt tres-propre a puꞯifier le ſang , & à detruire les acides vitieux qui l'épaiſſiſſent & alterent ſa circulation.

Le ſirop de fumeterre ſimple ſe donne à deux onces dans une chopine de tiſane aperitive pour deux ou trois priſes. Les Myrabolans les Tamarins , la Caſſe & les autres drogues qui entrent dans ſa compoſition le rendent le plus purgatif que le ſiropſimple. Nôtre plante entre dans l'electuaire de *Pſyllio*, l'electuaire deſené, la confection Hamec & le ſirop de chicorée compoſé.

VII.

HOUBLON.

Lupulus mas & fœmina C. B. 298. I. B. Tom. II. pag. 151. Camer Epit. 934. Dod. 299. Lupulus ſalictarius Officin. Ger. Lupulus ſalictarius , ſpontaneus , & vitis ſeptentrionalium Lob. ic. 629. Convolvulus perennis Heteroclitus , floribus herbaceis , capſulis foliaceis , ſtrobuli inſtar Mor.

CEtte plante est également en usage
dans la Medecine & dans les Alimens. Sa racine s'ordonne dans les decoctions aperitives à la même dose que
les autres, Clusius rapporte qu'elle est
sudorifique employée de cette maniere;
prenez une livre de ces racines, faites les
macerer pendant la nuit dans huit livres
d'eau, le lendemain faites les bouillir
jusques à la consomption du tiers, on y
peut ajoûter les racines de Persil & de Chient-dent; huit onces de cette tisane,
données le matin à jeun font suer le malade, on à soin de le couvrir raisonnablement.

On employe plus communement les
jeunes tiges ou tendrons du Houblon
qu'on fait infuser pendant la nuit sur les
cendres chaudes dans le petit lait, ou dans
le vin blanc; ou bien on les fait macerer
dans un bouillon de veau come la Fumeterre.

Le Houblon est tres utile dans les obstructions du foye ou de la rate, dans
l'affection Hypochondriaque & les vapeurs melancholiques, on ajoûte à chaque prise de six onces de son infusion un
ou deux gros de teinture de Mars, deux
fois par jour : on mêle cette plante avec
la Fumeterre pour en faire un sirop; elle

est propre comme elle aux maladies de la peau & dans le scorbut. On mange les rejettons de Houblon cuits de même que les asperges ; on sçait que la biere dans laquelle cette plante n'à pas été épargnée, est plus amere, plus aperitive & se conserve plus longtems que l'autre.

VIII.

CHANVRE.

Cannabis sativa C. B. 320. Cannabis mas & fœmina I. B. Tom. III. Part. 2. pag. 447. Cannabis major Trag. 350.

TOut le monde sçait que les tiges du Chanvre trempées un certain tems dans l'eau fournissent ensuite la matiere de la pluspart de nos toiles, mais Simon Pauli remarque aprés Pena & Lobel [1] que l'eau dans laquelle cette plante à resté longtems devient empoisonnée, & qu'il est important de prendre garde que cette eau ne se communique à quelque ruisseau ou fontaine voisine.

La semence du Chanvre appellée chenevie fournit une huile par expression qui n'est pas seulement bonne a bruler, mais aussi propre pour les tumeurs & les schirres au rapport des mêmes Auteurs.

(1). Advers. 1 page 126.

L'ufage le plus ordinaire de cette femence eft d'en piler une once dans une pinte de tifane aperitive qu'on donne par verrées en forme d'émulfion aux perfonnes qui ont la jauniffe & des obftructions dans le foye fans fievre ; cette femence pouffe auffi les mois & les urines lorfquelle eft infufée & pilée dans le vin blanc.

IX.

P I E' de Veau.

1 *Arum maculatum maculis candidis vel nigris C. B. 195. Arum I. B. Tom. II. pag. 783. Dod. 328. Gicherum, feu Gigarum vulgo Cefalp. 226.*

2. *Arum vulgare non maculatum C. B. 195. Arum Tab. ic. 746. Aron Brunf. Ariprimum genus Trag. 773.*

L Es racines de ces deux efpeces s'employent indifferemment, elles font tres acres & tres brulantes fraichement tirées de terre, mais fêches & mifes en poudre elles perdent cette acreté ; on en donne depuis un demy gros jufqu'à un gros, avec un peu de fucre & de canelle en poudre pour les pâles couleurs, dans la jauniffe, les embaras du Foye & des autres vifceres, on la mêle dans les opiates mezenteriques & aperitives. Elle n'eft pas feulement Hepatique & Hifterique, elle

est auffi Bechique & Purgative. Cette racine diffout & fond cette Limphe epaiffe
& glaireufe qui dans l'Afthme & dans la
vieille toux enduit ordinairement les vefi-
cules du Poulmon ; & qui dans la Cachexie le fcorbut , les fievres intermittentes,
& les maladies longues & opiniâtres , cor-
rompt le levain des premieres voyes &
farcit les vifceres. Demye once de racine de Pié de veau fraîche, pillée & paffée
par le tamis , mélée avec trois gros men-
te & un peu d'abfinte en poudre , &
malaxées enfemble avec fuffifante quantité de miel & defuc de coins mêlez en
pareille quantité, font un opiate excellent,
pour purger les Cachectiques ; Antoine
Conftantin s'en fervoit avec fuccez. Les
feuilles de Pié de veau pillées & appliquées fur les ulceres des hommes & des
Chevaux , les netoyent en peu de tems ;
l'eau diftillée eft auffi deterfive & netoye
le vifage. La fecule *d'Arum* qui n'eft
autre chofe que la refidence du fuc de la
racine pilée , foulage fort les Afthmatiques. On en donne deux gros en bol liée
avec un peu de miel. Cette Fecule entre
dans les pilules febrifuges de Scheffer.

X.

X

SERPENTAIRE.

Dracunculus Polyphyllus C. B. 195. Dracunculus major vulgaris I. B. Tom, II. pag. 789. Dracontium Dod. 329. Arum polyphyllum, Dracunculus & serpentaria dictum caule maculato, majus & elatius Hort. Lugd. Bat. Erua de sancta maria sive Dracunculus major Pis. 240. Anguina dracontia, & serpentaria colubrina Lob. ic. 600.

ON employe la racine & les feuilles de cette plante comme celles de la precedente. Elle est come elle Hepatique, Aperitive, Bechique, Purgative, Vulneraire & Detersive. On en tire aussi la fecule, la maniere de s'en servir & la dose sont les mêmes.

XI.

CERFEUIL.

1 *Chærophyllum sativum. C. B. 152. Chærephyllon I. B. Tom. III. Part. 2. pag. 75 Chærefolium Dod. 700. Cerefolium Math. Gingidium Fuchs.*

2 *Cerefolium Hispanicum Tab. ic. 93. Myrrhis major vel cicutaria odorata C. B. 160. Myrrhis magno semine longo sulcato I. B. Tom.*

III. Part. 2. 77. Cerefolium magnum sive myr-
rhis Ger. Cerfeüil musqué ou d'Espagne.

Tout le monde sçait que les feuilles de cette plante sont d'un usage tres familier dans la cuisine & pour la fourniture des salades. On en met aussi dans les bouillons & dans les decoctions aperitives propres à deboucher le Foye & les reins, pour pousser les urines & le gravier, faciliter le mouvement des liqueurs, entretenir la circulation du sang & le purifier. Dans la jaunisse, les pâles couleurs, & l'enflure, le jus de Cerfeüil pris à trois ou quatre onces avec autant de bouillon de veau, est un remede qui n'est pas à meprifer. La decoction de cette plante est tres utile exterieurement, on l'applique sur le ventre en fomentation pour la colique ; on en bassine les femmes accouchées, & les parties menacées d'Erefipele ou d'inflammation : on peut en cela la regarder come une plante vulneraire, deterfive & aperitive. En effet apres les chutes & les coups violens ou il y a lieu de craindre quelque epanchement de sang, le jus de Cerfeüil pris interieurement, ou le marc de la plante appliqué sur les parties meurtries, dissout le sang caillé.

Le Cerfeüil musqué n'a pas seulement les vertus du commun, il est aussi bechi-

que, j'ay éprouvé que fumé come le Tabac il soulageoit les Asthmatiques.

XII.

HEPATIQUE.

1 *Hepatica terrestris Ger. Officin. Lichen
sive Hepatica vulgaris Park, Lichen sive Hepatica fontana I. B. Tom. III. Part. 2. pag.
758. Iecoraria seu Hepatica fontana Trag. 523
Lichen petræus latifolius sive Hepatica fontana
C. B. 362. Fegatella Cef. 601.*

2 *Hepatica nobilis Trag. 519. Trifolium He-
paticum flore simplicj C. B. 330. Trif. Hep.
sive Trinitatis herba flore cæruleo I. B. Tom.
II. pag. 389. Hepatica trifolia cœruleo flore
Clus. Hift. CCXLVII. Hepatica aurea Brunf.
Tab. ic. 527. Trinitas Math.*

3 *Hepatica stellata Tab. ic. 816. Rubiis accedens Asperula quibusdam sive Hepatica stellaris
I. B. Tom. III. pag. 718. Asperula sive Ru-
beola montana odora C. B. 334. Aparine latifolia humilior montana Inft. 114. Stellaria
Brunf. Matrisylva Trag. 496.*

ON donne le nom d'Hepatique aux
trois especes que nous venons de
nommer, toutes trois font de differens
genres, mais de vertus affez femblables.

La premiere eft employée plus com une-
nement dans les boutiques en ce qu'elle

entre dans la compofition du firop de chicorée fi utile dans les maladies du foye: on en met auffi une poignée dans les bouillons aperitifs, & rafraichiffans ; Cefalpin affeure qu'elle guerit la jauniffe, foit en decoction, foit fon eau diftillée ; qu'il a veu même des gens couverts de gale & d'ulceres, en eftre delivrez apres avoir ufé pendant plufieurs jours d'une decoction de cette plante, dans l'eau, ou encore même dans le petit lait ; mais il faut en faire tous les jours de nouvelle, & en prendre une pinte ou deux livres chaque jour ; ce remede purge doucement la bile brûlée.

La feconde efpece d'Hepatique eft cultivée par les fleuriftes pour la beauté de fa fleur qui orne les Jardins pendant l'Hyver ; Tragus affure que toute la plante bouillie dans le vin, ou fon eau diftilée, à la proprieté de lever les obftructions du foye, des reins & de la veffie en facilitant le cours des urines. Simon Paulj rapporte que cette plante diftilée avec l'eau de pluye eft un bon Cofmetique, & que les Dames s'en fervent avec fuccez pour leur tein, & pour le hâle ; cette eau eft bonne pour les tâches de rouffeurs & les autres maladies de la peau. Le même Auteur pretend qu'elle eft utile dans les defcentes appliquée en cataplafme, & propre en gargarifme pour les inflammations de la gorge.

Enfin la troisiême espece d'Hepatique est ordinairemēt employée en Allemagne, comme tres propre aux maladies du Foye. Elle entre aussi dans les decoctions pour la gale , & dans les potions Vulneraires au rapport de Simon Paulj.

XIII.

GRANDE Centaurée.
Centaurium majus folio in plures lacinias diviso C. B. 117. Centaurium majus Inglandis folio I. B. Tom. III. pag. 38. Centaurium magnum Dod. 334. Rhapontica qua hodie Centaurea major Trag. 138.

LA racine de cette plante est en usage, elle est fort estimée pour les obstructions du foye & des veines Meseraiques , & pour les maladies qui viennent en consequence ; elle passe pour astringente & vulneraire , & on s'en sert avec succez dans le crachement de sang ; sa dose est d'une once en decoction & en tisane : quelques uns la substituent à l'Aulnée & la croyent bonne dans la toux opiniâtre. Son usage le plus ordinaire est d'entrer dans la composition de la poudre du Prince de la Mirandole , qui passe pour un grand specifique pour la goutte & pour la sciatique. M. Tournefort nous en donne la re-

cepte dans ſon Hiſtoire des Plantes des
environs de Paris page 69. lavoicy,

　Faittes ſécher & mettez en poudre ſubtile égales parties de feuilles de Chamæ-
drys, de Chamæpytis, de Petite Centaurée, de racine de grande Centaurée, d'A-
riſtoloche ronde, & de Gentiane : Mêlez
ces poudres, & les gardez dans une boëte bien bouchée & dans un lieu ſec : on
en fait infuſer pendant la nuit un gros
dans un demy verre de vin vieux, ou dans
un bouillon dégraiſſé ; prenez - le ainſi
plutoſt que la ſimple infuſion, & conti-
nuez pendant un an ce remede, en prenant une priſe le matin ou le ſoir, tous.
les jours, puis de deux jours l'un, & au
moins une fois la ſemaine lorſque la goute vous laiſſera plus en repos,

XIV.

CUSCUTE, Goutte ou Augure
de Lin.

Cuſcuta major C. B. 219. *Caſſuta ſive Cuſcuta I. B. Tom. III. pag.* 266. *Androſaces
vulgo Cuſcuta Trag.* 810. *Caſſuta Dod.* 554.
Caſſutha quorumdam.

CEtte plante ſe ſubſtituë à l'Epithym
on l'employe comme lui dans les infuſions & les decoctions Aperitives, Hepa-

tiques & Laxatives, depuis une pincée
jnſqu'à trois pour une priſe de ſix ou huit
onces de liqueur : cette plante paſſe pour
purger la bile noire, mais c'eſt ſi foiblement que j'ay cru la devoir plutoſt ranger dans cette Claſſe.

PLANTES ETRANGERES.

XV.

EPITHYM, ou Barbe de Moyne.
   Epithymum ſive cuſcuta minor C. B. 219.
Cuſcuta minor Inſt. 652. *Caſſutha minor Dod.*
554.

J'Aurois pu ranger cette plante dans l'article precedent, parcequ'elle ſe trouve
en ce pays ſur le Thym qu'on cultive dans
les Jardins ; mais je l'ay ſeparée come
une plante qui nous eſt apportée du Levant & de Veniſe & que nous employons
preferablement à la Cuſcute de ce climat.
Les vertus ſont les mêmes, & la plante ne
differe que par ſa grandeur & ſa groſſeur.
La doſe eſt la même pour toutes les deux

PLANTES HEPATIQUES,

QUI SONT RAPPORTÉES

DANS D'AUTRES CLASSES.

J'Ay déja marqué au commencement de cette Claſſe que la pluſpart des Plantes Aperitives & Diuretiques étoient auſſi Hepatiques, & reciproquement ; les unes & les autres étant capables d'emporter les obſtructions des viſceres, ſurtout du foye, des reins, des glandes du mezentere & des autres parties contenuës dans le bas ventre : ainſi on peut employer utilement dans les maladies du Foye les plantes aperitives, avec les mêmes precautions, c'eſt a dire lorſqu'il y a diſpoſition inflammatoire, fievre, tenſion douloureuſe dans cette partie & autres pareils ſymptômes il faut ſe ſervir des plantes aperitives froides, telles que ſont les plantes chicoracées, l'ozeille, le Fraiſier : lorſqu'on ne craint point l'inflammation, on peut mettre en uſage les racines aperitives majeures & mineures, le Geneſt, le Tamaris, le Frêne &c. Voyez cy devant la Claſſe des Aperitives.

Entre les plantes ameres & Stomachiques, quelques unes ont la proprieté de

retablir les fonctions du foye. Entr'autres l'Abfinte, la Tanaifie, l'Eupatoire
de Mefué. Voyez cy devant la Claffe des
Stomachiques.

La Gentiane, la petite Centaurée, &
le Chamædris font auffi d'un grand fecours pour les maladies du Foye. Voyez
cy devant la Claffe des plantes Febrifuges.

La Verveine, fon fuc depuré à deux
onces, ou la poudre de fes feuilles à un
gros, ou un verre de vin dans lequel une
poignées de fes feuilles hachées aura infufé pendant la nuit, font des remedes utiles dans la jauniffe, les pâles couleurs, &
l'hydropifie. Voyez la Claffe des Ophtalmiques No. iv,

La plufpart des plantes Antifcorbutiques dont nous parlerons cy apres, font
tres propres à retablir le mouvement
des liqueurs, & par confequent a déboucher les vifceres; particulierement le foye,
en rendant la bile & la lymphe d'une
confiftance plus fluide, apres avoir détruit les acides coagulans qui les epaif-
fiffoient. Voyez cy apres la Claffe des
plantes Antifcorbutiques.

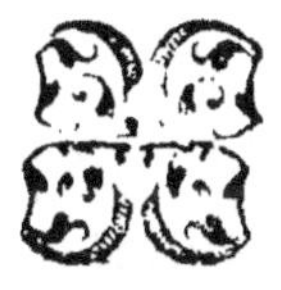

SEPTIESME CLASSE

DES

PLANTES CARMINATIVES.

LE deffaut de la digestion des Alimens dans l'estomac & dans les premieres voyes , est le plus souvent la cause de la production des vents : une maladie si commune demande des remedes propres à la guerir. Ces remedes s'appellent Carminatifs , parcequ'ils sont capables de diviser & dissoudre les matierres visqueuses & gluantes, dans lesquelles l'air se trouvant embarrassé , se rarefie & cause des gonflemens & des distensions douloureuses dans l'estomac & dans les intestins. Ces plantes Carminatives sont la plufpart des semences chaudes ou des drogues chargées d'huiles etherées & abondantes en sel volatile acre ; ainsi nous pouvons mettre dans leur nombre plusieurs plantes Cordiales , quelques Diaphoretiques , la plus grande partie des Cephaliques , des ameres & des Stoma-

chiques, qui font toutes capables de produire cet effet.

Mais ce n'eft pas affez pour diffiper les
vents de les dégager de leurs prifons ,
en defuniffant les parties qui les rete-
noient comme enchainez , il faut retablir le reffort des fibres & le mouvement
de conftriction des inteftins qui eft fouvent
alteré par une trop longue tenfion, ou par
une trop vive irritation ; c'eft pour cela
que les emolliens & les adouciffans conviennent dans cette maladie , foit pris interieurement come l'huile d'amandes douces , de noix , l'eau de lys , le firop de
nenufar , de limons &c. foit exterieurement comme les fomentations emollientes & refolutives , avec les herbes emollientes dont nous parlerons cy apres, ani-
mées des fleurs de Camomille , de Melilot
&c. car alors les Carminatifs trop chauds
augmentent encore la douleur & la tenfion , en augmentant l'irritation.

I.

ANIS.

Anifum Herbariis C. B. 159. Anifum ve-
teribus I. B. Tom. III. Part. 2. pag. 92. Ani-
fum vulgare Cluf. Hift. CCII. Apium Ani-
fum dictum Inft. 350.

L'Anis est la premiere des quatre semences chaudes majeures, qui sont les femences d'Anis , de Carvi , de Cumin & de Fenoüil. Les quatre femences chaudes mineures font celles d'Ache ou de Perfil, d'Ammi , de Panais fauvage & d'Amome. On fe fervoit autrefois de l'Anis pour correctif du fené , & on n'ordonnoit gueres d'infufion purgative fans cette femence ; mais on a reconnu par experience que les fels fixes font encore plus capables de divifer les foufres groffiers des Purgatifs que l'Anis , le femen-contra, la Coriandre &c. Cependant cet ancien ufage fubfifte encor dans plufieurs endrois , ou on fait infufer une dragme de femence d'Anis avec deux dragmes de fené ; & dans les lavemens on en fait bouillir avec les autres herbes jufqu'à deux & trois gros pour diffiper les vents , pour appaifer la colique , & dans les cours de ventre. L'Anis eft un Stomachique affez utile , car il aide la digeftion & empêche les cruditez ; plufieurs en prennent apres le repas furtout de celuy qui eft en dragée & couvert de fucre. On tire l'huile d'Anis de deux manieres, ou par expreffion ou par diftillation, l'une & l'autre font excellentes pour la colique venteufe , & pour faire cracher les Afthmatiques ; on en met jufqu'à dix gouttes dans un verre de quelque liqueur convenable.

L'Anis est employé dans plusieurs teintures, ratafias, & autres sortes de liqueurs qu'on boit apres le repas ; il entre aussi dans quelques alimens comme un assaisonnement qui en releve le goust. A l'égard de la Pharmacie on l'employe dans le sirop d'Armoise, le sirop Antiasthmatique de Charas, la poudre Dyarrodon, & la poudre rejouissante.

I.

CORIANDRE.

Coriandrum majus C. B. 158. *Coriandrum Lob. ic.* 705. *I. B. Tom. III. Part.* 2. *pag.* 89.

LA semence de cette plante s'employe come la precedente dans la Medecine, & dans les alimens ; je ne repeteray point ce que j'ay dit, car on se sert de l'une & de l'autre indifferemment.

II.

CARVI

1 *Cuminum pratense, Carvi officinarum C. B.* 158. *Caros I. B. Tom. III. Part.* 2. *pag.*

69. *Carum Dod. 299. Carui Cesalp. 291.*
Careum Fucb. Ger.

ON ne se sert gueres que de la semence, qui est une des quatre semences
chaudes qu'on employe comme les precedentes dans la colique & dans les indigestions ; quelques uns ordonnent aussi la
racine dans les tisanes & dans les lavemens carminatifs. Pour guerir la colique
venteuse on prend un pain tout chaud au
sortir du four : on le saupoudre avec cette graine pilée, on l'arrose de bonne eau
de vie , & on l'applique sur le bas ventre.

L'huile essentielle de la semence de Carvi est fort acre & penetrante , on en donne
cinq à six gouttes dans deux onces d'huile
d'amandes douces. On en met quelques
gouttes dans de bon esprit de vin, que l'on
siringue dans l'oreille pour la surdité.

On substitue la semence de Carvi à celle
du Cumin qu'on nous apporte de l'Isle de
Malthe , & qu'on employe de même.

En voicy les noms.

2 *Cuminum semine longiore C. B. 146. Cuminum sive Cyminum satinum I. B. Tom. III.
pag. 22. Fœniculum orientale , Cuminum dictum Inst. 312. Cumin.*

IV.

AMMI-

Ammi majus C. B. 159. Ammi vulgare majus latioribus foliis semine minus odorato I. B. Tom. III. Part. 2. pag. 27. Ammi commune seu vulgare Dod. 307. Ammioselinum Tab. ic. 91.

LA semence de cette plante est une des quatre semences chaudes mineures, on l'employe dans les infusions & dans les decoctions carminatives de la même maniere & à la même dose que les autres. Elle est employée dans la Theriaque & dans quelques autres compositions cordiales.

V.

ANETH.

Anethum hortense C. B. 147. Anethum I. B. Tom. III. Part. 2. pag. 6. Dod. 298.

CEtte plante est assez semblable par ses feuilles au Fenoüil, & leurs proprietez sont a peu pres les mêmes ; les feuilles d'Aneth sont resolutives , elles avancent la supuration des tumeurs, appliquées exterieurement ; leur eau distilée & la semence augmentent le lait , appailent le vomissement & le hoquet; cette semence s'employe de la même maniere que les autres semences chaudes , elle est du nombre des quatres mineures.

VI.

PANAIS, ou Carotte sauvage , Chyroüis.

1. *Daucus vulgaris Cluf. Hift.* CXCVIII. *Paftinaca tenuifol.a fylveftris Diofcoridis vel Daucus officinarum C. B.* 151. *Paftinaca fyl- five Staphylinus Græcorum I. B. Tom. III. Part. 2. pag. 62.*

LA racine de cette plante se mange dans le Printems comme plusieurs autres , c'est un aliment du petit peuple : Sa semence est une des quatre mineures qu'on employe comme les precedentes & qui a les mêmes vertus.

2 *Paftinaca tenuifolia , fativa , radice lutea vel alba C. B.* 151. *Daucus fativus radice lutea vel alba Inft.* 307. *Paftinaca fativa five carota lutea vel alba I. B. Tom. III. Part. 2. pag.* 64. Carotte.

3. *Paftinaca fativa latifolia C. B.* 155. *Paf- tinaca fativa , latifolia , Germanica , luteo flo re I. B. Tom. III. Part. 2. pag.* 150. *Elapho-*

boscum sativum Tab. ic. 76. Panais ou Paste-
nade.

LEs racines de ces deux dernieres especes sont ordinairemét employées dans
la soupe, plûtost que dans les remedes ; à
l'égard de la semence de la derniere, elle
est carminative, & diuretique, comme
sont les semences de la pluspart des plantes de cette classe, qui s'employent de la
même maniere & à la même dose que
l'Anis.

VII.

LIVECHE, ou Ache de Mon-
tagne.

*Ligusticum vulgare an libanotis fertilis Theo-
phrasti C. B. 157. Ligusticum vulgare foliis
apij I. B. Tom. III. Part. 2. pag. 122. Angelica montana perennis Palu lapij folio Inst.
313. Levisticum vulgare Ger. Park. Hipposeli-
num Math. Lugd. 703. Smirnium Lac. La-
serpitium Germanicum Lob. ic. 703.*

LA racine de cette plante, ses feuilles
& sa semence, ont à peu pres les mêmes vertus que l'Ache ordinaire, dont nous
avons parlé dans la Classe des plantes A-
peritives, & on s'en sert de la même maniere ; sa semence est carminative & peut

L

être employée comme les autres, & à la même dose. Hoffman pretend que l'Ache de montagne est Alexitere & Diaphoretique & qu'elle approche des vertus de l'Angelique & de l'Imperatoire.

VIII.

Seseli.

Seseli massuense fæniculi folio quod Dioscoridis censetur C. B. 151. Fæniculum tortuosum I. B. Tom. III. Part. 2. pag. 16. Fæniculum petræum Tab. ic. 68. Seseli de Marseille.

2 Ligusticum quod Seseli officinarum C. B. 162. Seseli sive siler montanum vulgare I. B. Tom. III. Part. 2. pag. 168. Siler montanum Dod. 310. Seseli commun.

LA semence du Seseli de Marseille est preferée à celle de la seconde espece qui est plus acre & moins aromatique, on l'employe dans la Theriaque & plusieurs autres compositions cordiales ; cette semence ne chasse pas seulement les vents come les precedentes, elle pousse aussi les urines & les ordinaires, on l'employe come l'Anis & à la même dose ; quand on n'à point le Seseli de Marseille on luy substitue le Seseli commun.

IX.

Sison, ou Amome.

Sison quod Amomum officinis noſtris C. B.
Sison ſive officinarum Amomum I. B. Tom.
III. Part. 2. pag. 107. Sium aromaticum Si-
ſon Officin. Inſt. 308. Petroſelinum Macedoni-
cum Fuchſ. Ammi parvum Geſn.

Cette plante eſt bien differente de l'A-
mome dont j'ay parlé cy-deſſus ; elle
ſe trouve dans nos campagnes, & ſa ſemence eſt une des quatre ſemences chaudes
mineures ; on la ſuſtituë à celle de l Ammi ou à celle du Perſil de Macedoine. Toutes les ſemences dont nous venons de parler dans cette Claſſe, ont à peu pres les
mêmes vertus & abondent en huile eſſentielle , & Aromatique, ainſi on peut s'en
ſervir aſſez indifferemment & de la même maniere , ſoit en infuſion dans l'eau
de vie ou quelqu'autre liqueur ſpiritueuſe , ſoit diſtillées. On ſe ſert de leur eau
ou phlegme à quatre ou ſix onces, à laquelle on ajoûte cinq ou ſix gouttes de
leur huile eſſentielle.

X

MELILOT, ou Mirlirot.

Melilotus Officinarum Germaniæ C. B 331. Trifolium odoratum sive Melilotus vulgaris flore luteo I. B. Tom. II. pag. 370. Lotus urbana Math. Loti sive Trifolij species Cord. Melilotus Germanica Lob. ic. 43.

LE Melilot est une plante non seulement carminative, mais adoucissante & emolliente, resolutive & aperitive; ses fleurs s'employent par preference à ses feuilles, on les mêle avec les fleurs de Camomille, une petite poignée de chacune, qu'on fait bouillir legerement dans deux pintes d'eau, cette tisane est tres propre à moderer les douleurs de la colique, à calmer les inflammations du bas ventre, & à soulager les malades affligez de la retention d'urine. Dans les lavemens carminatifs, emolliens & adoucissans rien n'est plus en usage que le Melilot & la Camomille · on les employe aussi dans les cataplasmes resolutifs, dans les bains & demy bains pour la colique nephritique : faites bouillir quelques poignées de Melilot & de Camomille dans une quantité d'eau suffisante, trempez dans cette decoction un morceau de drap, ou

de flanelle de la largeur du bas ventre &
apres l'avoir exprimé legerement, appliquez le plus chaud que vous pourez sur
le ventre ; renouvellez cette fomentation
de deux heures en deux heures , & couvrez le ventre de linges chauds ; ce remede m'a souvent reussi dans la colique venteuse, l'hydropisie timpanite & la tension
douloureuse du bas ventre, lorsqu'il est
menacé d'inflammation. On peut y ajouter les herbes émollientes dont nous parlerons cy apres. Pour les tumeurs des
bourses on fait bouillir les oignons de lys,
les feuilles de Ciguë & de Jusquiame. On
les passe par le tamis, sur une demy livre
de cette pulpe ou bouillie on ajoute une
once de poudre de fleurs de Melilot, de
Camomille , & de petite Absinte , si ce
melange est un peu trop solide on l'hu-
mecte avec une once d'huile rosat , ou
d'huile de vers : Quelques uns ajoutent
les quatre farines resolutives ; ce cataplasme est propre pour les tumeurs des
autres parties.

Le Melilot à donné le nom à l'emplâtre de Melilot , il entre dans quelques-
autres compositions ; l'eau distilée de ses
fleurs est d'une odeur assez agreable , elle entre dans l'eau de Cordoue.

XI.

CAMOMILLE.

1 *Chamæmelum vulgare Leucanthemum Diosc. C. B.* 135. *Chamæmelum vulgare amarum I. B. Tom. III. pag.* 116. *Dod.* 257. *Anmis Math. Cord. Chamæmelum Parthenij* 3. *species Brunf.*

2 *Chamæmelum nobile flore multiplici C. B.* 135. *Chamæmelum Romanum flore multiplicj Tab. ic.* 19. *Chamæmelum repens odoratissimum perenne flore multiplici I. B. Tom. III. pag.* 119.

3 *Chamæmelum fætidum C. B.* 135. *Chamæmelum fætidum, sive cotula fætida I. B. Tom. III. pag.* 120. *Cotula alba Dod.* 258. *Buphthalmum minus Cord. Parthenium Fuch.* Maroute.

LEs deux premieres especes sont employées indifferemment dans les fomentations & les Cataplasmes émolliens, resolutifs, & adoucissans de la même maniere & conjointement avec le Melilot.

L'infusion de leurs sommitez dans l'eau chaude soulage dans la colique Nephritique & la retention d'urine ; la Camomille est utile dans la Colique venteuse, dans les tranchées des accouchées prise en lavement, ou en infusion. Simon Pauli loue le vin ou ses fleurs ont infusé pour la Pleuresie; il faut en même tems appliquer sur le côté malade une vessie de cochon remplie de la decoction chaude de la plante, & la renouveller de temps en temps. Dans la Goutte, la Sciatique, les Hemorrhoides & les maladies ou il faut adoucir & resoudre, les fomentations & cataplasmes avec la Camomille font excellens. L'huile de Camomille faite par l'infusion de la plante dans l'huile d'Olive à les mêmes vertus; pour les rhumatismes on y ajoute l'huile de Millepertuis & l'esprit de vin Camphré en petite dose pour en faire un liniment. La poudre des fleurs de Camomille est bonne pour les fievres intermittentes, c'est un remede ancien & Dioscoride le recommande ainsi. Cette plante est carminative, aperitive, resolutive, adoucissante & febrifuge.

La decoction de la Maroute en cataplâme & en fumigation est autant utile aux femmes affligées des vapeurs de matrice que le Castor suivant le rapport de Tragus. Quelques uns se servent avec succez de son suc à deux ou trois onces pour les écrouëlles, ce remede est en usage dans l'Angleterre : à Paris on l'employe utilement pour les Hemorroïdes en fomentation. On peut dans un besoin s'en servir

en lavement & en cataplafme à la place
des efpeces precedentes.

PLANTES CARMINATIVES

QUI SONT

RAPPORTE'ES A D'AURES CLASSES

ENtre les plantes Aperitives , les femences d'Ache , de Perfil & de Fenoüil font carminatives , & du nombre
des femences chaudes , on les fait infufer
avec les autres dans l'eau de vie , on les
diftile & on en tire des eaux fpiritueufes
appellées Fenouillette , efprit d'Ache &c.
une once de fes liqueurs convient dans les
cruditez & indigeftions , furtout aux perfonnes qui mangent trop , & qui font
fujettes aux vents & aux rapports ; on les
prend apres le repas. Voyez cy devant la
Claffe des Plantes Aperitives N°. VII.
VIII. & X.

La femence d'Angelique à la même vertu & on s'en fert de même que celles
dont nous venons de parler. Voyez la
Claffe des Plantes Diaphoretiques N°.
VIII.

L'eau des trois noix & la plufpart des
eaux cordiales, font auffi tres utiles dans
les colique des vents. Voyez la même
Claffe N°, XXI.

L'infusion des fleurs de Coquelicoc m'a souvent reüssi, pour dissiper les flatuositez qui causent des gonflemens d'estomac. Voyez cy-devant la Classe des plantes Bechiques N°. VIII.

Le Poivre blanc, deux ou trois grains avallez apres le repas ont la même vertu. Voyez la Classe des plantes Errhines N°. XI.

Les Genievre, ses bayes avallées comme le Poivre font à peu près le même effet, Voyez la Classe des Plantes Diaphoretiques N°. VII.

Les ecorces d'Orange & de Citron confites, sont utiles à ceux qui sont sujets aux vents & aux rapports aigres causez par une mauvaise digestion. Voyez la Classe des Plantes Alexiteres N°. X. & IX.

La pluspart des Plantes Stomachiques & ameres sont tres propres à guerir la Colique venteuse, & a dissiper les vents qui s'engendrent dans l'estomac par le deffaut de la digestion; entr'autres l'Absinthe, la Menthe, le Caffé, le Cachou &c. Voyez cy-devant la Classe des Plantes Stomachiques.

Entre les Plantes Rafraichissantes, il y en a plusieurs qu'on employe utilement dans la colique venteuse, lorsque l'irritation des intestins, & leur tension excessive menacent d'inflammation le bas ventre ; les émulsions avec les semences froides , les amandes & les pignons blancs ; l'huile d'Amandes douces , le sirop de Nenufar , l'eau distilée de la même plante , & les lavemens rafrai-chissans peuvent être employez avec succez ; Voyez la Classe des Plantes rafrai-chissantes.

HUITIEME CLASSE,

DES

PLANTES ANTISCORBUTIQUES.

ON comprend affez par le terme d'Antifcorbutique tout ce qui eft capable de guerir le fcorbut : on remarque que la plufpart des Plantes qui meritent ce nom, abondent en fels acres foit fixes foit volatiles; l'Herbe aux cuilliers, le Creffon, la Roquette, la Paflerage &c. font remplies de ces principes ; ces plantes font tres propres à diffoudre un fang trop épais & à retablir fa fluidité naturelle, qui paroît être confiderablement diminuée dans la maladie dont il s'agit. C'eft pour cette raifon que les Plantes Aperitives & les Hepatiques font fouvent tres utiles dans le fcorbut, parcequ'elles emportent les obftructions des vifceres , & rendent la circulation plus libre en retabliffant le commerce des liqueurs. Il y a cependant quelques precautions à prendre dans l'ufage des Alcalis volatiles dont l'excez pourroit attirer l'inflammation dans les ulceres fcorbutiques , & il eft de la prudence du Medecin d'employer fouvent les acides vegetaux, pour moderer l'activité des alcalis trop volatiles; dans ce cas l'Ozeille & le citron font merveille.

Les amers temperez dans lefquels l'Alcalifixe l'emporte fur le volatile , come la racine & les feuilles du Trefle d'eau, la racine de Patience fauvage & quelques autres plantes font auffi d'excellens Antifcorbutiques. On peut obferver en general que le fel Ammoniac femble être la bafe des autres principes qui dominent dans les Plantes dont nous allons parler.

I.

HERBE aux Cuilliers.
Cochlearia folio fubrotundo C. B. 110. Cochlearia I. B. Tom. II. pag. 942. D. d. 594. Cochlearia major Batavica fubrotundo folio Mor. Oxon. Britannica Gefn.

CEtte plante fi fpecifique dans le fcorbut n'eft pas rare dans les Pyrenées pres de Bigore. Elle eft tres commune en Angleterre & en Hollande fur les bords de la mer : on l'eleve aifement dans nos Jardins ou elle fe feme d'elle même.
On employe toute la plante en infu-

tion & en decoction ; on en tire l'eau &
l'esprit par la distillation , & l'extrait par
l'evaporation du residu. Toutes ces preparations sont d'un usage tres utile & tres
familier, non seulement dans le Scorbut ,
mais aussi dans l'Hydropisie , & dans les
les obstructions du foye & des glandes du
mezentere ; on en met une poignée dans
un bouillon de veau, on en fait une tisane , ou plutost une infusion legere dans
l'eau bouillante. Monsieur Rai [1] remarque avec raison que les principes volatiles en quoy consiste la principale vertu de cette plante , se dissipent aisement
par la coction, ainsi il prefere le suc exprimé de la plante ou son infusion : ce
suc se peut donner à deux ou trois onces,
ou son eau distilée. L'esprit qui se tire des
feuilles fermentées avec un peu de levain
& arrosées d'eau de pluye , ou bien infusées pendant vingt quatre heures dans le
vin blanc, est beaucoup plus penetrant ;
aussi n'en ordonne t'on qu'un demy gros
au plus. Pour ce qui est de l'extrait on
le donne jusqu'à deux gros , il n'a pas à
beaucoup pres la vertu des autres preparations. Dans les gargarismes pour le scorbut & la Verolle , on netoye les gencives des malades avec la decoction legere
de feuilles de cette plante , on y ajoute

(1) Catal. Plant. Angl. pag. 74.

fouvent le Camphre ou l'eau de vie camphrée.

II.

Cresson.

1 *Nafturfium aquaticum fupinum C. B.* 104
Sifymbrium cardamine, five Nafturfium aqua-
ticum I. B. Tom. II. pag. 882. *Sifymbrium*
aquaticum Math 487. *Sion Crateva eruc folium*
Lob. ic. 209. Creffon d'eau ou de fontaine.

2 *Nafturfium hortenfe vulgatum C. B.* 103.
Dod. 711. *Nafturfium vulgare I. B. Tom.*
II. pag. 912. Creffon alenois.

ON employe cette plante comme la
precedente, on en ordonne les mêmes preparations & la même dofe, leur
vertu étant a peu pres femblable; la premiere efpece eft preferée dans la Medecine, on mange également l'une & l'autre en falade. Le Creffon eft aperitif, diuretique & antifcorbutique, on en met une
groffe poignée dans les bouillons aperitifs
aux quels on ajoute les Ecreviffes, & les
autres plantes aperitives ou hepatiques:
ces bouillons purifient le fang en le rendant plus fluide, & foulagent les Hydropiques & les Hypocondriaques. Monfieur

Tournefort [1] avance que le suc de Creffon flêtrit les polypes du nez , & les fait
tomber pourvû qu'on les en lave fouvent.

III.

BECABUNCA.

1 *Becabunga major Officin. Anagallis aquatica , major , folio fubrotundo C. B. 252.
Anag. aquatica , folio rotundiore , major I.
B. Tom. III. 791. Berula feu Anagallis aquatica Tab. ic. 719. Veronica aquatica , major ,
folio fubrotundo Mor. Hift.*

2 *Becabunga minor Offic. Anagallis aquatica , minor , folio fubrotundo C. B. 252. Anag.
aquatica , flore cærulco , folio rotundiore , minor I. B. Tom. III. pag. 790. Anagallis a-
quatica minor I. Tab. ic. 718. Veronica , a-
quatica , minor , folio fubrotundo Inft. 145.
Sion non odoratum 2. Anagallis aquatica Trag.
187.*

ON fe fert indifferement de ces deux
efpeces , mais plus communement
de la premiere, parce qu'elle eft moins rare ; leur ufage eft femblable à celuy du
Creffon d'eau , auffi bien que la dofe & la
maniere de les preparer. Le fuc de Becabun-

[1] Hift. des Plantes des environs de Paris.
page 291.

ga depuis deux onces jufqu'à quatre dans
un verre de petit lait, foulage les Scorbutiques ; lorfqu'ils ont des tâches fur le
corps, ou quelque membre engourdi, on
les expofe au bain vaporeux preparé avec
cette plante. Foreftus recommande fort le
firop fait avec le fuc de Becabunga, & celuy de l'herbe aux Cuilliers. Il y a des
gens qui pour guerir les dartres & purifier le fang font prendre pendant deux ou
trois mois regulierement tous les matins
un gros & demy de conferve des feuilles
de Becabunga ; fa decoction eft aperitive & hyfterique, pouffant également les
urines & les ordinaires.

IV.

BERLE, ou Ache d'eau.
*Sion five Apium paluftre, foliis oblongis C.
B. 154. Sion umbell-ferum I. B. Tom. III. pag.
172. Sium Dod. 589. Crefcione vulgo Cefalp.
300. Berula Officin. quorumdam. Sium, five
Laver Diofcoridis olufatri folio, five Paftinaca aquatica Lob. ic. 208.*

LA Berle s'employe come le Creffon
& les plantes dont nous venons de
parler, elle eft tres utile dans le Scorbut,
la retention d'urine, la fuppreffion des
ordinaires, les obftructions du bas ventre

& les autres maladies Chroniques, dans les quelles il faut retablir le reſſort des parties ſolides & la fluidité des liqueurs : On peut la ſubſtituer à l'Ache ordinaire dans les bouillons Aperitifs.

V.

HERBE aux écus , Nummulaire.
Nummularia major lutea C. B. 309. Nummularia ſive centimorbia I. B. Tom. III. pag. 370. Nummularia Dod. 600. Lyſimachia humifuſa , folio rotundiore , flore luteo Inſt. 141. Hirudinaria minor Tab. ic. 874.

QUelques Auteurs recommandent l'uſage de cette plante pour le Scorbut, Camerarius la fait bouillir dans le lait , & Tragus dans le vin, en y joignant le miel ; il en eſtime la decoction bonne à ceux qui ont un ulcere au poumon : le même Auteur aſſeure qu'elle eſt propre dans la dyſſenterie , les pertes de ſang & les fleurs blanches , dans ces ſortes de maladies on en donne la decoction ou dans l'eau ou dans le lait. La Nummulaire eſt fort aſtringente & vulneraire.

VI.

TREFLÉ d'eau.

Trifolium paluftre C. B. 327. I. B. Tom. II. 389. Dod. 580. Menyanthes paluftre Inft. 117. Trifolium majus Tab. ic. 520. Trif. aquaticum five paludofum Offic. Park. Trif. Fibrinum Germanorum Raij Hift. 1090. Ifopyrum Gefn. Limonium pratenfe Trag. 705-

CEtte plante paffe en Allemagne pour un grand fpecifique , non feulement pour le Scorbut , mais auffi pour toutes les maladies Croniques , l'hydropifie , la jauniffe , les obftructions du foye & des autres vifceres. On en fait prendre la decoction des feuilles , ou de la racine en tifane : dans la goute elle eft fort utile, en donnant au malade un verre de quatre heures en quatre heures. Monfieur Rai l'eftime propre à guerir les fievres intermittentes : elle à tant d'autres vertus qu'un Auteur moderne [1] en a fait imprimer un traité particulier qu'on peut confulter.

[1] Joan. Francus Hiftoria Francof. Trifolij Fibrini 1701. in 12,

VII.

Roquette.

1 *Eruca latifolia alba sativa Diosc. C. B. 98. Eruca major sativa annua, flore albo, striato I. B. Tom. II. pag. 859. Eruca sativa Dod. 708. Sinapis alterum genus Fuchs. Sinapi hortense 646.*

2 *Eruca tenuifolia perennis flore luteo I. B. Tom. II. pag. 861. Eruca sylvestris vulgatior Park. Sinapi sylvestre Lugd. 646.* Roquette sauvage.

ON cultive la premiere espece dans les Jardins ou on la seme tous les ans come le Cresson alenois. On la mange en salade de même, sur tout en Italie. La seconde espece qui est tres commune le long des murailles est d'une saveur plus acre que la precedente : la decoction de leurs feuilles est propre dans le Scorbut, elle pousse les urines & les mois, elle emporte les obstructions des visceres & soulage les Hydropiques: sa semence est aussi d'usage & entre dans quelques compositions de Pharmacie, entr'autres dans l'Electuaire *de Satyrio* ; cette graine est fort acre & se substituë à celle de la moutarde, soit pour les remedes qui font cracher, soit pour les assaisonnemens qui reveillent l'ap-

petit : cette femence eft meilleure que les
feuilles pour les Scorbutiques , on en donne jufqu'à un gros, concaflée & infufée
dans un verre d'eau diftillée de cochlearia ou quelqu'autre convenable.

VIII.

Passerage.

Lepidium latifolium C. B. 97. Lepidium Pau-
li I. B. Tom. II. pag. 940. Lepidium Plinij
Dod. 716. Piperitis five Lepidium vulgare
Par. Raphanus fylveftris Officinarum Adn.
Lob. ic. 308.

On fe fert de la racine & principalement des feuilles de cette plante qui
font auffi acres & aromatiques que le Poivre & la Moutarde. Elles paffent pour excellentes dans le Scorbut en tifane & en
decoction,comme celles dont nous venons
de parler ; elles pouffent les urines, emportent les obftructions & conviennent à
ceux qui font affligez de vapeurs melan-
coliques , qu'on appelle affections Hipo-
chondriaques. La racine eft refolutive &
adouciffante , on la pile avec le beurre,
& on l'applique fur les endrois ou la goute fe fait fentir ; les feuilles broyées & appliquées en cataplafme foulagent les douleurs de la Sciatique.

IX.

RAIFORT sauvage.

Raphanus Rusticanus, C. B. 96. Raphanus sylvestris sive Armoracia multis I. B. Tom. II. pag. 831. Cochlearia folio cubitali Inst. 215. Raphanus rusticanus, crassa radice ; lapathi folio Lob. ic. 320. Raphanis magna Dod. 678.

LA racine de cette plante est la partie qu'on employe ordinairement, on la coupe par roüelles & on la fait infuser ou dans la decoction d'orge pendant douze heures, sur les cendres chaudes, ou bien on la fait bouillir come les autres racines pour en faire une tisane ; la dose est d'une once pour une pinte de liqueur : C'est un Antiscorbutique excellent, qui entre dans la composition d'un remede que Simon Paulj [1] recommande fort dans cette maladie. D'ailleurs le Raifort sauvage à les mêmes vertus que celuy qu'on cultive dans les Jardins potagers, il reveille l'appetit, pousse les urines, & soulage les Asthmatiques, en faisant arracher les matieres visqueuses attenées dans les bronches du Poulmon.

[1] Quadrip. Botanic. page 451.

X.

PATIENCE aquatique ; ou Parelle de marais.

Lapathum aquaticum folio cubitali C. B. 116 *Lapathum maximum aquaticum sive Hydrolapathum I. B. Tom. II. pag.* 986. *Lapathum palustre Tab. ic.* 437. *Lapathum longifolium nigrum palustre, sive Britannica antiquorum vera, vel Hydrolapathum nigrum Muntingij Raij. Hist.* 172.

CEtte espece de Patience qui n'est pas rare sur les bords de nos rivieres & de nos etangs, passe pour un specifique contre le Scorbut ; un Auteur celebre [1] en a fait un traité particulier dans lequel il s'etend beaucoup sur ses vertus, & sur les differentes manieres d'en preparer les racines, les feuilles, & les fleurs. Je diray seulemeut icy qu'outre les proprietez des autres especes de Patience dont nous avons parlé dans la Classe des plantes Aperitives, la racine de celle cy est tres utile dans les maladies longues & opiniâtres, dans les Rhumatismes, la Goutte Sciatique, les maladies de la peau, Dartres, Eresipeles, Rougeurs, Galle &c. Sa decoction en forme de tisane, ou son infusion comme celle de la racine de Raifort

[1] Muntingius &c.

ſauvage , ſont les preparations les plus
ſimples : celle qui ſuit eſt en uſage à Paris
pour preſerver de la Goute.

On fait infuſer ſur des cendres chaudes
pendant trois jours dans ſix pintes de vin
blanc , ſix onces de racines de Patience de
Marais , trois onces de celle de Gentiane ,
autant de Regliſſe , de Canelle , & de
Macis , & deux onces de ſaffran , on bouche le pot , qu'on expoſe à une chaleur ſi
moderée que le vin ne puiſſe bouillir . on
paſſe cette infuſion par la chauſſe , on y
ajoûte demy ſeptier de bon eſprit de vin ,
& on en boit pendant quinze jours deux
ou trois onces par jour ; Muntingus dont
ce remede eſt tiré , joint aux drogues
énoncées cy deſſus trois jaunes d'œufs ,
trois onces de Poivre noir & une pinte de
vinaigre de ſureau.

PLANTES ETRANGERES.

XI.

CANELLE Blanche.

Laurifolia magellanica cortice acri C. B.
461. vinteranus ſive coſtus corticoſus Officina-
rum.

Cortex Vvinteranus acris ſive Canella alba
J. B. Tom. I. pag. 460. An ligni Aromatici
Menardis cortex Raij. Hiſt. 1801.

CEtte écorce est apportée de l'Amerique ; l'arbre dont elle est tirée est
assez commun dans les Isles de Saint Domingue & de Madagascar ; on luy à donné le nom de celuy qui là apportée le premier en Angleterre. Elle est beaucoup plus
épaisse que celle de la Canelle, d'une couleur cendrée & blanc sale, d'une odeur
qui approche de celle de la Muscade, & d'u-
ne saveur tres acre & piquante. Quelques
uns la mettent en poudre & la mêlent avec
les fines epices à la place de la Muscade,
mais assez mal a propos : d'autres la substituent au Costus des Indes, drogue
tres rare & qui est peu connuë, & con-
fonduë dans les Auteurs, l'usage ordinaire de cette écorce est pour le scorbut, on
la donne en poudre depuis un scrupule jusqu'à demy dragme, & en infusion depuis
un gros jusquà deux, dans cinq ou six onces d'eau distillée de Cochlearia. On s'en
sert tres communement en Angleterre.

XII.

COSTUS Indique, ou Arabique.

1 *Costus Arabicus Dioscoridis C. B. 36.*
Costus Arabicus Zinziberi similis I. B. Tom. II.
pag. 794. Costus Indicus Clus Exot. 205. Zin-
ziberis effigie Costus Arabicus & Syriacus

Adu. Lob. 34. Tſiana Kua Hort. Malab. Tom. XI.

2 *Coſtus amarus Officinarum ſeu Helenium & Comagenium Dioſc. C. B. 37. Coſtus Helenij facie Officin. I. B. Tom. II. pag. 751.* Coſtus amer.

3 *Coſtus dulcis Offic. Centaurio magno cognatus C. B. Tom. II. pag. 751.* Coſtus doux.

LEs Bauhin & la pluſpart des anciens Auteurs diſtinguent pluſieurs eſpeces de Coſtus, entr'autres les trois dont j'viens d'indiquer les noms ; mais Cluſius apres Garcie du Jardin, Bontius & Acoſta ſoutiennent avec plus de vrayſemblance qu'il n'y a qu'une eſpece de racine appellée Coſtus, laquelle de douce qu'elle eſt toute recente, devient amere avec le temps, qui altere auſſi ſa couleur blanchâtre, qui noircit lorſqu'elle eſt vieille. Les differens endrois plus ou moins éloignez d'ou on l'apporte, ont auſſi donné occaſion à ſes differens noms : Car elle vient dans la Syrie, l'Arabie & autres Provinces de l'Aſie ; on en trouve dans les Indes & à la Chine, pres de Bengala & de Cambaya. Il n'eſt pas aiſé de decider ſi le Coſtus dont nous nous ſervons eſt celuy que les anciens employoient dans la Theriaque, mais il nous importe peu, puiſque le nôtre étant bien choiſi, à les qualitez d'une drogue

A omatique, acre & odorante, & qu'à près
son examen elle fut jugée à Venise propre
à être employée dans la Theriaque qu'on
y fit en l'Année 1563. [1] on s'en est servi
depuis pour les mêmes usages que le Costus des anciens, & ceux qui n'en ont point
de bien conditionné, luy substituent avec
raison la racine de Zedoaire dont nous
avons parlé dans la Classe des Plantes Diaphoretiques No. xvii. La figure de cette
racine & ses qualitez ont beaucoup de
rapport à celles du Costus doux, ainsi
elle peut luy servir de substitut. Il y en a
qui ne font point de façon d'employer à
sa place la racine d'Aunée ou celle de
grande Centaurée, mais la Zedoaire est
preferable. La racine de Costus se donne à demy gros en substance & en poudre,
& au double en infusion ; elle est Aperitive, Stomachique, Hepatique, Antiscorbutique & propre à emporter les obstructions : elle entre dans la Theriaque
& dans plusieurs compositions Cordiales
& Alexiteres

XIII.

CURCUMA, ou Souchet des
Indes.

Curcuma radice longa Hort. Lugd. Bat. Cy
peri genus ex India Math. C. B. 37. Curcum

[1] Adu. Lob. page 34.

sive Terra merita Officin. radice crocea I. B.
Tom. II. 746. Crocus Indicus, Arabibus Cur-
cum, Officinis nostris Radic Curcuma dicta Bont.
Pison. 117. Terra merita, Curcuma Pharmacopæ-
orum Lob. ic. 72. Manjella Kua Hort. Malab.

LA figure de cette plante est bien gra-
vées dans Monsieur Hermans ; sa ra
cine est la partie d'usage, on l'apporte des
Indes, de Bengala & de Malabar: elle croist
aussi dans l'Isle de Saint Laurent. Elle est
assez semblable au Gingembre, dont elle
ne differe que par la couleur jaune qui la
fait appeller des Portugais *Saffran di Tier-*
ra. Cette plante abonde en sel volatile huileux, c'est un Antiscorbutique eprouvé ;
elle est aussi Aperitive, propre à pousser
les mois, les urines, & à déboucher les
visceres, on l'employe avec succez dans
la jaunisse, & dans l'Hydropisie : La dose
est d'un demy gros en poudre, & d'un
gros en infusion. La couleur jaune de cette drogue la rend utile aux teintures, & à
d'autres sortes d'ouvrages.

XIV.

GOmme lacque,
Lacca Officinarum C. B. 499. I. B. Tom.
I. Part. 2. pag. 44. Clus. Exot. 158. Raij
Hist. 1535.

Ette drogue est une espece de Resine qui se trouve fortement attachée autour des petites branches de certains arbres qui croissent dans les Indes Orientales, principalement dans la Province de Bengala & au Pegu : Cette resine est dure, transparente, d'un rouge foncé, d'une superficie inegale & raboteuse, sans saveur sensible, qui s'enflamme aisement & dont l'odeur est assez agreable. On trouve trois sortes de Gomme lacque chez les droguistes, la premiere & la plus naturelle est en bâtons, la seconde est plate ou en masse, parcequ'elle a été fonduë & jettée sur le marbre ou elle prend cette figure en refroidissant : La troisiême enfin est en grains ; elle est de moindre valeur & comme le rebut de la premiere dont on à tiré le plus pur pour la teinture rouge ; cette derniere sorte de Lacque sert à faire la Cire à cacheter les Lettres.

La Gomme lacque se dissout dans l'esprit de vin & dans l'huile de Terebentine, c'est la base du Vernis de la Chine & de celuy qu'on imite si bien en France, auquel on donne la couleur qu'on veut. Son usage dans la Medecine & sa preparation la plus ordinaire, est sa teinture tirée avec l'esprit de vin, qui est excellente pour netoyer les gencives & les preserver de la

pouriture qui les menace dans le Scorbut;
on en mêle une once avec dix ou douze
goutes d'efprit de vitriol. Dans cinq ou
fix onces d'eau de Cochlearia ou de Becabunga. Cette teinture fe donne interieurement jufqu'à une dragme dans cinq ou fix
onces d'eau de Chicorée , ou quelqu'autre eau aperitive. On prepare auffi des
Trochifques auquels la Gomme lacque
à donné fon nom, Mefue qui en eft l'Auteur y a employé plufieurs autres drogues
la plufpart Aperitives ; leur dofe eft depuis
une dragme jufqu'à une & demie. La poudre *Dialacca* eft a peu prés la même preparation ; on ordonne l'une & l'autre avec
fuccez dans les obftructions des vifceres,
la Jauniffe , le Scorbut & quelques autres
maladies longues & opiniâtres.

PLANTES ANTISCORBUTIQUES

QUI SONT RAPPORTE'ES DANS

D'AUTRES CLASSES.

Nous avons averti au commencement
de cette Claffe que la plufpart des
plantes Aperitives & des Hepatiques é-
toient propres à guerir le Scorbut , & nous
en avons dit la raifon ; celles qu'on em-

ploye ordinairement avec le plus de fuccez font l'Ozeille , les feuilles mêlées
avec celles de Creffon dans l'omelette ou
les autres alimens dont on nourrit les Scorbutiques, leur font tres utiles. Je l'ay fouvent eprouvé ; les racines ont la même
vertu en decoction.

La racine de Patience fauvage en ti-
fane convient auffi dans cette maladie.
Voyez cy devant la Claffe des Plantes
Aperitives N°. III. & N°. IV.

L'Ache , le fuc de fes feuilles eft propre à netoyer les gencives des Scorbutiques, comme celuy de l'ozeille, & de l'herbe aux Cuilliers. Voyez la même Claffe
No. VII.

Le Raifort, fa racine infufée dans le vin
blanc, à la dofe de cinq ou fix onces , ou
deux onces de fon fuc conviennent dans
la même maladie. Voyez la même Claffe
N°. XVIII.

Le Houblon , fes jeunes bourgons en
decoction ou mangez en falade font utiles aux Scorbutiques Voyez la Claffe des
Plantes Hepatiques N°. VII.

La Fumeterre infufée dans le petit lait ,
ou dans le bouillon de veau ; la racine de
Polipode en tifane ; l'Aigremoine employée de la même maniere , font ordonnées
dans le Scorbut avec le même fuccez.
Voyez la Claffe des Hepatiques N°. I. IV.
& VI.

Le Pié de veau, sa racine en poudre à demy gros en bol liée avec le sirop des cinq racines & prise pendant quinze jours consecutifs à jeun, n'est pas un remede indifferent ; j'en ay veu dans le Scorbut de tres bons effets ; Voyez la même Classe No. IX.

L'Arrête beuf, sa racine & ses feuilles en decoction sont utiles pour netoyer les gencives des Scorbutiques, cette tisane leur convient aussi prise interieurement. Les jeunes rameaux du Sapin & du Picea en decoction font le même effet & sont d'un usage familier en Angleterre. Voyez la Classe des Plantes Aperitives N°. XII. & XXXIII.

La semence de Moutarde en machicatoire est bonne pour netoyer la bouche des Scorbutiques. Voyez la Classe des Plantes Errhines N°. II.

Le Citron, son jus convient dans la même cas, on peut même permettre aux malades quelques verres de Limonade pour appaiser leur soif. Voyez la Classe des Plantes Alexiteres N°. X.

Entre les Plantes Vulneraires detersives, quelques unes sont utilement employées en gargarisme, & pour netoyer les ulceres de la bouche des Scorbutiques, comme la decoction des feuilles & des fruits de la Ronce lorsqu'ils sont encore verts, la de-

coction de la Parsicaire est propre pour
bassiner les ulceres des jambes, l'herbe
même appliquée en fomentation dissipe
leur enflure. Voyez cy apres la Classe des
Plantes Vulneraires au chapitre des Detersives.

SECOND

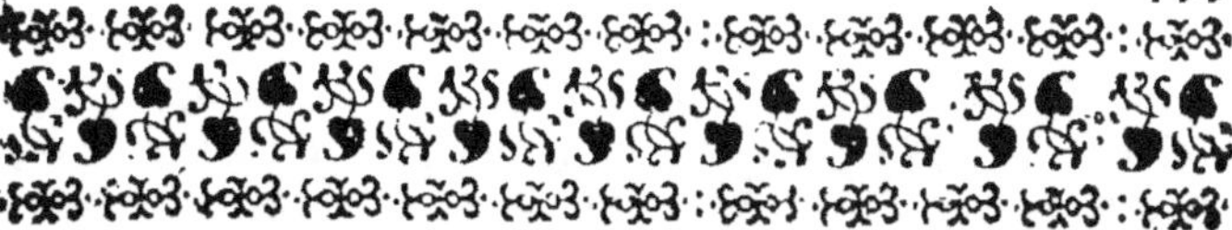

SECONDE SECTION.

DES

PLANTES ALTERANTES DU

SECOND ORDRE.

Dans la premiere Section de la seconde partie de cet abregé nous avons parlé des Plantes Alterantes du premier ordre, que je distingue ainsi parcequ'elles sont propres à certaines maladies particulieres, & destinées à quelques parties de nôtre corps preferablement aux autres. Dans cette seconde Section j'expliquerai les facultez des Plantes dont l'usage est plus general & dont les vertus peuvent s'appliquer à toutes les parties du corps indifferemment, & qui par consequent conviennent à plusieurs sortes de maladies: Je les appelle Alterantes du second ordre. Cette Section comprendra les Plantes Vulneraires, les Emollientes, les Resolutives, les Anodines, & les Rafraichissantes; lesquelles formeront cinq classes.

Oo

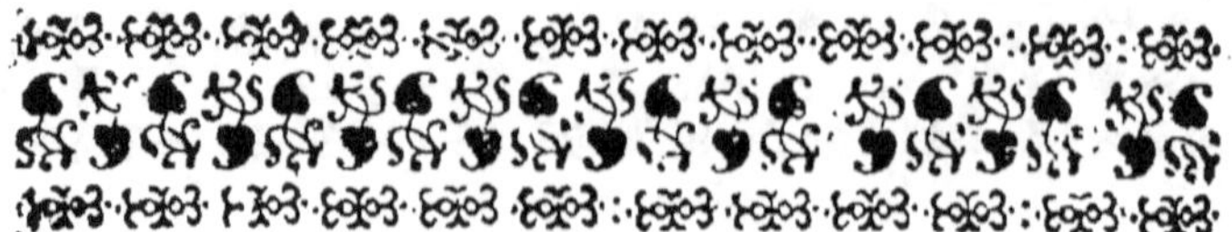

PREMIERE CLASSE

DES

PLANTES VVLNERAIRES.

ON attribuë la qualité Vulneraire à un si grand nombre de plantes dont les effets sont differens, qu'il est à propos d'expliquer ce qu'on entend par remede Vulneraire, & ce qui m'a determiné à distinguer les Plantes qui meritent ce nom. La proprieté vulneraire en general peut être attribuée à tout remede capable de guerir une playe, ou externe ou interne, soit qu'elle soit recente & accompagnée d'hemorragie; soit quelle soit vieillie & ulcerée; soit enfin qu'il y ait interieurement des depots d'humeurs extravasées, ou des obstructions dans le voisinage de la playe, qui en empêchent la reunion & la cicatrice: Ces differentes circonstances me donnent lieu de separer les plantes Vulneraires en Astringentes, Detersives, & Aperitives dont je ferai trois chapitres differens.

CHAPITRE PREMIER

PLANTES VVLNERAIRES

ASTRINGENTES.

ON comprend affez par le mot d'Aſ-tringent, que les Plantes Vulneraires qui ont ce nom ſont celles qui peuvent en reſſerrant les vaiſſeaux arrêter le ſang , & ſuſpendre les hemorragies ſi dangereuſes dans la pluſpart des playes nouvelles : on les applique exterieurement , & on en fait prendre interieurement l'infuſion ou le ius , comme on le verra cy apres. Ces Plantes ne ſont pas ſeulement employées dans les bleſſures , ou dans les chutes, on s'en ſert auſſi avec ſuccez dans les cours de ventre & la dyſſenterie ; dans le flux immoderé des mois & des hemorroides , dans les fleurs blanches & dans toutes les évacuations exceſſives.

On envoye depuis quelque temps, des Alpes & des Montagnes de Suiſſe un mé-lange de differentes plantes ſèches , ſous le nom de Faltran ou Vulneraires de Suiſ-ſe , dont l'uſage eſt devenu tres familier. Ceux qui ramaſſent ces plantes dans les

montagnes prennent fouvent fans beaucoup de choix tout ce qu'il rencontrent
de plus commun, & c'eſt pour cela qu'elles font ſi differentes : Elles font fouvent
ſi briſées qu'on n'en peut diſtinguer les eſpeces. Le plus feur eſt de les faire venir ſe-
parées, & d'en faire enſuite le melange, apres. avoir choiſi celles qui
conviennent le mieux à la maladie qu'on
veut guerir ; il faut pour cela les bien con
noître, & ſçavoir qu'entre celles qu'on
nous envoye, il s'y en trouve ordinairement d'Aſtringentes & d'Aperitives mêlées enſemble. La Pervanche par exemple & la Verge d'or, la Sanicle & le Millepertuis, la Bugle & la Veronique ont
des vertus oppoſées ; les unes arreſtent
les pertes de ſang, les autres pouſſent les
mois & les urines ; ainſi l'uſage de ſes
plantes n'eſt pas indifferent. Je commenceray ce chapitre par les Vulneraires de
Suiſſe, entre leſquelles on diſtingue dans les
mieux conditionnées huit ou dix ſortes de
Plantes, ſçavoir la Bugle, la Brunelle, la
Sanicle, le Pié de Lyon, la Pervenche,
la Pirole, la Piloſelle, la Verge d'or, &
la Veronique ; on y rencontre aſſez ſouvent des fleurs de la petite Centaurée, du
Millepertuis, & du Pié de Chat, quelquefois des feuilles de l'Armoiſe, de la
Betoine, & du Chamædris ſe trouvent

confonduës avec les autres , nous avons deja parlé de ces dernieres dans les Claſſes precedentes , voyons preſentement les noms & les proprietez des autres.

I.

BUGLE , ou petite Conſoude.

Bugula Dod. 135. Conſolida media praten- ſis cærulea C. B. 260. Conſolida media qui- buſdam Bugula I. B. Tom. III. pag. 430. Prunella Germanis Trag. 311. Herba Lauren- tiana Caſt. Arthetica Pandeĉtarij Ang. Cha- mæciſſus quorumdam Lugd. 1309. Symphitum medium Lon. Sylvatina vulgaris cærulea Mor. Oxon.

ON employe les feuilles & les fleurs de cette plante dans les infuſions , les tiſanes & les apozemes que l'on ordon- ne pour les Hemorrhagies ; & crachement de ſang , pour la diſſenterie , les fleurs blanches , & les pertes de femmes ; le ſuc de ſes feuilles pris à deux ou trois on- ces à les mêmes vertus, on s'en ſert utile- ment pour les maux de gorge , les ulceres & le chancre de la bouche,en y ajoutant un peu de miel roſat. Quelques Auteurs la croyent diuretique & aperitive : Came- rarius auſſi bien que Dodonnée l'ordon- noient pour les obſtructions du foye. El-

le entre dans la compofition de l'eau Vulneraire.

II.

BRUNELLE, ou Brunette.
Brunella major folio non diſſecto C. B. 260.
Prunella flore minore, vulgaris I. B. Tom. III.
428. Brunella Dod. 136. Conſolida minor
Math. Camer. Epit. 703. Symphytum pe-
traxm Lob. ic. 474.

CEtte plante s'employe comme la precedente dont elle a les qualitez ; les
gens de la Campagne l'appliquent fur leurs
bleſſures apres l'avoir ecraſſée : elle arrête
le fang & comme un baume natu-
rel reunit enfuite la playe, c'eſt pour cela
que quelques uns l'appellent Herbe au
Charpentier, nom qu'on attribuë à la Millefeuille à la Sanicle & a quelques autres
Herbes aftringentes. Cefalpin employoit
les feuilles de Brunelle pilées & appliquées
en cataplâme pour faire fuppurer les Fron-
cles, ou les clouds & pour guerir les playes:
Dans les grandes douleurs de tête il faifoit baſſiner les tempes avec le fuc apres
l'avoir mêlé avec l'huile Rofat & le vinaigre. Jean Bauchin y ajoutoit un peu
d'eau rofe, & faifoit boire le fuc tout

pur à ceux qui avoient été mordus par des
bêtes venimeuses.

III.

SANICLE.
1 *Sanicula Officinarum C. B.* 319. *Sanicula*
mas Fuchſij ſive Diapenſia I. B. Tom. III.
pag. 639. *Sanicula Dod.* 140. *Sanicula &*
Diapenſia Lob. ic. 663r

LEs feuilles de cette Plante paſſent
pour ſpecifiques dans toutes ſortes
d'hemorragies, ſur tout pour les pertes des
femmes, on les employe comme les precedentes, elles entrent dans les potions,
les tiſanes & les decoctions Vulneraires,
on s'en ſert comme de la Brunelle pour
faire des injections dans les playes profon-
des, on la prend comme les autres à la
maniere du Thé une pincée infuſée dans
demy ſeptier d'eau bouillante pendant
demi quart d'heure, paſſez la enſuite & y
ajoutez peu de ſucre. La Sanicle entre
dans l'eau Vulneraire & dans quelques emplâtres & Baumes pour les bleſſures.

On trouve quelquefois dans le Faltran
les fleurs d'une plante appellée Sanicle par
quelques Auteurs, mais dont les vertus
luy ſont oppoſées ainſi on peut la rejetter. En voicy les noms.

Oo iiij

2 *Sanicula fœmina quibufdam aliis Hellebo-*
rus iger I. B. Tom. III. pag. 6;8. Hellebo-
rusn Saniculæ folio major C. B. 186. Aftrantia
major Mor. umbel. Inft. 314. Veratrum ni-
grum Diofcoridis Dod. 387.

Dodonée croît avec Gefner que la racine de cette plante eft l'Ellebore noir
de Diofcoride , parce qu'elle purge affez
doucement les humeurs bilieufes & me-
lancoliques, comme plufieurs praticiens
d'Allemagne l'ont obfervé.

IV.

PIE' de Lyon.
Alchimilla vulgaris C. B. 319. Clus. Hift.
CVIII. *Pes Leonis five Alchimilla vulgaris I.*
B. Tom. II. pag. 598. Alchimilla Dod. 140.
Leontopodium Brunf. Stellaria Math. Lugd.
1281. Stella herba Italis Gefn. hort.

Cette plante eft tres commune au
bord des ruiffeaux des montagnes ,
ainfi il n'eft pas furprenant qu'on en trouve dans le Faltran une fi grande quantité.
Elle eft aftringente comme les precedentes
& propre pour les pertes de fang , les
fleurs blanches & les hemorragies ; on
l'employe comme les autres.

V.

PERVENCHE.

1 *Pervinca vulgaris angustifolia Inst.* 120. *Clematis Daphnoides minor C. B.* 307. *J. B. Tom. II. pag.* 130. *Dod.* 405. *Vinca pervinca Adu. an Centunculus Plinij Lob. ic.* 635. *Pervinca quod semper vireat Trag.* 394. *Chamædaphne altera Diosc. Brunf.*

2 *Pervinca vulgaris latifolia Inst.* 119. *Clematis Daphnoides major C. B.* 302. *Dod.* 406 *I. B. Tom. II. pag.* 132. *Clematis sive Pervinca major Lob. ic.* 636. Grande Pervenche.

LA premiere espece qui est la petite Pervenche, se remarque aisement dans les vulneraires de Suisse, & on s'en sert plus communement que de la grande, quoy qu'elles soient toutes deux également astringentes & Vulneraires, son usage le plus ordinaire est pour moderer le flux des menstrues, & des hemorroïdes lorsqu'il est immoderé; dans le saignement de nez on met dans cette partie un tampon des feuilles de cette Plante pilée; la decoction ou l'infusion de Pervenche est utile dans le crachement de sang & aux Pulmoniques; on la mêle avec partie égale de lait écremé; ce remede est propre à la dissenterie. Je m'en suis souvent servi pour les fleurs blanches avec succez. On verse deux pintes d'eau bouillante sur trois poignées de feuilles de Pervenche, on couve le pot on le retire du feu, & l'on fait boire l'infusion par verrées ; ou bien on la fait infuser comme le Thé une bonne pincée sur un demy septier d'eau.

VI.

P YROLE.

1 *Pyrola rotundifolia major C. B.* 191. *Pyrola I. B. Tom. III. pag. 535 Dod.* 138. *Limonium sylvestre Trag.* 707. *Beta sylvestris Cord.*

2 *Pyrola folio mucronato serrato C. B.* 191. *Pyrola folio serrato I. B. Tom. III. pag. 536. Pyrola* 11. *tenerior Clus. Hist.* CXVII. *Ambrosia montana Lugd.* 1148.

CEtte Plante est une des Vulneraires de Suisse des plus celebres, on envoye l'un & l'autre espece indifferemment des Alpes ou elles sont communes ; la premiere se trouve plus aisement dans ces cantons, que la seconde qu'on à beaucoup de peine à elever. La Pyrole à les mêmes vertus que le Pié de Lyon & s'employe de la même maniere.

VII.

PILOSELLE, Oreille de Souris.

Pilosella major repens hirfuta C. B. 262. Pilosella majori flore five vulgaris repens I. B. Tom. II. pag. 1039. Pilosella auricula muris Tab. ic. 196. Dens Leonis qui Pilosella Officinarum Inst. 469. Hieracium repens vulgare majus Volk.

CEtte plante fe trouve quelquefois mêlée avec les Vulneraires de Suiffe, & on peut l'employer comme elles dans les decoctions & les infufions aftringentes & deterfives. Tabernæmontanus dit que la Pilofelle eft fpecifique pour les defcentes, foit appliquée exterieurement, foit prife interieurement : fon extrait à deux gros eft utile pour les ulceres internes & la Phtyfie. Sa poudre mife dans le nez arrête le fang qui coule par cette partie. Dans la dyffenterie & les cours de ventre bilieux fa decoction & fa tifane font employées utilement.

La Veronique & la Verge d'or fe trouvent en abondance dans le Faltran mais comme elles font plus aperitives qu'aftringentes, j'en parleray dans le chapitre des Vulneraires aperitives. Nous continuerons dans celuy cy les Plantes aftringentes.

VIII.

Mille-feüille, Herbe au Charpentier.

Millefolium vulgare album C. B. 140. Millefolium stratiotes , pennatum , terrestre I. B, Tom. III. pag. 136. Millefolium seu Achillæa Dod. 100. Militaris sive Millefolium store albo Adu. 333. Stratiotes Millefolia major Lugd. 769.

CEtte plante est Vulneraire astringente & resolutive , on l'employe interieurement & exterieurement pour arrêter toutes sortes d'hemorragies , soit en infusion & en decoction , soit pilée & appliquée sur les playes & sur les coupures d'ou vient le nom d'herbe au Charpentier qu'on luy a donné aussi bien qu'aux autres plantes qui ont la proprieté d'arrêter le sang , comme la Brunelle, la Bugle, la grande consoude , l'Orpin &c. La Millefeuille est tres utile dans le cours déreglé des hemorroides & des fleurs blanches : On en met quelques feuilles dans les bouillons, oubien on la prend comme le Thé, j'en ay veu d'excellens effets , mais les femmes & les filles sujettes au flux hemorroidal n'en doivent pas trop longtems continuer l'usage , qui leur causeroit une suppression

de regles plus facheuſe que les hemorroides : Le ſuc de cette plante à ſix onces
avec autant de celuy d'ortie, pris en deux
doſes à une heure l'une de l'autre, m'a
reuſſi plus d'une fois pour arrêter une hemorragie ſurvenuë par l'ouverture de
quelque vaiſſeau ſanguin qui ſe degor-
goit dans le canal inteſtinal ; cet accident etoit arivé à deux ouvriers en faiſant
effort pour lever un poids conſiderable,
ils avoient deja rendu par le ventre plus
de deux pintes de ſang : Je leur fis donner une forte decoction des mêmes plantes en lavement : On peut donner dans
les mêmes cas la poudre de Millefeuille à
deux gros, qu'on mêle avec de la paſte
pour en faire des biſcuits aſtringents :
l'eau diſtillée de cette plante eſt tres bonne pour l'Epilepſie au rapport de Tabernæmontanus. La Millefeuille entre dans
l'eau Vulneraire & dans quelques emplâtres aſtringents.

IX.

RENOÜE'E, Trainaſſe.
Polygonum latifolium C. B. 281. Polygo-
num ſive Centinodia I. B. Tom. III. pag. 374
Polygonum mas Dod. 113. Sanguinalis maxi-
ma Geſn. Hort. Cord. Sanguinaria Adu. Lob.

ic. 419. Centumnodia ejusdem. Herba Proser-
pinaca à serpendo Apul.

LEs feuilles de cette plante s'employent ordinairement dans les decoctions astringentes, qu'on donne en lavement
pour les cours de ventre, on y ajoute les
herbes emollientes dans la dissenterie, ou
bien on les fait bouillir dans le lait : c'est
un remede familier aux gens de la campagne, j'en ay veu de si bons effets que je
l'estime comme un specifique dans ces
maladies.

X.

PAQUETTE, Marguerite.
1 *Bellis sylvestris caule folioso major C. B.*
261. Bellis major Dod. 265. I B. Tom. III.
pag. 114. Leucanthemum vulgare Inst. 492.
Oculus Bovis Brunf. Consolida media vulnera-
riorum Adu. Lob. 253. Buphtalmum majus
Lon. Bellium majus Tab. ic. 351. Grande Pâquette, Oeil de Beuf, ou Marguerite.
2 *Bellis sylvestris minor C. B. 261. Bellis mi-*
nor sylvestris spontanea I. B. Tom. III. pag.
111. Tab. ic. 328. Solidago Consolidæ species
Brunf. Symphitum minimum quorumdam. Pri-
mula veris Cæs. 493. Consolida minor herbario-
rum. Pâquerette.

ON employe les feüilles & les fleurs de ces efpeces dans l'eau Vulneraire, & dans les decoctions & les infufions qu'on donne à ceux dans lefquels on foupçonne interieurement du fang caillé & extravafé par quelque coup ou chute. Ceux auffi qui crachent du pus fe trouvent bien de la tifane faite avec ces plantes, elles convient auffi dans la pleurefie. Ruel affeure qu'un cataplafme fait avec la Pâquette & l'Armoife fond les tumeurs fcrofuleufes, refout celles ou il y a inflammation, & foulage les gouteux & les Paralitiques. Cefalpin l'eftime pour les playes de la tête & en ordonne le jus, qu'on peut faire prendre à deux ou trois onces. Les fleurs de Paquerette avec l'herbe à Robert amorties fur une pêle chaude & appliquées fur la tête, foulagent confiderablement la migraine, j'en ay veu l'experience ; Cefalpin affeure que pour la teigne, on fe fert d'un onguent fait avec le fain doux & les fleurs de la Marguerite.

XI.

GRANDE Confoude, Oreille d'Afne.

Symphytum confolida major C. B. 259. Dod.
Symphytum magnum I. B. Tom. III. pag. 593

Dod. 134. Consolida major Trag. 240. sym-
phytum alum seu alus Lob. ic. 583.

ON se sert ordinairement des racines de cette plante & quelquefois des feuilles, ces parties entrent dans l'eau d'Arquebusade ; la racine ecrasée & le suc des feuilles reunissent egalement bien les playes ; ce remede est en usage à la campagne, & je l'ay souvent eprouvé pour des coupures. Dans les pertes de sang on employe ordinairement la tisane faite avec la racine de Grande Consoude, elle est utile dans le crachement de sang & dans la toux opiniâtre, on la confit au sucre, & on en fait un sirop & des tablettes.

Cette racine n'est pas seulement Vulneraire astringente, & Bechique, elle est aussi adoucissante ; j'ay soulagé considerarablement des gouteux en faisant appliquer sur la partie souffrante un cataplasme fait avec cette racine bouillie, & la mettant le plus chaudement qu'on le peut souffrir.

XII.

ORPIN, Reprise, Grassette, Joubarbe des vignes, Fêve épaisse.
Telephium vulgare C. B. 287. Anacampseros
vulgo Faba crassa I. B. Tom. III. pag. 681.

Telephium alterum sive crassula Dod. 130. Fabaria Math. Scrophularia media vel tertia Brunf. Acetabulum alterum Cord.

LEs feuilles de cette plante sont epaisses & remplies d'un suc gluant, on s'en sert avec succez pour les coupures comme de celles de la Grande Consoude ; appliquées exterieurement sur les tumeurs elles en avancent la suppuration. On les employe pour les blessures, les Hernies & les decoctions astringentes & rafraichissantes : Elles entrent dans l'eau Vulneraire. Ses racines qui ressemblent à des hemorroides, étant composées de petits tubercules sont estimées pour cette maladie ; on les ecrase & on les fait cuire dans du beurre frais & reduire en onguent, on l'applique dessus les hemorroides lorsqu'elle sont enflammées ; on en reçoit plus de soulagement que de celuy qu'on fait avec la Jonbarbe, dont nous parlerons cy apres dans la Classe des Plantes rafraichissantes.

XIII.

SCEAU de Salomon.
Polygonatum latifolium vulgare C. B. 303
Polygonatum vulgo sigillum Salomonis I. B.

Tom. III. pag. 529. Polygonatum Dod. 349.
Fraſſinella Ceſalp. 224.

LA racine de cette plante eſt d'un uſage
tres familier pour les deſcentes , j'en
ay ſouvent donné à des enfans avec ſuccez ; on en fait infuſer une once coupée
par morceaux dans demy ſeptier de vin
blanc pendant 24. heures, qu'on fait boire
enſuite en deux ou trois priſes pour chaque jour : il faut la continuer pendant huit
ou quinze jours & appliquer ſur l'hernie
de la même racine pillée & un bandage par
deſſus : des perſonnes plus avancées en âge
s'en ſont fort bien trouvées. Cette racine
eſt bonne pour les contuſions ; ſon eau
diſtilée décraſſe le tein & l'embellit au
trapport de Ceſalpin : la decoction de
toute la plante guerit la gale , & les autres maladies de la peau.

XIV.

PLANTAIN.

1 *Plantago latifolia ſinuata C. B.* 189. *Plan-*
tago major folio glabro, non laciniato ut pluri-
mum I. B. Tom. III. pag. 502. Plantago ma-
jor Dod. 107. *Septinernia Offic. Kokeri Plan-*
tago & Centinervia Ceſalp. 327.

2 *Plantago latifolia incana C. B.* 189. *Plan-*
tago major, hirſuta, media à nonnullis cogno-

minata I. B. Tom. III. pag. 504. Plantago media Dod. 107. Cynoglossum quorumdam Lugd. 1261.

3 Plantago angustifolia major C. B. 189. Plantago lanceolata I. B. Tom. III. pag. 505. Plantago minor. Dod 107. Quinquenervia Offic. Lanceola Cesalp. 328.

ON employe la premiere espece de Plantain comme la plus commune, & à son deffaut, on se sert des deux autres dans la plufpart des decoctions & des tisanes vulneraires & astringentes ; on les applique toutes fraiches sur les blesseures & sur les contusions , on donne le suc depuis deux onces jusqu'à quatre au commencement des fievres intermittentes, j'ay veu quelques malades qui en ont été gueris : Tragus estime le Plantain pour les Phtisiques. La tisane & son eau distilée sont utiles dans la dissenterie , le crachement de sang, & dans les hemorragies de quelque nature qu'elles soient: sa semence à un gros prise dans du lait, m'a souvent reussi pour les cours de ventre , ou mise en poudre & avallée dans du bouillon;c'est un remede familier aux gens de la campagne. Dans les Collyres on employe communement l'eau distilée de Plantain avec l'eau rose,pour appaiser l'inflammation des yeux ; Camerarius donnoit le suc

de toute la Plante avec l'eau rose & le
sucre. Dans la Gonorrhée on ordonne l'eau
de plantain en injection lorsqu'il s'agit de
l'arrêter. Cette plante entre dans l'eau
Vulneraire & dans la poudre contre la rage de Paulmier. Dans les maux de gorge
le gargarisme de Plantain est excellent.

XV.

AMARANTE.

Amaranthus simplici panicula C. B. 121.
Amaranthus purpureus I. B. Tom. II. pag.
968. *Amar. angustifolius simplici spicata pani-*
cula Lob. ic. 251. *Circæa Trag.* 579.

LA decoction des fleurs de cette plante
est utile dans le crachement de sang,
& les autres hémorrhagies ; sa semence se
donne avec succez à un gros comme celle
de Plantain, dans toute sorte de cours de
ventre, je l'ay souvent experimenté.

XVI.

TALITRON.

Thalietrum Dodonei Lugd. 1146. *Nastursium*
silvestre tenuissime divisum C. B. 105. *Seriphi-*
um Germanicum sive sophia quibusdam I. B.
Tom. II. pag. 886. *Sophia Chirurgorum Lob.*
ic. 738. *Dod.* 133. *Sisymbrium annuum Absin-*

thij minoris folio Inst. 226. Accipitrina Cesalp.
361. Erisimum sophia dictum Raij Hist. 812.

LA semence de cette plante est connuë des Herboristes sous le nom de Talitron, on la donne à la pesanteur d'un gros en poudre, ou dans du potage, ou dans du vin rosé, pour arrêter les cours de ventre; c'est un remede fort familier aux pauvres & tous les Auteurs conviennent de cette proprieté: La decoction ou l'infusion de toute la plante dans l'eau à les mêmes vertus; le suc, la conserve ou l'extrait des feuilles & des fleurs sont propres pour le crachement de sang, les fleurs blanches & les autres pertes des femmes: Cette plante pilée & appliquée exterieurement guerit les blessures & netoye les ulceres.

XVII.

QUINTE-FEUILLE.
Quinquefolium majus, repens C. B. 325.
Pentaphyllum seu Quinquefolium vulgare re
pens I. B. Tom II. pag. 397. Quinquefolium
majus Dod. 116.

LA racine de cette plante est un des plus asseurez remedes pour les cours de ventre & la dissenterie, elle m'à souvent reuſſi lors même que l'hipecacuana m'avoit manqué, je la donne en tiſane une once ſur trois chopines d'eau reduites à une pinte ou environ. Cette tiſane peut être utilement employée dans le crachement de ſang & le flux immoderé des hemorroides, & des mois : Cette racine entre dans la compoſition de la Theriaque.

XVIII.

TORMENTILLE.
Tormentilla ſylveſtris C. B. 326- Tormentilla 1. B. Tom. II. 598. Conſolida rubra Ger. Tab. ic. 124. Heptaphyllon Fuchſ. Geſn. Pentaphyllum aut potius Heptaphyllum flore aureo tetrapetalo Tormentilla dictum Mor.

LA racine de cette plante eſt employée comme la precedente, avec laquelle elle a beaucoup de rapport par les vertus, & la figure de la plante, à la grandeur pres ; on depouille la racine de ſes fibres & on la fait ſêcher, pour la mettre en poudre & pour s'en ſervir dans les compoſitions aſtringentes, depuis demy gros juſqu'à un gros. Elle entre auſſi dans quelques Electuaires Alexiteres.

XIX.

BISTORTE.

Bistorta major radice minus intorta C. B. 192. Bistorta rugosioribus foliis I.B. Tom. III. pag. 538. Bistorta Dod. 333. Colubrina & Dracunculus major Brunf. Serpentaria fœmina & colubrina Fuchf. Bulapathum feu Bistorta Frac.

LA racine de cette plante s'employe comme celle des precedentes dans les tifanes & decoctions aftringentes, depuis demy once jufqu'a une once pour une ou deux pintes d'eau. On s'en fert plus communement en poudre avec la Tormentille, dans les opiates & dans-quelques confections alexiteres, entr'autres dans l'Orvietan. Dans les cours de ventre, les pertes de fang, & toutes fortes d'hemorragies, on l'employe utilement.

XX,

BEC de Gruë, ou de Cicogne.

1 Geranium columbinum Ger. Tab. ic. 56. Geranium folio malua rotundo C. B. 318. Ger. folio rotundo multum ferrato, five columbium I. B. Tom. III. pag. 473. Pes columbinus Dod. 61. Pié de Pigeon.

2 *Geranium Robertianum 1. C. B.* 319. *Geranium Robertianum murale I. B. Tom. III. pag.* 480. *Geranium Robertianum Dod.* 62. *Gratia dei Geranium quibufdam Trag. Sideritis* 3. *Gefn. Col. Rupertiana vulgo Cæf.* 559. *Herba ruperti & Geranium 2. Diofc. Lugd.* 1278. Herbe à Robert.

3 *Geranium fanguineum maximo flore C. B.* 318. *Geranium fanguineum five Hæmatodes, radice craffa I. B. Tom. III. pag.* 478. *Sanguinaria radix & Geranium 3. Trag.* 348. *Geranium fanguinarium Tab. ic.* 774.

TOutes les efpeces de bec de Gruë dont je viens de citer les noms, font Vulneraires aftringentes, on les employe avec fuccez dans les decoctions pour les cours de ventre & la diffenterie. On ordonne dans les pertes de fang, & les hemorragies le fuc de la derniere efpece, feuilles & racines pilées, comme un fpecifique, c'eft de la qu'on luy a donné le nom de *Sanguinaria*; les gens de la Campagne s'en fervent pour arrêter le fang dans leur bleffures. L'herbe à Robert a la même vertu au rapport de Cefalpin : cette efpece eft auffi refolutive que Vulneraire, & j'ay veu des perfonnes qui s'en font fervis dans des fluxions & des enflures en l'appliquant en forme de cataplafme fur la partie fouffrante, foit que l'herbe

foit

écrasée & amortie sur une pêle chaude,
soit boullië legerement dans un peu de
vin.

XXI.

ORTIE.

1 *Vrtica urens, maxima* C. B. 232. *Vrtica
vulgaris major* I. B. Tom. III. pag. 445. *Vrtica major sive sylvestris, asperior* Tab. ic. 534.
Vrtica urens altera Dod. 151. Ortie commune.

2 *Vrtica urens minor* C. B. 232. *Vrtica minor annua* I. B. Tom. III. pag. 446. *Vrtica
urens minima Dod.* 152. Ortie grièche,

3 *Vrtica iners sive lamium* 1. Dod. 153. *La-
mium album, non fœtens, folio oblongo* C. B.
231. *Galeopsis sive urtica iners, floribus albis*
I. B. Tom. III. pag. 322. *Lamium album*
Tab. ic. 536. *Lamium vulgare album sive
Archangelica flore albo* Park. Ortie morte.

LEs racines & les grappes de fleurs de
la premiere espece font aperitives, &
on les employe avec succez dans les tisanes & apozemes qu'on ordonne dans la
gravelle & la retention d'urine. Mais le
suc des feuilles de l'Ortie commune & de
celle qu'on appelle Ortie grièche est un des
plus assurez remedes pour le crachement
de sang & les hemorragies ; j'en ay ordon-

né pour la premiere maladie à plusieurs personnes, & toujours avec succez; La dose est depuis deux onces jusqu'à quatre ; ou seul un peu tiede ; ou mêlé avec partie égale de boüillon. On est depuis quelque temps à Paris dans l'usage de prendre les feuilles d'Ortie infusées dans l'eau bouillante à la maniere du Thé, pour purifier le sang , pour la goutte, le rhumatisme &c. Les feuilles & les fleurs de l'Ortie morte sont tres utiles dans les pertes de sang & les fleurs blanches , on en fait boüillir une poignée dans un boüillon de veau, ce remede m'a souvent reussi ; l'huile d'olive dans laquelle on a fait infuser au Soleil les fleurs de cette plante, est un baume excellent pour les blesseures des tendrons, Monsieur Dodart nous a assuré dans une de nos assemblées, en auoir veu l'effet.

Le Cataplasme d'Ortie est emollient & resolutif, il soulage les Gouteux & dissipe quelquefois les loupes & les tumeurs froides selon le rapport de Monsieur Tournefort. [1]

[1] Hist. des virons de Paris Plantes des en- page 376.

XXII.

PRêle, Queuë de Cheval.

*Equifetum paluftre, longioribus fetis C. B.
15. Equifetum majus, aquaticum I. B. Tom.
III. pag. 729. Hippuris Diofcoridis, Cauda
equina Tab. ic. 251. Hippuris minor Dod.
73. Polygonum fæmina Fuchf.*

QUoy que la tige de cette Plante foit
plus connuë pour polir les ouvrages
de tabletterie, & de marquetterie que
dans la Pharmacie, elle ne laiffe pas d'a-
voir des ufages tres utiles pour la fanté.
Tous les Auteurs conviennent qu'elle eft
fort Vulneraire & Aftringente; on ordonne fa decoction dans le crachement de
fang, dans le flux immoderé des hemorroïdes, des mois & toutes fortes d'hemorragies. Un gros de la racine de cette
plante en poudre eft utile dans le crachement de fang, au rapport de Tabernæmontanus, qui faifoit prendre aux Diffenteriques deux ou trois onces du fuc de Prêle; Tragus l'ordonnoit à ceux qui piffoient
le fang, & à ceux qui avoient des decentes. Ce fuc eft bon pour les ulceres & pour
les playes.

XXIII.

AIRELLE, Raiſin de bois, Myrtille.

Vitis Idæa foliis oblongis, crenatis, fructu nigricante C. B. 470. Vitis Idæa anguloſa I. B. Tom. I. pag. 520. Vitis Idæa ſive myrtillus I. Tab. ic. 1078. Vaccinia nigra Dod. 768. Bagolæ 1. genus Ceſalp. 210.

LEs fruits ou bayes de cette plante ſont en uſage, on en tire le ſuc qu'on fait epaiſſir en ſirop epais comme du reſiné, en y ajoutant un peu de ſucre. Cette compoſition appellée Rob (comme lès autres de même nature) eſt excellente pour les cours de ventre & pour moderer l'ardeur d'une bile enflammée. On fait auſſi ſécher ſes fruits & on les donne en poudre depuis un gros juſqu'à deux, ou en decoction juſqu'à demy once dans la Dyſ-ſenterie. Simon Paullj croit qu'on pour-roit ſubſtituer le ſuc epaiſſi des Myrtilles à celuy du vray Myrte des anciens, même à l'Acacia a cauſe de ſa vertu aſtringen-te. Il y a des Cabaretiers qui rougiſſent les vins blancs avec ces fruits & en aug-mentent la quantité par le ſuc de ces bayes ; cette falſification n'eſt pas bonne, mais elle eſt moins dangereuſe que bien d'autres qui ſe pratiquent.

XXIV.

Myrte , Meurte.

1 *Myrtus latifolia Romana C. B. 468. Myrtus altera Dod. 772.*

2 *Myrtus minor vulgaris C. B. 469. Lob. ic. Tom. II. pag. 127. Myrtus Tarentina I. B. Tom. I. pag. 512. Cluſ. Hiſt. 67.*

Les feuilles & les fruits ou bayes appellées Myrtilles ſont en uſage exterieurement & interieurement & ont la proprieté de reſerrer. On employe principalement le ſirop avec le ſuc des fruits, qu'on ordonne depuis demy once juſqu'à une once dans les Juleps, ou potions aſtringentes & rafraichiſſantes ; dans les pertes de ſang des femmes, le ſaignement de nez & le flux exceſſif des hemorroïdes:ce ſirop eſt excellent ; auſſi bien que dans les cours de ventre & dan la Diſſenterie ; on fait avec les feuilles de Myrte échauffées,des fomentations tres utiles dans les foulures des nerfs , & les luxations, ou bien on employe leur decoction pour les mêmes uſages.Le ſuc des Myrtilles epaiſſi en forme de Rob,ſe donne à deux gros ou demy once dans les mêmes maladies que le ſirop.

XXV

GRENADIER, Balauſtes.
Punica quæ malum granatum fert Ceſalp.
141. Malus punica ſatina C. B. 438. Malus
punica I. B. Tom. I. pag. 76. Malus granata
ſive punica Tab. ic. 1033.

SEs fleurs appellées Balauſtes, l'écorce de ſon fruit appellée *Malicorium*, ſon ſuc & ſes pepins ſont d'uſage en Medecine : On les employe dans les couts de ventre , la Diſſenterie , & les pertes de ſang. Les fleurs s'ordonnent par pincées en infuſion , le *Malicorium* ſe met en poudre depuis une dragme juſqu'à deux & en decoction juſqu'à demy once ; on prepare un ſirop avec le ſuc de grenade, qui eſt excellent pour appaiſer l'ardeur de la ſoif dans les fievres continuës, ſa doſe eſt d'une once dans chopine d'eau , il adoucit la bile & les humeurs acres par ſon agreable acidité. Les pepins ou ſemences de la Grenade ſont auſſi aſtringents, on s'en ſert comme des fleurs pour arrêter les Gonorrhées en injection , on les mêle quelquefois avec les ſemences rafraichiſſantes dans les Emulſions.

On prefere pour les uſages de la Mede-

cine les grenades aigres à celles qui font
douces.

XXVI,

Epine-Vinette.
Berberis dumetorum C. B. 454. Berberisl-
go , quæ & Oxyacantha putata I. B. Tom. I.
pag. 52. Spina acida , ſiue Oxyacantha Dod,
750. Creſpinus Math. Amirbaris Avic.

L'Ecorce de la racine de cette plante &
principalement ſon fruit ſont en uſage , l'ecorce eſt aſtringente & deterſive on
l'employe dans les decoctions pour les
cours de ventre & la Diſſenterie : Le fruit
eſt plus uſuel on en met une poignée pour
chaque pinte de tiſane dans les mêmes maladies , & pour appaiſer la trop grande fermentation des humeurs, ſur tout lorſqu'elle
eſt cauſée par des matieres bilieuſes, que ce
fruit corrige par ſon acidité : On le prepare de pluſieurs manieres ; on le confit
au ſucre, on en fait du ſirop, de la gelée ,
du Rob , & on employe ces preparations
dans les Juleps rafraichiſſans , & aſtrin-
gens. Dans l'ardeur d'urine & dans les
inflammations internes , on fait diſſoudre
le nitre dans le ſuc d'Epine-vinette pour le
faire criſtalliſer. Dans les maux de gorge, on en mêle dans les gargariſmes un

Peu de suc ou de sirop d'Epine-vinette.

XXVII.

COGNASSIER.

1 *Mala cotonea majora C. B. 434. Cotonea malus I. B. Tom. I. pag. 27. Cydonia fructu oblongo læviori Inst. 632. Cydonia majora Raij. Hist. 1453.* Cognassier femelle.

2 *Mala cotonea minora C. B. 434. Cydonia fructu breviore & rotundiore Inst. 633. Cydonia minora Raij. Hist. 1453.* Cognassier mâle.

LEs fruits de ces deux especes ne sont pas seulement en usage entre les alimens, mais plus encore dans la Medecine. On ordonne dans les cours de ventre, dans les indigestions, & les foiblesses de l'estomac, le cotignat, la gelée de coing, le sirop, ou les coins confits. La gelée s'appelle *Myua cydoniorum*, on la donne depuis demy once jusqu'à une once, & les autres preparations à proportion. Les pepins ou semences des coins sont incrassans & adoucissans ; on en fait un remede excellent pour les hemorroides en les faisant boüillir dans le lait, apres les avoir dépouillez de leur ecorce, on en remplit de petits sachets de toile elimée qu'on applique chaudement sur les hemorroïdes, en les renouvellant de demye heure en demye heure, j'en ay veu de bons effets.

XXVIII.

EGLANTIER, ou Rosier sauvage.
Rosa sylvestris vulgaris flore odorato incarnato C. B. 483. Rosa sylvestris alba cum rubore, folio glabro I. B. Tom. II. pag. 43. Rosa sylvestris Tab. ic. 188. Cynosbatos. Diosc. Plin. Adu.

LEs fruits de cette espece de Rosier qu est si commun dans les hayes, s'appellent Gratte-cul & leur conserve *Cynorrodon*, on s'en sert communement dans les cours de ventre, pour moderer l'ardeur de la bile : pour adoucir l'acreté de l'urine, dans la Dyssurie, & dans la Strangurie ; cette preparation est aussi tres utile dans le flux Hepatique, dans les foiblesses d'estomac & les indigestions ; on en donne depuis deux gros jusqu'à demye once. Les semences separées de la chair du fruit dont on fait la conserve sont plus aperitives ; elles conviennent dans la gravelle, ou en emulsion à deux gros sur une chopine de liqueur appropriée, ou a un gros en poudre dans un verre de vin blanc.

On trouve une espece d'eponge attachée à la tige de ce Rosier, formée comme les autres tubercules ou excroissances qui viennent sur les plantes ; à l'occasion de la piqueure des insectes ; cette eponge est d'usage & a les mêmes vertus que le fruit, on l'appelle *Spongiola* ou *Bedeguar*, on la donne en poudre ou en infusion depuis deux gros jusqu'à demye once. Elle est plus detersive en decoction qu'astringente , & on peut l'Employer dans les gargarismes pour les ulceres de la gorge. Les fleurs de de l'eglantier sont purgatives comme les autres Roses, mais le sirop qu'on en prepare est plus astringent & s'employe ordinairement lorsqu'il faut purger dans les pertes rouges ou blanches des femmes , preferablemement aux autres purgatifs.

XXIX.

ROSES de Provins.
Rosa rubra Offic. Rosa rubra multiplex C. B. 481. Rosa Provincialis major Tab. ic. 1084. Rosa rubello flore majore multiplicato sive pleno incarnata vulgo I. B. Tom. II. pag. 36. Rosa domestica punicea Math.

ON n'employe ordinairement que les fleurs de cette espece dont on compose un sirop, une conserve sêche & une liquide, ils donnent leur nom à la poudre aromatique rosat , & à celle de roses nouvelles ; ces preparations sont d'un usage

...res familer dans les cours de ventre, dans
les indigeſtions, & dans le vomiſſement.
Le ſirop de Roſes ſéches ſe fait avec les
fleurs de cette eſpece depoüillées d'eleur
calice & de leurs etamines mondées de la
partie blanche qu'on appelle onglet, afin
que la teinture en ſoit plus belle ; on le
donne à une once ; & la conſerve a deux
gros, outre qu'elle a les proprietez du ſirop elle paſſe pour ſoulager la toux & guerir le rhume. La poudre aromatique Roſat
eſt p'us Cordiale, Stomachique & Carminative qu'elle n'eſt aſtringente, anſſi bien
que celle de Roſes nouvelles de Nicolas
Alexandrin, l'une & l'autre étant remplies
de drogues aromatiques. On ſe ſert
fort communement des Roſes rouges dans
les cataplaſmes & fomentations aſtringentes, & propres à fortifier les parties
nerveuſes foulées : pour arrêter les pertes de ſang, & affermir les ligamens de
la matrice, on les fait bouillir dans le
gros vin, & on applique le marc chau-
ment ſur le bas ventre ; cette fomentation & epitheme appliqué ſur la tête apres
des coups & des chutes qui menaçoient
un abcez dans cette partie m'a ſouveut
reuſſi pour le prevenir, & pour appaiſer
des migraines violentes. Les Roſes rouges
entrent dans la poudre Diarrhodon, &
dans quelques autres preparations.

XXX.

Sumac.

1 *Rhus folio ulmi C. B. 414. Rhus sive* mac *I. B. Tom. I. pag. 555. Rhus cori* Dod. 779. Sumach *sive* Rhus obsoniorum coriariorum Park. Rhun & Rhoën quorundam.*

Les feuilles & les fruits de cet ar font d'usage ; la decoction de ses p ties est tres utile dans les cours de ven & dans la Dissenterie, dans les pertes fang & le flux immoderé des hemorro des. On met une poignée des feuill dans une pinte d'eau, mais demy on des fruits est encore plus efficace, & on les prefere aux feuilles qui servent à ap prêter les cuirs comme fait le tan. L'e trait de ces fruits ou grappes fait av l'eau commune & donné à deux gros o demye once, à plus de vertu pour arrêt les flux de ventre que les autres prepar tions ; je m'en suis servy avec succez pl sieurs fois.

On substituë souvent à l'espece prec dente les fruits du Sumac de l'Amerique qu'on éleve aisement dans nos Jardins. 2 *Rhus Virginianum C. B. App. 417.*

XXXI.

CYPREZ.

*Cupreſſus meta in faſtigium convoluta quæ
femina Plinij Inſt. 587. Cupreſſus Dod. 856.
Cypres femelle.*

ON n'employe ordinairement que le
les fruit appellez Noix de Cyprez &
dans les Pharmacopées *Nuces vel Pilulæ
cupreſſi, Gabulæ, Galbuli.* Ces Noix font
fort aftringentes mifes en poudre à la dofe
d'un gros. Elle font auffi Febrifuges & on
les donne infufées dans le vin blanc à la
maniere du Quinquina, fur tout pour les
fevres quartes, je l'ay eprouvé.

XXXII.

CHêNE.
*Quercus latifolia mas quæ brevi pediculo eſt C.
P. 419. Quercus vulgaris brevibus pediculis I.
B. Tom. I. pag. 70. Quercus Platyphyllos mas
ugd. 2.*

L'Ecorce & l'aubier, les feuilles, les
fruits ou glands, & les galles ou tubercules qui fe trouvent fous les feuilles
font d'ufage en Medecine ; toutes ces parties font aftringentes & propres à arrêter
les cours de ventre, les pertes de fang &

les autres évacuations exceſſives : L'ecorce, l'Aubier & les feuilles en decoction
ſont tres utiles dans ces ſortes de maladies, dans la diſſenterie, le crachement
de ſang & les fleurs blanches. L'ecorce du
Gland & le Gland même n'ont pas ſeulement les mêmes vertus, elles appaiſent
auſſi la colique pris au poids d'un demy
gros ou d'un gros dans un petit bouillon
de lait. Tragus propoſe l'eau diſtilée des
tendrons de Chêne & des Glands encore
verts, comme un bon remede pour arrêter toute ſorte de flux : Il aſſeure même
qu'il à veu donner avec ſuccez les Glands
pilez à des perſonnes qui piſſoient le ſang
pour avoir pris des Cantarides. Pour la
diſſenterie on employe les Glands ou leur
calotes roties, mis en poudre à un ou
deux gros, & pris dans le lait Pour les maux
de gorge on peut ſe ſervir utilement de la
decoction des tendrons de Chêne en gargariſme.

Pour ce qui eſt des Galles ou noix de
Galle ce ſont des excroiſſances qui naiſſent dans le levant & aux environs d'A-
lep & Tripoli ſous les feuilles d'une eſpece de Chêne differente du nôtre ; juſqu'icy la noix de Galle n'étoit gueres en
uſage que pour les teintures & pour faire
de l'encre. Mais Monſieur Reneaume
Docteur en Medecine de la faculté de

Paris & Penfionnaire de l'Academie Royalle des Sciences, à decouvert dans la noix de Galle un nouveau Febrifuge qui n'eft pas a meprifer. La maniere de s'en fervir & les cas particuliers ou ce remede peut le mieux reuffir font expliquez dans les memoires de l'Academie des Sciences de l'Année 1710. Le tems qui perfectione tout, fera connoître les avantages qu'on peut tirer de cette decouverte.

La noix de Galle eft employée dans les decoctions & les injections aftringentes.

XXXIII.

NEFLIER.
Mefpilus Germanica, folio laurino non ferrato five Mefpilus fylveftris C. B. 453. Mefpilus vulgaris I. B. Tom. I. pag. 69. Mefpilus Dod. 801.

LEs Nefles & leurs femences font aftringentes & propres dans les cours deventre & dans la diffenterie: on les confit au fucre, ou on les laiffe murir fur la paille, car elles nuifent à l'eftomac lorfqu'elles ne font pas amollies. Scroder pretend que les femences font Diuretiques & bonnes pour la gravelle, on peut en faire infufer un gros en poudre dans un demi-

feptier de vin blanc. La tifanefaite avec
la decoction de bois de Neflier coupé par
morceaux & bouilli quelque tems , eft
utile dans les flux de ventre lienteriques.

XXXIV.

CORNOUILLIER.

*Cornus hortenfis, C. B. 447. Cornus fati-
va feu domeftica I. B. Tom. I. pag. 210.
Cornus Clus Hift. 12. Cam. Epit 159.*

LES Anciens ont cru ce fruit propre à
arrêter les cours de ventre, il appaife la foif par fon agreable acidité & convient dans l'ardeur de la fievre : On prepare un Electuaire avec la pulpe de ce
fruit paffée par un tamis , il eft propre
pour reveiller l'appetit, & dans la Diffenterie ; la dofe eft depuis deux gros jufqu'à
demye once : on en fait une marmelade ou
une conferve en y ajoutant du fucre , la
dofe en eft double.

Pour faire le vin des Cornoüilles il faut
fuivant Jean Bauhin mettre dix livres de
ces fruits dans cent livres de bon vin
rofé , mêlées avec douze livres d'eau fer-
rée , On laiffe fermenter le tout pendant
quinze jours apres on le foutire & on le
met dans des bouteilles pour s'en fervir

dans le devoyement. Le suc des Cornoüilles epaiffi fans fucre s'appelle Rob de
Cornus il a les mêmes vertus à demy
once.

Il y a quelques autres arbres dont les
fruits font aftringents, mais qui font plus
plus en ufage comme alimens que comme
remedes, entr'autres le Chataignier, le
Noizettier, le Sorbier ou Cormier, l'Aze-
rolier &c. je n'en parleray point dans cet
abregé, non plus que de plufieurs plantes qui paffent pour Vulneraires aftringentes dans quelques Auteurs, mais dont
l'ufage n'eft pas commun. Je les referve
pour l'Hiftoire generalle des Plantes,
ayant refolu de traiter feulement icy de
celles qu'on employe le plus ordinairement dans la Pharmacie; & dans les compofitions galeniques ou chimiques.

XXXV.

V Esse de Loup.
*Fungus rotundus orbicularis C. B. 374. Fun-
gus pulverutentus dictus crepitus lupi I. B. Tom.
III. pag. 848. Lycoperdon vulgare Inft.
563.*

LA poudre qui se trouve dans la cavité de cette espece de champignon lorsqu'il vient à crever est un des plus efficaces astringens on la mêle avec le blanc d'œuf pour arrêter sur le champ toutes sortes d'hemorragies.

PLANTES VULNERAIRES

ET ASTRINGENTES

ETRANGERES.

XXXVI.

BAUME.

COmme l'effet le plus ordinaire du Baume en general est de reunir les playes, d'arrêter les pertes de sang, & les fleurs blanches, & de cicatriser les ulceres, ce qui suppose la proprieté de retablir le ressort des fibres ; j'ay cru devoir placer le Baume dans ce chapitre plutost que dans celuy des Vulneraires aperitifs, quoy que cette liqueur pretieuse soit proprement une espece de Terebentine & qu'elle ait comme elle la vertu de netoyer les reins, d'en chasser le sable & de pousser les urines. On trouve dans les boutiques plusieurs sortes de Baumes les uns

naturels , les autres artificiels & composez ; nous ne parlons icy que des premiers
qui se reduisent aux quatre especes suivantes.

1 *Balsamum syriacum ruta folio C. B. 400.
Balsamum verum I. B. Tom. I. pag. 298.
Balsamum genuinum antiquorum Park. Balsamum lentisci folio agipitiacum Bellon. obs. Balsamum Alpini pag. 48. (1) Balsamum Iudaicum, Gileadense, à Mecha verum, & Opc-
balsamum seu olcum Balsami sive Balsamelæon
Officin.* Baume de Judée, d'Egypte ou du
grand Caire. Baume blanc , ou vray Baume.

2 *Balsamum peruvianum Officin. Balsamum
ex Peru I. B. Tom. I. pag. 295. Cabureiba
sive Balsamum Peruvianum Pis. 119. Cabui
Iba Marcg. 137. Hoitziloxitl seu arbor Balsami Indici Balsemifera I. Hern. 51.* Baume du
Perou.

3 *Balsamum Tolutanum foliis ceratiæ similibus quod candidum est C. B. 401. Balsamum
de Tolu Officin. Park. I. B. Tom. I. pag. 296.
Balsamum Provinciæ Tolu Balsamifera IV.
Hern. 53.* Baume de Tolu , d'Amerique ,
ou de Cartage.

4 *Balsamum Brasiliense seu de Copahu vel de
Copaiva Offic. an Balsamum, Americanum C.
401. Balsamum certarum quarumdam planta-*

[1] Dial. de Balsamo.

rum quas Copaibas vocant I. B. Tom. I. pag
306. *Copaiba Pis.* 118. *Arbor Balsamifera*
Brasiliensis fructu monospermo Raij Hist. 1759.
Baume de Copaü ou du Bresil.

LE Baume d'Egypte est une resine liquide & pretieuse , transparente ,
d'un blanc jaunâtre , d'une saveur acre &
aromatique & d'une odeur de Citron :
Il est fort cher & tres rare , parceque les
les arbrisseaux d'ou il coule sont enfermez
& gardez tres exactement par l'ordre du
Grand Seigneur.

On ne peut en avoir de pur que par la
voye des Ambassadeurs & de ceux à qui ce
Prince en fait present , ou par le moyen
des Janissaires qui le gardent· Le Baume
de Judée qu'on trouve chez plusieurs droguistes est souvent alteré par le melange
des autres Baumes plus communs ; quelquefois même comme l'asseure Pomet (1)
ce n'est que le Baume blanc du Perou preparé avec l'esprit de vin bien rectifié , ou
avec quelques huiles distilées.

Les petites branches qu'on taille des
arbrisseaux d'ou coule ce Baume s'appellent bois de Baume en latin *Xylobalsamum*
& le fruit *Carpobalsamum* ; nous en avons
parlé dans la Classe des Plantes Alexiteres
N°. XXI. & XXII. La liqueur ou resine appelée *Opobalsamum* guerit les blesseures in-

(1) Hist. des Drogues page. 275.

ternes & externes, netoye & cicatrice les
ulceres, arrête les fleurs blanches, le crachement de fang & les Hemorragies; elle
fortifie l'eftomac, le cœur & le cerveau en
ranimant le mouvement du fang & des
efprits: La dofe eft de dix ou douze gouttes avec un peu de fucre en poudre pour
le prendre plus facilement en bol envelopé
de pain à chanter; on en donne aux pulmo-
& dans le crachement de fang jufqu'à
vingt gouttes dans demy feptier de lait
chaud. Ce Baume s'epaiffit en vieilliffant
& devient fort dur & d'un jaune doré.

Le Baume du Perou vient des Indes
Occidentales, il coule d'un arbre femblable au Myrte au rapport de Pifon; cet
arbre croit dans le Brefil & dans le Perou
on en trouve auffi dans le Mexique & la
nouvelle Efpagne fuivant Hernandes qui
l'eftime autant que le vray Baume de Syrie. Nous voyons en France trois efpeces
de Baume du Perou, le plus commun eft
d'un rouge foncé & noirâtre, d'une odeur
forte & agreable, on l'appelle Baume de
Lotion, parceque'il fe fait par la coction de
l'écorce des branches & des feuilles de ces
petits arbres dans l'eau commune fur laquelle (apres une ebullition d'un certaine
durée) nage une graiffe noirâtre ou liqueur huileufe qui fe fepare aifement,
c'eft le Baume noir du Perou. La deuxié-

me espece est appellée le Baume sec , dur, ou en coque lequel distile des branches coupées de ces arbrisseaux , on le receüille dans des coccos suspendus , qu'on expose ensuite au Soleil , ou il se durcit par l'evaporation de l'humidité aqueuse qu'il contenoit. Le Baume dur est moins rougeâtre que le precedent & d'une odeur assez semblable. La troisième espece est plus rare & s'appelle le Baume blanc, c'est celuy qui coule par l'incision qu'on fait à l'ecorce du tronc & des plus grosses branches ; il est liquide , odorant , & approche de la couleur & des vertus du veritable Baume blanc de Judée. L'espece dont on se sert le plus ordinairement est le Baume noir , comme le plus commun ; il a les mêmes proprietez que le vray Baume soit pour les blessures exterieures recentes , soit pour prendre interieurement ; on le donne à la même dose & de la même maniere. Les Asthmatiques & ceux qui ont la poitrine ou l'estomac affoiblies par de longues maladies sentent une nouvelle vigueur par l'usage de ce Baume, en prenant le matin quelques goutes dans une liqueur convenable.

On dissout le Baume dur dans l'esprit de vin ou dans quelque liqueur spiritueuse & on l'employe dans les Exilirs Stomachiques & alexiteres , & dans plusieurs

Baumes artificiles entr'autres dans celuy du Commandeur de Berne.

Le Baume de Tolu ou de Cartagene vient de la nouvelle Espagne, de la Province dont il porte le nom, entre Cartage & le nom de Dieu : Il coule de certains arbres toujours verts, dont les feuilles ressemblent à celles du Caroubier.

Ce Baume est d'une consistance moyenne entre la liquide & la solide, d'une couleur dorée & rougeâtre, d'une saveur douce & agreable, & d'une odeur qui approche de celle du Citron : il ne cause point de nausées en l'avallant comme font les autres Baumes. Ses vertus font semblables à celles du Baume blanc du Perou avec lequel quelques Auteurs le confondent, entr'autres un Moderne habile. (1)

Le Baume de Copaü est une resine coulante comme l'huile de Terebentine, d'un blanc jaunâtre laquelle s'epaissit en vieillissant & devient plus blanche, c'est pour cela qu'on en trouve de deux fortes l'une plus claire que l'autre : Son odeur est assez forte & sa saveur acre & amere. Elle coule d'un arbre dont le bois est rouge & si dur qu'on en fait des ouvrages de charpente assez solides au rapport de Pison. On fait une incision profonde à son ecor-

(1) Paulus Amme- | materiam medi-
nus manuducta ad | cam pag. 127.

ce dans les mois de May & Juin , lorſque la Lune eſt dans ſon plein , & il en
decoule une ſi grande quantité de liqueur
que dans l'eſpace de trois heures on en recueille douze livres , on bouche cette blef-
feure avec de la Cire ou de la terre qu'on
decouvre quinze jours apres , pour en tirer de nouvelle liqueur & avec uſure. Ce
Baume eſt preſentement d'un uſage tres
familier en France , entre les vertus des
autres Baumes qu'il poſſede eminemment
il a celle d'arrêter les cours de ventre ,
la Diſſenterie & les pertes rouges ou blanches des femmes ; on le prend dans un
œuf frais , ou en bol à douze ou quinze
gouttes avec un peu de ſucre ; ou au
double en lavement. On en frotte la
region de l'eſtomac & du nombril pour
les indigeſtions & la colique : ſur la fin de
la gonorrhée il eſt tres utile , auſſi bien
que dans la retention d'urine , la gravelle,
& les autres maladies de la veſſie. Piſon
le conſeille en injection par la verge, apres
l'avoir diſſout dans l'huile roſat , l'eau de
Plantin & le ſucre. J'ay veu des perſonnes le vanter pour la ſourdité, en mettant
dans l'oreille un coton imbibé de ce Baume. Pluſieurs en mêlent cinq ou ſix gouttes dans une taſſe de Chocolat, pour la
rendre plus capable de fortifier l'eſtomac
& les autres viſceres.

XXXVII.

XXXVII.

TACAMAHACA, ou Gomme Tacamaque.

Tacamahaca Offic. Park. Arbor populo simi-lis resinosa altera C. B. 430. Tacamahaca populo similis fructu colore pæonia I. B. Tom. I. Part. 2. pag. 346. Tecomahoica Hern. 55. Tacamahaca Clus. Exot. 298. Tacamahaca foliis crenatis sadelhouts lignum ad ephippia conficiendum aptum Pluk.

CEtte drogue est une sorte de Gomme resine rougeâtre semée de veines blanches & luisantes, d'une odeur qui n'est pas désagreable, & d'une saveur un peu amere ; elle coule par incision & naturellement d'un arbre semblable au Peuplier qui croist dans les Indes Occidentales, dans la nouvelle Espagne & dans l'Isle de Madagascar. Cette resine est astringente & Vulneraire, on l'employe dans plusieurs emplâtres pour la reunion des chairs & pour avancer la cicatrice. Elle est d'un grand usage chez les Indiens pour les maladies de la matrice, on l'applique en emplâtre sur le nombril pour les vapeurs histeriques & la suffocation uterine : on en fait aussi reçevoir la fumée en la brulant sur les charbons ; elle fortifie l'estomac en

l'appliquant deſſus au rapport de Cluſius.
Cet Auteur ajoute la troiſiême partie de
Stirax & un peu d'Ambre pour en former
un emplâtre qui aide la digeſtion , reveille l'apetit , & chaſſe les vents. Cette gomme eſt fort reſolutive, propre pour diſſiper
les tumeurs ſcrofuleuſes & les autres ſortes de tumeurs , pour appaiſer les douleurs
de la goute & du Rhumatiſme appliquée
ſur la partie ſouffrante ; elle ſoulage auſſi
dans les fluxions de la tête & dans le mal
de dents, miſe derriere les oreilles , ou ſur
les temples , meſme dans le creux de la
dent gatée pour preſerver le reſte de la
corruption.

La Gomme Tacamahaca entre dans les
emplâtres Cephaliques , Stomachiques ,
pour la matrice , & pour les loupes ; on
l'employe auſſi dans la poudre Cephalique odorante.

XXXVIII.

G OMME Caragne ou Caregne.
*Caranna Monardi C. B. 503. Park. Cluſ.
Exot 298. Caranna Garcia nomine data reſina
I. B. Tom. I. Part. 2. pag. 329. Tlahueliloca
Quahuitl , id eſt arbor inſania caragna nuncu-
pata Hern. 56.*

CEtte Gomme vient de la nouvelle Espagne & du Mexique ; fa couleur & fon odeur approche affez de celle du Tacamahaca ; elle eft plus verdâtre & plus molaffe , car elle s'attache aux doigts comme un emplâtre à demy cuite, on l'employe come la précedente dont elle à les vertus, & même dans un dégré plus éminent ; car elle refout plus promptement toutes fortes de tumeurs , elle foulage en peu de temps la goute , la migraine , le Rhumatifme & les autres fluxions ; cette Gomme refine bien pure & nouvelle eft affez rare.

XXXIX.

LAdanum, ou Labdanum.

Ciftus ladanifera, cretica flore purpureo Co-rol. Inft. 19. Ladanum Creticum Alp. Exot. 88. Ciftus ladanifera cretica uera Par.

LE Ladanum eft un fuc gommeux & refineux qui fe trouve fur les feuilles de l'efpece de Cifte precedente , laquelle eft commune fur les montagnes de l'Ifle de Candie , entr'autres au pied du mont Ida. Cette drogue n'étoit pas inconnuë aux Anciens Diofcoride (1) à parlé de

(1) Lib. 1. materiæ medicæ Cap. 130.

la maniere dont on la receüilloit de son
temps.

Entre les Modernes Bellon (2) à plus
particulierement décrit comment les Moi-
nes Grecs appellez Calohiers ramassent le
Ladanum pendant les chaleurs de l'Eté
avec un travail tres penible ; ils ont une
espece de rateau auquel sont attachées
plusieurs courroyes d'un cuir rude, ils les
passent legerement sur les Cistes, dont ils
enlevent par ce moyen la liqueur onctu-
euse qui est repanduë sur leurs feuilles,
qui s'attache aisement à ces lanieres, ils
l'en separent ensuite avec des couteaux &
en forment des masses ou pains de differente figure, c'est ce qu'on appelle Ladanum en tortis. La partie la plus molasse
& qui a la consistance d'un Baume épais
est gardée dans des feuilles ou des bouteilles & se nomme Ladanum liquide, il est
moins noirâtre & plus rare que l'autre.

Le Ladanum en tortis pour être bon,
doit être noirâtre & resineux, d'une odeur
agreable quand on le brule, facile à s'en-
flammer, friable & qui s'amollit aisement
dans les doigts ; celuy qui est remply d'ordures & de poils est beaucoup inferieur.
Tous les Auteurs conviennent que les
feuilles de la Plante qui fournit le Ladanum sont astringentes ; cette Gomme res-

(2) Observat. Lib. 1. Cap. VII.

nneuse est tres utile dans la dissenterie , &
dans les cours de ventre prise en bol avec
la gelée de coin & le corail en poudre , la
dose est depuis demy gros jusqu'à un gros.
Le Ladanum est un bon resolutif & digestif appliqué exterieurement ; on en fait un
emplâtre & des pilules propres a fortifier
l'estomac , il entre dans plusieurs compositions Astringentes , Vulneraires , & resolutives , entr'autres dans l'emplâtre fa-
meux pour les decentes , que le Roy à
acheté du Prieur de Cabrieres pour le
donner au Public , en voicy la composition.

Prenez Ladanum trois dragmes , Mastic
demye once , trois noix de Cyprez , Terebentine de Venise & Cire neuve de chacune une once , Hipociste & Terre sigil-
lée de chacune une dragme , racine de
grande Confoude demye once , du tout
faite une emplâtre selon l'art , on l'applique sur la partie apres la reduction : Il
faut pendant ce tems-là que le malade
prenne pendant vingt jours de l'esprit de
sel bien rectifié à differente dose selon l'â-
ge ; pour les enfans depuis six jusqu'à dix
on en met quatre scrupules dans une livre
de bon vin , on leur en donne deux onces
par jour : depuis dix ans jusqu'à quatorze
on met deux gros d'esprit de sel sur la
même quantité de vin : depuis quatorze

jusqu'à vingt on en met deux gros & demy & aux perſonnes plus agées on met juſqu'à cinq gros d'eſprit de ſel ſur la même
doſe de bon vin.

XL.

HYPOCISTE

Hypociſtis Offic. C. B. 465. I. B Tom. II.
I g- 7. Hypociſtis cretica flore purpureo Corol.
nſt. 46. Ciſtus mas 1. cum Hypociſtide Cluſ.
Hiſt. 68. Limodori genus quod Hypociſtis
Dod. 191. Orobanche quæ Hypociſtis dicitur
Raij Hiſt. 1228.

L'Hypociſte eſt un ſuc épaiſſi & reduit
par la coction en conſiſtence d'extrait,
on tire ce ſuc de la Plante cy deſſus qui eſt
commune dans les Pays chauds , on en
trouve en Provence & en Languedoc au
pié de differentes eſpeces de Ciſte. L'Hypociſte doit être d'un noir luiſant , d'une
bonne conſiſtence , le moins brulé , d'une
ſaveur acide & aſtringente ; ſon uſage &
ſes effets ſont les mêmes que ceux du Ladanum: c'eſt un Aſtringent des plus efficα-
ces lequel ſe donne interieurement pour
arrêter toutes ſortes d'évacuations exceſſives & s'employe exterieurement dans les
Epithemes & Emplâtres pour reſſerrer &
& fortifier les parties , pour arrêter le

vomiffement appliqué fur l'eftomac, pour les Hernies &c. L'Hypocifte entre dans la compofition de l'Emplâtre decrit cy def-fus, dans la Theriaque & dans le Mithri-dat.

XLI

ACACIA.

Acacia foliis fcorpioides leguminofa C. B. 392. Acacia vera I. B. Tom. II. pag. 429. Acacia fant. Azakia Alp. Æg. 15. Acacia Ægiptia Col. in Rech. 866. Acacia Ægiptia-ca foliis fcorpioides leguminofa filiquis albis compreffis, ifthmo intercepftis, floribus lutei Hort. Lugd. Bat. Mizquitl feu Acacia Hern. 59.

ON exprime les fruits de cet arbre avant qu'ils foient dans une parfaite maturité, & on en tire un fuc qu'on fait épaiffir en confiftence d'extrait folide qu'on appelle du nom de cet arbre : Ce fuc nous eft apporté du Levant, de l'A-rabie & fur tout d'Egipte ou ces arbres croiffent en quantité prez du Mont Sinai, comme le rapporte Profper Alpin, qui affure que c'eft le veritable Acacia que les Anciens employoient dans la Theriaque : C'eft prefque la feule compofition ou cet-te drogue foit prefentement en ufage.

Ss iiij

quoy - que cet Auteur moderne dife des
merveilles de fes vertus.

L'Acacia pour être bon doit avoir une
confiftence folide , & facile à rompre ,
une couleur tannée noirâtre , & une faveur acerbe & auftere. Ce fuc eft excellent
dans toutes les hemorragies , crachement
de fang , pertes des femmes , cours de
ventre & generallement toutes fortes d'e-
vacuations exceffives ; la dofe eft depuis
demy dragme jufqu'à une en poudre ou en
bol. Les Egiptiens employent la decoction des feuilles & des fleurs , comme celle
des fruits ; ils les donnent en lavement
dans ces maladies , ils en font des fomentations pour les deçentes de la matrice &
du fondement : Ils s'en fervent en gargarifme pour les ulceres de la gorge , les
fluxions des dents & des gencives , ce remede raffermit ces parties dans leurs alue-
oles : il appaife auffi l'inflammation des
yeux appliqué deffus. Profper Alpin en
fait grand cas pour preferver les jointures
des fluxions qui les menacent particulie-
ment de la goute : c'eft un puiffant Repercuffif qui demande comme les autres remedes de cette nature de grandes precautions avant d'être mis en ufage , étant
d'une confequence infinie dans le traite-
ment de cette maladie , de ne fe pas fervir de remedes trop aftringents & trop

froids , car une trop subite repercussion
peut occasionner les suites facheuses d'une
goute remontée.

On substituë à l'Acacia d'Egipte qui est
rare , le suc épaissi de nos Prunelles dont
j'ay parlé cy devant page 8. qu'on appelle
Acacia nostras. C'est de l'arbre dont nous
parlons que coule la Gomme Arabique
dont nous traiterons cy apres dans la Classe
des plantes rafraichissantes & epaississantes.

XLII.

SANG de Dragon,
*Draco arbor Clus Hist. 1. C. B. 505. I. B.
Tom. I. pag. 402 Raij Hist. 1598. Palma
prunifera foliis yucæ e qua sanguis Draconis
Officin. Commel. Hort Amstel.*

LE sang de Dragon est une espece de
Gomme resine par incision dans l'Eté
d'un arbre de la hauteur du Pin , dont les
feüilles sont longues & semblables à cette
espece de Palmier que Dodonée appelle
Chamæryphes. Ce suc Gommeux est d'un
rouge de sang d'ou vient son nom ; celuy
qui est en larmes est fort rare ; on nous
l'envoye des Indes (ou cet arbre est commun) en petits morceaux de la longueur
& grosseur du doigt d'un enfant , enveloppez dans des feüilles repliées & liées en-

femble. On trouve dans les Isles Canaries des arbres d'ou coule un suc gommeux de la même couleur, & auquel on donne aussi le nom de sang de Dragon, mais il n'est pas si pur que le premier, qu'on falcifie aisement, & qu'on nous apporte d'Hollande en petits pains plats & rouges; ce sont differentes Gommes fonduës avec lesquelles on a mêlé de la poudre du sang de Dragon des Indes, ou la teinture du bois de Bresil, pour leur donner la couleur de sang : On les distingue aisement parce qu'elles se fondent en peu de temps dans l'eau, & ne sont pas d'une couleur si foncée que le vray sang de dragon, lequel a de la peine à se fondre dans les liqueurs aqueuses ou huileuses, & ne se dissout aisement qu'aupres du feu, au quel il s'enflamme.

On employe communement le sang de Dragon en poudre depuis un scrupule jusqu'à une dragme dans toutes sortes d'hemorragies & de pertes de sang ; dans le crachement de sang, les cours de ventre, la dissenterie, & toutes sortes d'evacuations excessives, c'est un astringent & un absorbant tres utile mêlé avec le Corail & les yeux d'ecrevisses, en parties egales de huit à dix grains chaque prise, ce mélange m'a souvent reussi pour moderer insensiblement des pertes de sang

qu'il eſt ſouvent dangereux d'arrêter tout
d'un coup dans les femmes qui y ſont ſujettes ; je me contente d'en ordonner da-
bord deux priſes par jour de dix grains
chacune compoſées des trois drogues enſemble, j'augmente le nombre des priſes
avec meſure ſelon le beſoin des malades ;
& j'en donne quatre & ſix priſes par jour
lors que les pertes vont juſqu'aux ſyncopes & aux defaillances. On les prend en
poudre dans le boüillon ou bien en bol
liées avec quelques gouttes de ſirop de
Myrte ou quelqu'autre : lorſque la perte
eſt arrêtée ou moderée , on diminuë le
nombre des priſes à proportion.

PLANTES VULNERAIRES

ET ASTRINGENTES QUI

SONT RAPPORTE'ES DANS

D'AUTES CLASSES.

PLuſieurs des Plantes Vulneraires De-
terſives ſont Aſtringentes par la raiſon que j'expliqueray cy apres , entr'autres les drogues & Gommes-reſines étrangeres.

La Rhubarbe & le Rhapontic, leurs racines ſe donnent avec ſuccez dans les

cours de ventre & la diſſenterie, voyez
la Claſſe des Plantes Purgatives No. xxx
& xxxi,

Chermes, les bayes de Chermes ou
graine d'écarlate, le ſirop qu'on en prepare & la confection appellée Alkermes ſe
donnent avec ſuccez dans les pertes de
ſang des femmes, & à celles qui ſont menacées par quelque accident d'accoucher
avant terme. Voyez la Claſſe des Plantes
Alexiteres N°. vii.

Corail, cette plante marine eſt aſtringente & abſorbante, ſa preparation la
plus ordinaire eſt en poudre ſubtile & ſa
doſe depuis demy ſcrupule juſqu'à trente grains ou environ : Voyez la même
Claſſe N°. xxx.

Cachou, cette drogue eſt excellente
dans toutes les hemorragies, on la mêle en poudre avec les autres Aſtringents
qu'on donne en bol ou en opiate, ou ſeule à demy ſcrupule, ſans melange d'ambre gris ni d'autre aromate qui ſoit contraire à la perte de ſang qu'on veut arrêter. Voyez cy devant la Claſſe des Plantes Stomachiques N°. xi.

L'Argentine & la Bourſe à Berger,
leurs ſemences s'employent avec ſuccez
dans les cours de ventre & dans les pertes de ſang : Voyez cy devant la Claſſe des Plantes Febrifuges N°. v & vi.

La Nummulaire paſſe pour eſtre Vulneraire Aſtringente , on la donne en
decoction & en infuſion dans les cours
de ventre : Voyez cy devant la Claſſe
des Plantes Antiſcorbutiques.

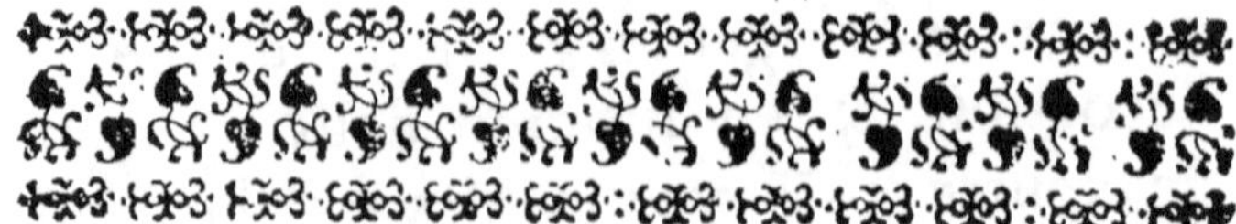

CHAPITRE SECOND

PLANTES

Vvlneraires Detersives.

ON entend par Remedes detersifs ceux qui sont capables de netoyer les playes, c'est a dire de faire tomber les chairs mauvaises & baveuses qui entretiennent la pouriture, empechent la reunion de la playe & la formation de la cicatrice. La plufpart des plantes qui produisent cet effet abondent en sel acre & lixiviel, qui penetrant & diffolvant ces glaires sanieuses qui corrompent le suc nourricier, les détache & les fait tomber par escares : alors cette Lymphe douce & naturelle fournie par le fang & deftinée pour former une chair nouvelle, n'y trouvant plus d'obftacle, les parties fibreufes & folides reprennent infenfiblement leur reffort, les vaiffeaux fanguins fe reuniffent, & la p'aye parvient à une heureufe cicatrice. C'eft en cela que les Vulneraires deterfifs peuvent paffer pour Aftringentes,

& qu'entre les Aftringens il y en a de dreterfifs.

Comme je ne parle icy que des Plantes & d'une maniere abregée , & que mon deffein n'eft pas d'expliquer dans ce petit traité la maniere d'agir des remedes, je ne m'étendray point fur les differentes efpeces de deterfifs , mondificatifs, efcarotiques , & cauftiques qui ne different que du plus au moins , & entre lefquels les plus violens font tirez des mineraux: je ne traite icy que des vegetaux qui font plus doux dans leur action , entre lefquels on en va cependant trouver quelques uns qui rongent affez puiffament les chairs pour les cauterifer , & qui peuvent paffer pour de veritables veficatoires.

I

PERSICAIRE.
 1 *Perficaria mitis maculofa & non maculofa* C. B. 101. *Perficaria mitis* I. B Tom. III. pag. 779. *Perficaria* 11. Tab. ic. 857. *Pulicaria fœmina Brunf. Crateogonon Lac. Plumbago Plinij aliis Britannica ejufdem.*

 2 *Perficaria urens five Hydropiper* C. B. 107. *Perficaria acris five Hydropiper* I. B. Tom. III. 780. *Hidropiperi Dod.* 607. *Crateogonon Ang. Perficaria mafcula Brunf.* Curage , Poivre d'eau.

ON employe la Perficaire en decoction dans les cours de ventre & dans
la diffenterie fur tout lors qu'on foupçone
quelque ulcere dans les inteftins, cette
plante étant tres déterfive & aftringente;
on en fait boire la tifane à ceux qui ont
la galle & qui font fujets à des maladies
de la peau. La feconde efpece appellée
Poivre d'eau à caufe de fa faveur acre à
les mêmes vertus que la precedente, mais
elle eft plus deterfive : pour la diffenterie
& le tenefme; outre la decoction qu'on
donne en lavement on fait prendre en même temps un gros de fa poudre mélé avec
du gros vin cuit en firop avec du fucre,
dont on fait un bolus. Cette plante eft
un bon fondant & aperitif propre pour
l'hydropifie, la jauniffe & les obftructions des vifceres, on en met une poignée boüillir un boüillon dans une chopine d'eau de veau.

Le Poivre d'eau eft d'un grand ufage
dans la Chirurgie pour diffiper les enflures & les tumeurs œdemateufes des jambes, des cuiffes & des autres parties; j'ay
veu fouvent de tres prompts effects de fa
decoction dans ces fortes de maladies, on
applique l'herbe boüillie un peu chaudement, ou des linges imbibez de fa decoction. Toùs les Auteurs conviennent que

la

la Curage pilée & appliquée sur les vieux
ulceres, en mange les chairs baveuses &
en netoye la pouriture & les vers.

II.

RONCE.

Rubus vulgaris, sive Rubus fructu nigro C.
B. 479. Rubus major fructu nigro I. B. Tom.
II. pag. 57. Rubus Dod. 742. Morus sive Ru-
bus Anguil. Rubus Batis Adu. 446. Rubus
Idæus Ger. ic.

LEs jeunes branches ou pousses, les
feüilles, & les fruits de cette plante
sont d'un usage tres familier interieurement & exterieurement, la decoction des
branches & des feüilles arrête les cours de
ventre & les fleurs blanches suivant Dioscoride; elle netoye les ulceres des gencives & de la bouche en gargarisme, surtout lorsqu'ou y ajoutte quelques gouttes
d'esprit de vitriol, & le sirop des fruits
de Ronce : on s'en sert avec succez pour
les maux de gorge sans vitriol. Les feuilles pilées & appliquées sur les dartres,
sur les vieilles playes & ulceres des jambes les guerissent en peu de temps, j'en
ay veu des effes. Galien s'en servoit ainsi
il employoit la fleur & le fruit pour le crachement de sang & la racine par la gra-

velle. Monſieur Rai rapporte que Nee-
dham faiſoit grand cas dans l'ardeur d'u-
rine du ſirop des fruits de ronce.

On en fait un ſirop qui eſt plus deterſif
& aſtringent lorſqu'on n'a pas attendu la
parfaite maturité de ces fruits & qu'on les
à ceüillies encore rouges. Le ſuc des mures ſauvages [on appelle ainſi les fruits de
ronce] entre dans la compoſition du *Dia-
morum* compoſé de Nicolas. Ces fruits bien
murs & bien noirs , ſont rafraichiſſans &
appaiſent la ſoif , on les peut ſubſtituer
aux mures domeſtiques.

III.

T ROESNE.

Liguſtrum Germanicum C. B. 475. Liguſ-
trum I. B. Tom. I. pag. 528. Phyllyrea Dod.
775.

LES feüilles & les fleurs de cette plante ſont en uſage, leur ſuc ou leur eau
diſtilée eſt utile dans les maux de gorge
en gargariſme , ils deſſechent les ulceres ,
adouciſſent les inflammations des yeux &
gueriſſent la brulure. Quatre onces du ſuc
ou la decoction des feüilles & des fleurs
priſe par verrées arrête le crachement de
ſang & les Hemorragies.

IV

HERBE aux Verruës.

Heliotropium majus Diosc. C. B. 253. Heliotropium majus flore albo I. B. Tom. III. pag. 604. Heliotropium Dod. 70. Heliotropium Officinis Verrucaria scorpioides Adu. Lob. 300.

LE suc de la plante fait tomber les poireaux appellées verruës d'ou vient son nom ; avant de l'appliquer dessus il faut avoir la precaution d'en couper une partie. Ce suc est aussi tres utile pour les ulceres carcinomateux & les ambulans, les dartres vives & les vieilles playes, cette plante étant tres detersive. Dioscoride pretend que la decoction d'une poignée dans de l'eau purge assez bien la bile & la pituite. Des Auteurs modernes soutiennent qu'elle pousse les urines & les ordinaires.

V.

HERBE aux Gueux, Viorne.

Clematitis sylvestris latifolia C. B. 300. Clematis latifolia dentata I. B. Tom. II. pag. 325. Vitalba Dod. 404. Vitis sylvestris Tragi

818. *Viorna Ger.. Lob. ic. 626. Atragene Theophrasti Ang. Clus. Hist. 122.*

TOus les Auteurs Anciens & Modernes conviennent que cette plante est res acre & caustique, appliquée exterieusement sur les vieux ulceres elle netoye & fait tomber les chairs pouries. Dioscoride dit que ses feüilles pilées appliquées sur la lepre la guerissent, & que sa semence broyée & prise dans l'hydromel purge la bile & la pituite : Tragus ajoute que la racine cuite dans l'eau & dans deux tasses de vin auquel on aura mêlé de l'eau salée, est purgative & propre pour l'hydropisie : je n'hazarderois pas sur ces temoignages de donner interieurement une plante si acre quoy que corrigée par le vin &l'eau salée. On l'appelle Herbe aux gueux parce qu'on pretend qu'il s'en frottent la peau, à laquelle il se forme de petits ulceres ou écorchures, qu'ils montrent auec de grandes plaintes pour exciter la charité des passans.

VI.

REnoncule, Bacinet, Grenoüillete, pied de corbin, ou pied de Coq,
1 *Ranunculus pratensis, radice verticilli modo rotunda C. B. 179. Ranunculus tuberosus*

major I. B. Tom. III. pag. 418. Ranunculus
Bulbosus Lob. ic. 667. Ran. flammula dictus
Gesn. Crus galli Brunf.

   2 Ranunculus phragmites purpureus vel albus
vernus I. B. Tom. III. pag. 412. Anemone
nemorosa flore majore ex purpura rubente vel
candido C B. 176. Ranunculus sylvarum Clus
Hist. 247. Sanicula minor. quibusdam Brunf.

   3 Ranunculus pratensis repens , hirsutus C.
B. 179. Ranunculus repens flore luteo simplici I.
B. Tom. III. pag. 419. Ran. hortensis 1. Dod.
425. Ran. dulcis Batrachium salutiferum Tab.
ic. 51.

LA pluspart des especes de Renoncule
qui sont en grand nombre , sont tres
acres, tres caustiques & sont interieurement
tres pernicieuses , il n'y a que la troisiême
espece que je viens de nommer qui est
innocente & qu'on employe utilement en
fomentation sur les hemorroides : Les autres peuvent servir pour faire des cauteres
& des vesicatoires , on les applique sur les
articulations des parties ou la goute se
fait sentir, ou sur les corps des pieds apres
les avoir amollis dans l'eau chaude & coupé jusques au vif.

   Il est moins dangereux d'employer ces remedes violens pour la teigne , les écroüelles , la galle & les vieux ulceres dans lesquels ils sont fort utiles ; j'ay veu de bons

effets de la seconde espece appliquée sur la tête des enfans teigneux ; les feüilles & les fleurs ecrasées sans autre preparation se mettent en cataplasme sur la partie afligée , quelle guerit en peu de tems ; on les renouvelle deux fois par jour.

C'est la premiere espece qu'on pile & qu'on met sur les poignets avec du sel & du vinaigre en Epicarpe pour la fievre, ce remede n'est pas indifferent , il enleve quelquefois la peau comme si le feu y avoit passé : & il attire alors une fluxion Eresipelateuse plus douloureuse que la fievre qu'on veut guerir.

VII.

ALLIAIRE.

Alliaria C. B. 110. Trag. 86. Math. 843. I. B. Tom. II. 883. Hesperis allium redolens Mor. Hist. 252. Alliaria Cesalp. 370. Alliasrum Gesn. Alectorophos Plinij Rima maria Anguil.

CEtte plante sent l'ail étant broyée dans les doigts, c'est pour cela que quelques Auteurs luy attribuent les mêmes vertus , & qu'on luy a donné son nom ; Tragus assure qu'on peut employer sa semence dans les mêmes ragoût que celle de moutarde & de cresson, & con-

vient qu'elle eſt moins acre & moins piquante. Cet Auteur recommande auſſi
bien que Ceſalpin la graine d'Alliaire
pour les vapeurs Hiſteriques, en appliquant ſur le bas ventre une emplâtre ou
cataplaſme fait avec cette ſemence pilée
& le vinaigre. Ceſalpin & Fabricius Hil-
danus, diſent que la poudre des feüilles
de cette plante guerit les ulceres carcinomateux, comme la plus part des Auteurs
s'accordent ſur cette vertu j'ay rangé l'Alliaire dansce chapitre d'autant que je m'en
ſuis ſervi pluſieurs fois dans le même cas
avec ſuccez ; les feuilles pilées ou broyées
ont fait le même effet.

VIII.

LIERRE.

*Hedera arborea C. B. 305. Hedera commu-
nis major I. B. Tom. II. pag. III. Hedera
corymboſa communis Lob. ic. 614.*

LEs feuilles, les fruits ou bayes, & la
Gomme de lierre ſont d'uſage en Medecine ; tout le monde ſçait qu'en France
on applique ſur les cauteres une feüille de
cette plante preferablement à celle de
plantain, de morelle ou de poirée, dont
on ſe ſert en quelques endrois : il y en a
même qui au lieu de pois font tourner

de petites boules de même grosseur avec
le bois de lierre, dont ils se servent pour
mettre dans le cautere & entretenir la suppuration; ces mêmes feüilles boüillies dans
le vin s'appliquent avec succez sur les ulceres & les playes pour les netoyer, elles
sont propres aussi pour tuer les poux, les
lentes, & pour la teigne Les bayes de
lierre sont tres purgatives & même emetiques ; mais leur usage interieur est dangereux, Simon Pauli, Hoffman & quelques
autres sont de ce sentiment. Les gens de
la campagne en prennent cependant un ou
deux gros pour les fivres, & Spigelius l'estime pour la tierce causée par une pituite
trop abondante, il en faisoit prendre un
gros dans trois onces d'eau de Chardon
benit, de soucy ou d'endive, avec six
grains de nitre & trois grains de Trochisques de camphre. Quelques Auteurs recommandent l'usage des bayes de lierre
dans la pâte.

La Gomme qui coule par incision ou
naturellement du tronc des gros lierres
dans les pays chauds, en Italie en Provence &c. est d'un jaune rougeâtre, & tannée, d'une odeur forte, & d'une saveur
acre & aromatique ; elle est dure, friable & transparente, il en vient des Indes
par Marseille ; cette gomme est Vulneraire detersive propre pour dessecher les ulceres,

...eres , pour faire tomber le poil , faire
mourir la vermine ¹, & resoudre les tumeurs ; on l'employe dans quelques onguents , entr'autres celuy *d'Althæa.*

IX.

SOUDE , Salicote , la Marie

    1 *Kali majus cochleato semine C. B.* 289.
Cali vulgare I. B. Tom. III. pag. 702. *Soda
Kali magnum sedi medii folio , semine cochlea-
to Lob. ic.* 394. *Kali Dod.* 81. *Salsolæ genus
in hortis , Isgarum vulgo Cesalp.* 170. *Anthyllis altera salsa Camer.*

    2 *Kali geniculatum majus C. B.* 289. *Sali-
cornia geniculata semper virens Inst. Corol.* 51.
Kali III. *Cam. Epit.* 247. *Salsolæ genus aliud
Cesalp.* 171. *an Kali minus , sive sedum minus
arborescens vermiculatum I. B. Tom. III. pag.*
705.

ON se sert indifferemment de ces
deux especes qui sont communes sur
les bords de la mer. On les fait secher &
brûler ensuite dans de grands trous faits
expres dans la terre ; leurs cendres & le
sel fixe qu'elles contiennent en quantité s'y
calcinent , & forment une espece de pierre tres dure qu'on appelle soude ; on l'employe plutost pour faire le Savon , la lessive & le Verre , que pour les usages de la

Medecine, quoy que nôtre plante ait des
proprietez affez remarquables. La plufpart des Auteurs conviennent que fa decoction eft aperitive & diuretique , elle
pouffe les urines & les matieres glaiteufes
qui s'amaffent dans la veffie, elle emporte
les obftructions du foye & des autres vifceres , mais il en faut ufer avec beaucoup
de circonfpection & n'en pas donner aux
femmes groffes comme le remarque Simon Pauli, non plus qu'à ceux qui ont des
ardeurs d'urine , ou une difpofition inflammatoire dans la veffie. Le fel qui domine
dans la Soude eft fi acre qu'on doit plutoft
le regarder comme un puiffant deterfif
que comme aperitif c'eft pour cela que je
l'ay rangé dans ce chapitre. En effet elle eft
propre dans les vieux ulceres , la galle &
les autres maladies de la peau ; on en fait
même des pierres à cautere affez corrofi-
ves. Comme ce fel fermente avec tous les
acides on a donné par analogie le nom
d'Alcali non feulement aux fels fixes
qu'on tire des Plantes brulées , & aux fels
volatiles des animaux , mais encore aux
matieres terreufes & infipides & generale-
ment à tout ce qui eft capable de fermenter avec les acides.

X.

LANGUE de Serpent, petite Serpentaire, Herbe sans couture.
Ophioglossum vulgatum C. B. 354. Ophioglossum I. B. Tom. III. pag. 708. Trag. 323. Ophioglossum sive lingua serpentina Park. Cesalp. 600. Lingula Vulneraria Cord. Lancea Christi, vel luciola Gesn. Serpentaria 2 Brunf.

TOus les Auteurs conviennent que cette plante est Vulneraire, soit prise interieurement soit appliquée exterieurement; la maniere de s'en servir la plus commune est de la faire infuser dans l'huile d'olive & d'en faire une espece de Baume tres utile pour les playes, Cesalpin l'estime pour les ulceres, & pour les deçentes des enfans, Dodonée dit que Baptista-sardus pretendoit guerir les deçentes par l'usage de la poudre de cette herbe. Monsieur Rai ne fait pas moins de cas de l'huile dont nous venons de parler que de celle de Millepertuis.

XI.

LOtier odorant, ou faux Baume du Perou.
Lotus hortensis odora C. B. 331. Lotus sati-

*va odorata annua flore cæruleo I. B. Tom. II.
pag. 368. Trifolium odoratum alterum, sive
Lotus sativa Dod. 571. Melilotus major odorata violacea Mor. oxon. Melilotus vera Tab.
ic. 510. Lotus hortorum odora Lob. ic. Tom.
II. pag. 41.*

ON à donné à cette plante le nom de
Baume du Perou parce que l'huile
d'olive dans laquelle on à fait infuser
ses fleurs & ses feuilles devient un Baume
excellent pour les playes & pour netoyer
& cicatriser les vieux ulceres ; il est propre aussi pour reunir les playes recentes,
pour les deçentes des enfans, & pour appaiser l'inflammation des tumeurs ; cette
plante à les mêmes proprietez que le Melilot ordinaire; son odeur est assez agreable;
quelques uns au rapport de Dodonée re-
pendent cette herbe seche sur les habits
pour les preserver de la vermine.

PLANTES ETRANGERES.

XII:

GOMME elemi.
*1 Gummi Elemi Officinarum C. B. 504. Ele-
mi Resina I. B. Tom. I. pag. 535. Elemni
Æthiopicum sive olea Æthiopica lacryma
Lugd. 152.*

2 *Elemi Americanum Officin. Arbor brasi-*
liensis Gummi Elemi simile fundens , foliis pin-
natis , flosculis verticillatis , fructu oliva figu-
ra & magnitudine Raij Hist. 1546. Icicariba
Brasiliensibus Marcgr. 98. Gummi Icica sive
Elemmi Pis- 122.

ON trouve chez les droguistes deux
sortes de Gomme Elemi, la premiere est apportée d'Ethiopie en gros morceaux presque cilindriques , enveloppez
de feuilles; cette resine est d'un blanc verdâtre, d'une consistence un peu molasse,
d'une saveur peu desagreable, d'une odeur
qui approche de celle du Fenoüil;elle s'em-
flame aisement pres du feu , & se dissout
dans les huiles comme les vrayes resines.
L'arbre d'où coule cette Gomme n'est pas
pas bien connu. La seconde sorte vient
de l'Amerique , de la nouvelle Espagne
& des Indes Occidentales, Elle coule en
abondance d'un grand arbre dont Pison
donne la description ; elle est assez semblable à la Gomme Elemi d'Ethiopie, &
cet Auteur l'estime même d'avantage comme étant plus recente.

On vend dans quelques boutiques pour
Gomme Elemi, une sorte de Galipot lavé
dans l'huile de Spic , son odeur approche
de celle de la Terebentine , & cette drogue ressemble à de la poix de Bourgogne,

une telle Gomme Elemi est beaucoup inferieure aux precedentes. On n'employe
gueres la Gomme Elemi interieurement,
mais seulement à l'exterieur, dans les emplâtres & dans le Baume d'Arcæus qui se
fait ainsi.

Prenez de la graisse de Bouc deux livres, de la Terebentine de Venise & de
la Gomme Elemi de chacune une livre &
demie, du sein doux ou graisse de Porc
une livre, faites fondre le tout ensemble
& le passez ensuite : Ce Baume est d'une
consistence d'onguent & en meriteroit le
nom ; il est d'un usage tres commun dans
la Chirurgie comme un grand digestif, &
un bon detersif. La Gomme Elemi est propre pour ramollir & pour resoudre les tumeurs des articles, pour les piqueures des
tendons, pour netoyer les playes, pour
les contusions, sur tout pour les blesseures
de la tête, pour fortifier les nerfs apres
les dislocations. Pison en fait grand cas,
même pour les douleurs internes, & la
prefere à tous les autres topiques, en l'appliquant en forme d'emplâtre sur les parties souffrantes entr'autres pour l'estomac
& pour dissiper les vents.

La Gomme Elemi est employée dans
l'emplâtre d'André de la Croix, celuy de
Paracelse, & celuy dont on se sert pour
les piqueures des pieds des Chevaux.

XIII.

GOMME Animé.

1 Gummi Anime Officin. C. B. 498. Raij Hist. 1846. Animé I. B. Tom. I. Part. 2. pag. 325. Gummi Aminea Serap. Animum Amat. Myrrha Aminea Cesalp. 65. Minea Galeni & Plin. ejusd. Cancanum veterum quorumdam.

2 Anime Americana & Brasiliana. Arbor siliquosa ex Virginéa lobo fusco scabro C. B. 404. Lobus ex wingandecaou, I. B. Tom. I. Part. 2. pag. 436. Raij Hist. 1760. Clus Exot. 61. in Garc. 159. in Monard. 297. Ietaiba Brasiliensibus Pis. 123. Marcgr. 101. Mizquixochicopalli sive Copallifera IX. Hern. 50.

J'AY cru pouvoir distinguer apres Monsieur Ray deux sortes de Gomme Animé, sçavoir celle qui vient des Indes Orientales & celle qui est apportée des Indes Occidentales & de la nouvelle Espagne ; les Auteurs ne conviennent pas de l'arbre d'ou coule la premiere espece, & la confondent les uns avec le Cancamum, les autres avec une sorte de Myrrhe des Anciens & quelqu'autres avec la Gomme Elemi : Mais pour la seconde espece, Clusius dans ses commentaires sur Monard &

fur Garcie du Jardin, Pifon, Marcgravius, & quelques Modernes nous donnent
une Hiftoire affez exacte de cette drogue
& de l'arbre qui la fournit. La Gomme
Animé d'Orient eft tres rare & affez femblable au Succin ; celle qu'on vend dans
nos boutiques eft une refine d'un blanc
jaunâtre friable, d'une odeur & d'une couleur qui approche de celle de l'encens. On
l'employe pour les mêmes ufages & de la
même maniere que la Gomme Elemi dont
elle a les proprietez ; elle entre comme
elle dans la compofition de plufieurs Emplâtres.

XIV.

G O M M E Copal.

*Refina Copal Offic. Schrod. Copal C. B. 503.
I. B Tom. I. Part. 2. pag. 325. Copalli Quahuitl five arbor Gummifera Copallifera 1. Hern.
45. Copal Clus. Exot. 297.*

L A Gomme Copal eft une refine dure,
d'un jaune pâle, tirant quelquefois
fur le doré, tranfparante & femblable au
Karabé ou Ambre jaune, elle fe fond au
feu & fon odeur eft comme celuy de l'Encens ; quoy qu'elle aye les vertus des
Gommes precedentes, on ne s'en fert gueres que pour faire du verni : Elle nous eft

Rapportée de Malabar & du Mexique.

XV

BDELLIUM.

Bdellium C. B. 503. I. B. Tom. I. Part. 2.
pag. 317. Raij Hist. 1844. Cesalp. 67. Math.
Lugd. 1757. Bolchon , Malathram Maldacon
Seu Madelcon Schrod.

LE Bdellium est une Gomme resine
connuë des Anciens , qui coule de certains arbres dans l'Arabie & dans les Indes ; les Modernes ne sont pas d'accord
sur cette drogue , les uns la croyent une
sorte de Myrrhe , & les autres soutiennent que le Bdellium des Anciens est ce
que nous appellons Gomme Animé : sans
entrer dans l'examen de ces divers senti-
mens , je diray seulement qu'on trouve
dans nos boutiques deux sortes de Bdellium l'un en morceaux durs , ou ales ou
arondis , d'un gris rougeâtre en de hors ,
clairs , nets , & de couleur de colle d'Angleterre en dedans ; cette espece est la
plus rare & la plus recherchée. L'autre
sorte est d'un gris noirâtre , molasse , &
plein d'ordures , d'un odeur plus desagreable particulierement lorsqu'il est sur le
feu, après avoir été dissout dans le vinaigre
pour être employé dans l'emplâtre Divin

& dans quelques autres : Il y en a qui nomment cette espece Gomme Alouchy. A l'égard de la premiere qui est plus estimée, elle entre dans la composition des Trochisques odorans appellez des Arabes *Cyphi*, dans le Mithridat, & elle donne le nom aux pilules de *Bdellio* de Mesue : les Myrabolans qui entrent en assez grandes dose dans ces pilules en font la principalle vertu, & sont causes que quelques Auteurs les recommandent pour les cours de ventre & pour arrêter les pertes de sang depuis demye dragme jusqu'à une.

Le Bdellium est ordinairement employé pour resoudre les tumeurs, netoyer les playes & les conduire à cicatrice : On s'en sert peu interieurement quoy qu'il y ait des Auteurs qui soutiennent qu'il est Astringent & propre dans les hemorragies & même dans la Phtisie.

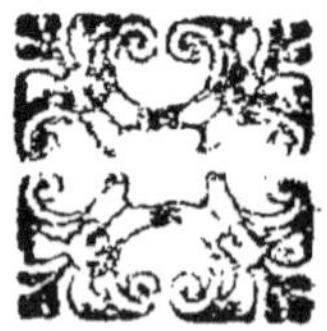

PLANTES VVLNERAIRES

ET DETERSIVES QVI SONT

RAPPORTE'ES DANS

D'AVTRES CLASSES.

PLusieurs Plantes Vulneraires Astrin-gentes sont aussi detersives & s'appliquent exterieurement sur les playes ulcerées ou en decoction ou pilées simplement, entr'autres la Bugle, la Sanicle, le Plantain, l'Ortie, la Prêle &c.

Entre les Plantes ameres la pluspart s'employent avec succez pour empêcher le progrez de la Gangrene, & netoyer les ulceres. L'Absinte, la Menthe, la petite Centaurée, le Chamædris & quelques autres boüillies & appliquées sur la partie gangrenée, apres avoir enlevé les chairs pouries par les caustiques tirez des mineraux, sont tres propres a ranimer ces chairs & a detruire la pouriture. Voyez la Classe des Plantes Stomachiques & celle des Febrifuges

L'Aristoloche, sa racine en poudre est aussi Vulneraire & detersive, on s'en sert communement pour netoyer les ulceres.

Voyez la Claſſe des Plantes Hiſteriques N°. 1.

Le Saffran infuſé dans l'eſprit de vin, donne une teinture tres vulneraire & deterſive. La Myrrhe & l'Aloes ſont ſouvent mêlez avec les fleurs de ſaffran, pour rendre cette teinture plus efficace; elle eſt utile dans la carie des os. Voyez la Claſſe des Hyſteriques N°. XIV. XXII. & celle des Purgatifs N°. XXIX.

L'Euforbe eſt ſi deterſif, & même ſi cauſtique qu'on s'en ſert avec ſuccez pour la galle, le farcin & les autres maladies des Chevaux. Voyez la Claſſe des Errhines N°. XIII.

Le Camphre diſſout dans l'eſprit de vin, ou dans l'eau de vie fournit un gargariſme tres utile dans la verole & dans le Scorbut, pour netoyer les ulceres de la bouche. Voyez la Claſſe des Plantes Hyſteriques N°. XXVII.

Les cendres de Frêne, & celle du Tabac & quelques autres ſont capables de cauteriſer les chairs étant appliquées deſſus apres les avoir mouillées, leurs ſels acres & lixiviels étant fondus deviennent plus capables de ſervir de cauteres.

La Sauge, le Romarin & quelques autres Plantes Cephaliques ſont employées utilement pour prevenir la pouriture & la mortification des chairs, & on baſſine avec fuccez les vieilles playes avec le vin aromatique fait avec ces plantes. Voyez leur Claffe.

L'eftorax eft un des plus efficaces deterfifs qu'on employe dans les Hôpitaux foit pour guerir la gangrene, foit pour les ulceres des fcorbutiques. Voyez la Claffe des Cephaliques Nº. xxx.

La Laureole en poudre macerée dans vinaigre, fêchées enfuite eft tres utile fur les playes menacées de gangrene. Voyez la Claffe des plantes Purgatives Nº. xxiij

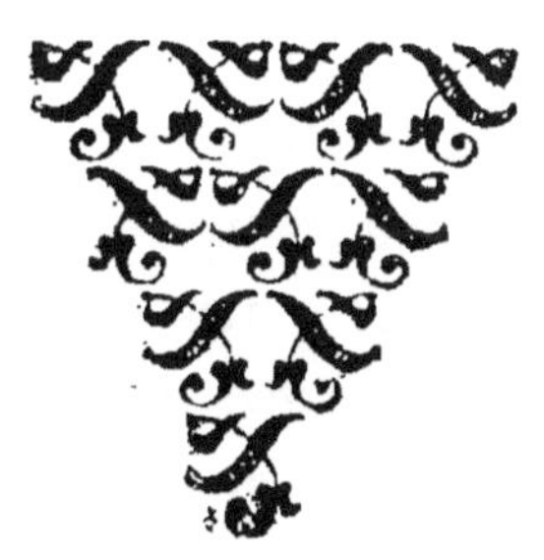

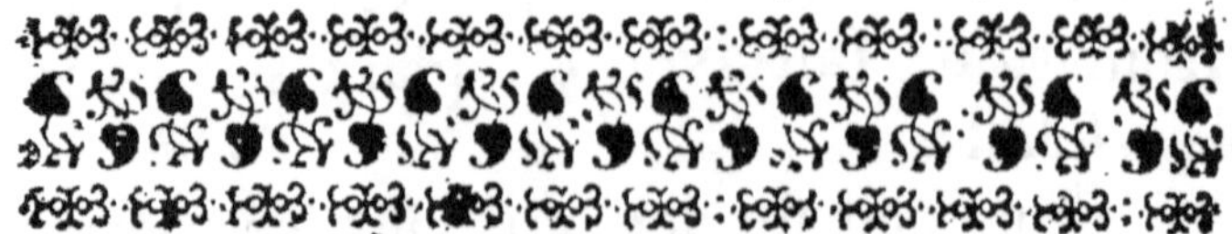

CHAPITRE TROISIEME

PLANTES VULNERAIRES

APERITIVES.

J'Ay cru devoir separer dans un chapitre particulier celles d'entre les Plantes Vulneraires qui ont la proprieté d'emporter les obstructions, de pousser le sable & les matieres glaireuses par la voye des urines, lesquelles outre ces vertus sont d'un usage familier entre les herbes Vulneraires, les unes étant mêlées en quantité dans celle qu'on nous envoye de Suisse comme la Veronique, la Verge d'or; les autres étant reconnuës propres pour les playes exterieures ou interieures comme le Millepertuis, la Velvote &c. J'ay déja expliqué cy-devant ce qu'on entend par plantes Aperitives dans la cinquiéme Classe de la premiere partie de cet ouvrage, laquelle renferme les plantes qui ont cette qualité, ainsi il seroit assez inutile de repeter icy ce que j'ay dit la dessus.

I

VERONIQUE.

1 *Veronica mas supina & vulgatissima C.*
B. 246. Veronica vulgatior folio rotundiore I.
B. Tom. III. pag. 282. Veronica mas serpens
Dod. 40. Betonica Pauli Æginetæ. Teucrium
Trag. 207. Auricula muris tertia Cesalp. 335.
Veronique mâle.

2 *Veronica supina facie Teucrij pratensis*
Lob. ic. 473. Chamædris spuria major, angus-
tifolia C. B. 249. Chamædris spuria, angusti-
folia I. B. Tom. III. pag. 285. Teucrium I.
Math. Lugd. 1165. Hieræ botane fæmina Do-
donæi Lugd. 1337. Teucrium II. Tab. ic. 380.
Auricula muris quinta Cesalp, 336. Teucrij
IV. species tertia Clus. Hist. 349.

3. *Veronica minor foliis imis rotundioribus*
Mor. Hist. 320. Chamædris spuria minor ro-
tundifolia C. B. 249. Chamædris spuria latifo-
lia I. B. Tom. III. pag. 286. Teucrium III.
minus Tab. ic. 380. Chamædris Trag. 203.
Auricula muris sexta Cesalp. 336. Hierabotane
mas Dodonæi Lugd. 1337.

ON employe ordinairement les feuilles de la Veronique mâle, une pincée infusée dans demy septier d'eau à la
maniere du Thé, ou une petite poignée
dans un bouillon degraissé ; elles entrent

auſſi dans les decoctions & les infuſions
Vulneraires & dans l'eau d'Arquebuſade.
Les Auteurs conviennent aſſez ſur les facultez de cette plante, & depuis qu'un Il-
luſtre Alleman (1) à fait imprimer un traité particulier touchant ſes vertus, elle eſt
devenuë d'un uſage ſi familier que pluſieurs la ſubſtituent au Thé de la Chine ;
ſes bons effets la font appeller à juſte titre le Thé de l'Europe, & l'experience
confirme tous les jours ce que Monſieur
Francus en a dit. En effet la Veronique
eſt un aperitif doux & temperé, tres utile
dans la gravelle, la retention d'urine, &
la colique nephritique ; on s'en ſert même
avec ſuccez dans l'hydropiſie, apres la
ponction, pourvû que le foye & les inteſtins ne ſoient point alterez. L'uſage de
cette plante débouche les viſceres, & retablit le commerce des liqueurs ; auſſi
l'employe-t'on utilement dans la jauniſſe,
& dans les maladies longues cauſées par
les obſtructions du Foye, du Pancrée &
des glandes du Mezentere. La Veronique n'eſt pas ſeulement aperitive, elle eſt
auſſi ſudorifique, bechique & Cephalique : Deux onces d'eſprit tiré par la diſti-
lation du vin, dans lequel la Veronique

(1) Francus Vero- | Lipſiæ & Cobur-
nica Théezans &c. | gi 1700.

a été en digeſtion pendant quelques jours melées avec un gros de Theriaque font fuer conſiderablement & conviennent dans les fievres malignes au rapport de Tragus. L'eau diſtilée de cette plante, la tiſane qu'on en prepare & le ſirop fait avec ſon jus & le ſucre, font d'excellens remedes pour la tonx ſêche, l'aſthme, l'ulcere du Poulmon & le crachement de ſang. Dans les migraines & la peſanteur de tête, les étourdiſſemens & aſſoupiſſemens, la Veronique vaut bien le Thé ; ſon infuſion rend la tête plus libre & plus capable de ſoutenir l'application & l'étude. Je paſſerois les bornes que je me ſuis preſcrit ſi je voulois détailler les proprietez de la Veronique je renvoye le Lecteur à ſon Hiſtoire imprimée à Paris. (1) J'ajouteray ſeulement icy qu'elle eſt fort utile exterieurement pour les maladies de la peau, pour la galle, la gratelle, les ulceres des jambes, ceux qu'on appelle ambulans, pour effacer les taches de la peau, même pour le Cancer ſuivant du Renou ; on employe pour ces maladies la decoction de toute la plante, ou ſon eau diſtilée, on en baſſine les parties malades & on en fait des fomentations.

Ceſalpin Pena & Lobel eſtiment aſſez

(1) Le Thé de l'Europe &c. Chez Boudot. 1704.

Xx

les autres especes de Veronique , pour
asseurer qu'elles sont plus capables d'emporter les obstructions des visceres que la
Veronique mâle , Cesalpin allegue pour
raison leur amertume. Tragus ajoute que
nôtre seconde espece guerit l'hydropisie
naissante , les fleurs blanches & la toux
convulsive.

II.

VELUOTTE, Veronique femelle.
Elatine folio subrotundo C. B. 252. Elatine
màs , folio subrotundo I. B. Tom. III. pag. 372.
Linaria segetum , Nummularia folio villoso
Inst. 169. Raij Hist. 759. Veronica fæmina.
Fuchsij sive Elatine Dod. 42. Verbasculum
quorumdam Lugd. 1301.

LA Veluotte s'employe comme la
Veronique en infusion , en decoction , ou distilée, elle est Vulneraire , aperitive , detersive , & adoucissante , elle
est même resolutive , & Cesalpin la recommande pour les tumeurs scrofuleuses
& pour la Lepre ; pour l'hydropisie , la
goutte , les dartres & le Cancer on fait
boire avec succez deux fois par jour trois
onces du suc , ou six onces de l'eau distillée de cette plante au Bain-Marie. On fait
un onguent avec la Veluotte tres utile pour

les ulceres, les hemorroïdes, les écrouel-
les & pour toutes les maladies de la peau,
en voicy la composition telle que la decrit Monsieur Tournefort. (1)

Faites macerer pendant 24. heures les
feüilles de cette plante dans autant de vin
blanc qu'il en faut pour la couvrir ; ex-
primez le suc, & le faites boüillir jusques
à la diminution du tiers , ajoutant autant
de sein doux qu'il en faut pour luy donner la consistence d'onguent.

Quelques uns estiment cette plante
dans les decoctions astringentes qu'on ordonne pour les cours de ventre.

III.

VERGE d'or.
1 *Virga aurea vulgaris latifolia I. B. Tom.*
II. pag. 1062. Virga aurea angustifolia minus
serrata C. B. 268. Virga aurea Dod. 142.

2 *Virga aurea sive solidago sarracenica, lati-*
folia, serrata I. B. Tom. II. pag. 1068. Vir-
ga aurea latifolia serrata C. B. 268. Virga
aurea margine crenato Dod. 142. Virga aurea
Arnoldi Villanovani Ger. Raij Hist. 279.

[1] Hist. de | virons de Paris
Plantes des en- | page 111.

LEs fleurs & les feüilles de ces efpece
fe trouvent en quantité dans les Vulneraires de Suiffe on les employe ou en
infufion à la maniere du Thé ou dans les
tifanes & les decoctions Vulneraires &
aperitives : quoy que la Verge d'or foit
utile dans la dyffenterie , les pertes de
fang , & les hemorragies , j'ay cru la devoir ranger dans ce chapitre par rapport
a fes vertus les plus éprouvées ; car dans
la difficulté d'uriner , dans la gravelle &
la Nephretique , dans les obftructions des
vifceres , & l'hydropifie naiffante cette
plante eft fort utile du confentement de
tous les Auteurs. Arnaud de Villeneuve
en fait un grand cas pour le calcul, il la
donnoit en poudre, deux gros dans quatre
onces de vin blanc un peu chaud tous les
matins, j'ay veu de bons effets de fa fimple infufion pour les maladies de la veffie La Verge d'or entre dans l'eau d'Ar-
quebufade.

.IV.

MILLEPERTUIS:
Hypericum vulgare C. B. 279. Hyperi-
cum vulgare five perforata caule rotundo foliis
glabris I. B. Tom. III. pag. 381. Hypericon

Dod. 76. Ascyron Cord. Androsæmum minus
Gesn. Fuga dæmonum quorumdam.

NOus avons peu de plante plus commune dans les bois , & d'un usage plus familier que celle cy , soit interieurement pour emporter les obstructions des visceres, pousser le sable & les urines, faire mourir les vers , dissoudre le sang caillé par quelque coup ou chute , pour abattre les vapeurs hypocondriaques & soulager les pretendus possedez : soit pour les blessures exterieures , les contusions , la goutte, les rhumatismes , les mouvemens convulsifs & tremblemens des nerfs , les playes des tendons & generallement pour fortifier les parties , & resoudre l'enflure qui survient à celles qui ont été blessées.

On employe ordinairement les fleurs , & quelquefois les feüilles & les semences, en decoction , en infusion & en extrait. La preparation la plus commune dont on se sert exterieurement est son huile qui est ou simple ou composée. La simple se fait en mettant les sommitez entre fleur & graine dans l'huile d'olive exposées au Soleil pendant quelques jours on reitere l'infusion avec de nouvelles fleurs sur la même huile jusqu'à ce qu'elle soit d'un rouge foncé. L'huile de Millepertuis com-

posée se fait en infusant une livre des sommitez dans deux livres d'huile d'olive, &
une livre de vin rosé ; apres trois jours de
maceration, on les fait bouillir au Bain-
Marie jusqu'à la consomption du vin, on
fait trois infusions de même & on delaye
dans la derniere une livre de Terebentine
de Venise & quatre scrupules de saffran.
Ces huiles sont excellentes pour toute sorte de blessures, on en fait même prendre
interieurement demye once ou une once,
dans le crachement de sang & la dyssenterie. On fait frotter les parties affligées
du rhumatisme, de la sciatique & des humeurs froides avec un melange, de deux
parties d'huile de Millepertuis & d'une de
bon esprit de vin, ce remede est fort resolutif. Un Chirurgien habile m'a communi-
qué la preparation d'une teinture excellente, qu'il estimoit comme un grand secret
pour les maladies dont nousvenons de parler & pour toutes sortes de playes, je m'en
suis servi pour le rhumatisme avec succez
la voicy.

Prenez des fleurs de Millepertuis éplu-
chées, faites les infuser dans une bouteil-
le que vous remplierez de bon esprit de
vin & boucherez ensuite exactement,
laissez là au Soleil un mois jusqu'à ce que
la teinture soit d'un beau rouge, passez

la enfuite & faites y fondre du Camphre
environ un gros fur demye livre de cette
teinture.

L'extrait des fleurs en bouton digerées
pendant deux jours dans l'efprit de vin ,
exprimées enfuite & l'infufion évaporée
en confiftence d'extrait fe donne depuis un
fcrupule jufqu'à un gros; Angelus Sala le
prefcrit dans la manie , la melancolie , &
les égaremens d'efprit qui viennent fans
fievre , & fans aucune autre caufe mani-
fefte. La decoction de Millepertuis , l'eau
diftilée de cette plante , l'infufion de fa
graine tuent les vers & pouffent les urines . Cette plante entre dans les firops
Anti-nephritique , aperitif & cachectique de Charas ; dans le firop d'Armoife ,
dans la poudre contre la rage de Paulmier , dans la Theriaque d'Andromaque ,
la Theriaque reformée de Charas , le Mitridat , l'huile de Scorpion compofée, dans
l'onguent *Martiatum* , le mondificatif
d'Ache &c.

V.

YVETTE.

1 *Chamæpitis lutea , vulgaris , five folio
trifido C. B. 249. Chamæpytis vulgaris , odorata , flore luteo I. B. Tom. III. pag. 395.
Ajuga five Chamæpytis mas Diofcoridis Lob.*

ei. 382. Peristerona Crateu Ang. Yva arthriti-
ca Officin.

2 Chamæpytis moschata foliis serratis , an
1. Dioscoridis C. B. 249. Chamæpytis sive
Yva moschata monspeliensium I. B. Tom. III.
pag. 296. Chamæpytis spuria prior , sive An-
thyllis altera Dod. 47. Chamæpytis altera &
major Cesalp. 456. Anthyllis Chamæpityides
minor Lob. ic. 384. Anthyllis altera Clus.
Hist. CLXXXVI.

ON employe les feüilles de cette plante en decoction, en infusion & en
poudre ; tous les Auteurs conviennent
qu'elle est aperitive Vulneraire, histerique , cephalique , nervale, propre à retablir le mouvement des liqueurs , a dissoudre le sang caillé interieurement ; elle
dissipe les causes de la goutte & passe pour
specifique dans cette maladie , d'ou vient
le nom qu'on luy a donné dans quelques
Dispensaires. Dans la paralysie , les rhumatismes & les tremblemens on fait prendre un gros de sa poudre avec autant de
celle des feuilles de Germandrée delayées
dans un verre de vin rosé tous les matins
pendant un mois , ou bien deux gros de
l'extrait de ces mêmes plantes avec une
ou deux gouttes d'huile de Canelle en
bol , ces remedes sont tres utiles dans la
goutte. L'Yvette à donné le nom aux pilules

Iules de Yva arthritica de Nicolas & de Mathiole, qu'on ordonne à un ou deux gros dans les maladies des articles. Cette plante entre dans le sirop d'Armoise, la Teriaque d'Andromaque & la Reformée, dans l'onguent *Martiatum* & dans la poudre du Prince de la Mirandole contre la goutte ; j'en ay donné la description dans la Classe des Plantes Hepatiques No. XIII.

La seconde espece qui est commune à Montpellier à les mêmes vertus que la premiere & luy peut être substituée; quelques-uns preferent sa racine à ses feuilles sur tout pour la goutte. Clusius rapporte qu'en Portugal sa decoction est en usage pour purifier le sang.

VI.

P IMPRENELLE,

Pimpinella sanguisorba , minor, hirsuta & lauis C. B. 160. *Sanguiso ba minor I. B. Tom. III. Part.* 2. *pag.* 113. *Pimpinella sanguisorba Dod.* 105. *Sideritis secunda Diosc. Col.* 124. *an Sissitieteris Plin. C. B.*

T Out le monde sçait que la Pimprenelle s'employe ordinairement dans les salades & qu'elle purifie le sang ; ceux qui sont sujets à la gravelle se trouvent bien de son infusion dans l'eau comune à froid, quelques uns en mettent deux ou trois feuilles dans leur verre avant d'y verser le vin dans lequel ils la laiſſent tremper quelque temps. On ordonne les feuilles de Pimprenelle dans les boüillons, & dans les decoctions aperitives & Vulneraires; elle excite les ſueurs & pouſſe les urines; elle arête les hemorragies tant exterieurement qu'interieurement, ainſi elle eſt aſtringente auſſi bien qu'aperitive, ſemblable en cela à pluſieurs plantes qui ont ces mêmes vertus, leſquelles quoy que dans l'apparence oppoſées, ſont ſouvent produites par les mêmes principes, les qualitez d'ouvrir & de reſerrer étant relatives; une plante eſt reputée aperitive lorſqu'elle a la proprietéde diviſer & d'inciſer les matieres arrêtées dans les intervalles des fibres de nos viſceres & de leur procurer la fluidité neceſſaire pour rentrer dans le commerce des liqueurs par la voye de la circulation, ou s'échaper par l'inſenſible tranſpiration par les pores de la peau : Cette même plante devient aſtringente lors qu'ayant diſſipé & emporté les obſtructions, comme je viens de l'expliquer elle donne lieu aux fibres de reprendre leur reſſort, lequel étant retabli daus ſon etat naturel reſſerre les embouchures des veines & des vaiſſeaux capillaires.

VII.

OEIL de Beuf.

*Buphtalmum Tanaceti minoris foliis C. B. 134.
Chamæmelum chryſanthemum quorumdam I.
B. Tom. III. pag. 122. Buphtalmus Germanis
Trag. 152. Buphtalmum vulgare Chryſanthemo
congener Cluſ. Hiſt. 332. Cotula lutea ſive ter-
tia Dod. Aſter Atticus Cord.*

Quoy que cette plante ne ſoit pas
d'un uſage familier, j'ay cependant
cru devoir la placer icy parcequ'elle entre
dans l'eau Vulneraire, & que pluſieurs la
ſubſtituent à la grande Pâquette Tragus
eſtime la decoction des fleurs dans le vin
pour chaſſer les vers, & adoucir les douleurs de la colique, il ajoutte qu'il s'eſt
ſervi avec ſuccez de cette decoction dans
les maladies du foye, & que ce remede
eſt un bon aperitif.

VIII.

MELISSE Batarde.

*Meliſſa Tragi 12. Lamium montanum meliſ-
ſæ foliis C. B. 231. Meliſſa humilis, latifolia,
maximo flore purpuraſcente Inſt. 193. Meliſſa
adulterina quorumdam, amplis foliis & floribus
non grati odoris I. B. Tom. III. pag. 233. Me-*

liſſa Fuchſij Lob. ic. 515. Herba ſacra quorum-
dam Dalechampij lugd. 1336. Meliſſophyllum
quorumdam.

CEtte plante eſt eſtimée par quelques
Auteurs comme Vulneraire , & je
l'ay rangé dans ce chapitre ſur le temoignage de Monſieur Tournefort voicy ce
ce qu'il nous apprend (1) ſur les vertus
de cette fauſſe Meliſſe pour la ſuppreſſion
d'urine. Mettez deux livres de cette plante dans un alembic avec autant d'hernio-
les, ſaupoudrez les de ſel , ajouttez y un
peu d'eau , laiſſez les en digeſtion pendant
trois jours , apres leſquels diſtillez les au
bain marie ; remettez l'eau diſtilée juſqu'à
trois fois ſur de nouvelles herbes pilées,
& gardez la derniere eau dans une bouteil-
le bien bouchée. Dans la ſuppreſſion d'u-
rine de quatre heures en quatre heures il
faut en donner quatre onces mêlées avec
autant de vin blanc ; & il faut oindre le
bas ventre , le perinée & la region des
reins avec l'huile ſuivante. Faites infuſer
au Soleil pendant trois jours dans de l'huile
d'olive,ou faites y bouillir legerement une
poignée de cloportes , dix cantharides
& un ſcrupule de ſemence d'Ammi. On

(1) Hiſt. des environs de Paris
Plantes des en- page 493.

peut donner des lavemens avec la decoction de mauves, de nôtre melisse & d'her-
niole.

Ces remedes peuvent être utiles lorsque
la retention d'urine n'est pas accompagnée
d'inflammation ni de fievre, autrement ils
pourroient nuire étant des diuretiques
chauds dont j'ay expliqué les inconveniens dans la Classe des plantes aperitives.

IX.

COLOPHONE, Resine, Bray sec
Arcançon, Poix de Bourgogne.
*Celophonia Officinarum C. B. 504. Pix ari-
da & graca quorumdam.*

ON donne le nom de Colophone à
cette matiere resineuse qui reste au
fond des vaisseaux apres la distilation de
la Terebentine, elle est séche, friable &
luisante, plus dure, plus nette & moins noire que le Poix noire : Quelques Marchands
l'appellent Arcançon, Bray sec; son usage
ordinaire est exterieur dans les emplâtres,
ou en poudre fine rependu sur les playes :
elle est digestive, resolutive, vulneraire
& detersive. On donne aussi le nom de
Colophone à la Terebentine cuitte en
consistence assez solide pour en former des

pilules, qu'on donne avec fuccez dans la
Gonorrhée, la retention d'urine, les
maladies des reins & de la veffie ; dans la
toux, & dans les ulceres du Poulmon &
des autres vifceres ; la dofe eft depuis une
dragme jufqu'à deux.

La Refine eft un nom generique qu'on
applique à plufieurs matieres huileufes qui
coulent naturellement ou par incifion des
arbres refineux tels que font le Pin, le Sapin, le Terebinte &c. Celle qui eft liquide s'appelle Terebentine & on peut
auffi donner ce nom aux Baumes naturels.
Celle qui eft folide s'appelle Poix-refine
lorfqu'elle eft moins pure & moins nette
& qu'elle approche en couleur de la Poix.
On donne auffi ce nom à la premiere Colophone dont je viens de parler.

A l'égard de la Poix de Bourgogne, Poix
graffe & Poix blanche, dont l'ufage eft
familier dans les emplâtres, Monfieur
Ray (1) fur le rapport de Parkinfon avance que c'eft la refine liquide qui coule du
Sapin mâle appellé Picea, laquelle s'endurcit avec le tems & devient friable &
caffante. Monfieur Lemery (2) apres Pomet (3) foutient que c'eft le Galipot fon-

(1) Hift. pag. 1403.　　page 605.
(2) Traité univerfel　　(3) Hiftoire generale
des drogues fimples　　des drogues pag. 287.

du fur le feu & mêlé avec de la Terebentine groffiere : On l'appelle Poix de
Bourgogne parce que la premiere à été
preparée dans cette Province , mais la
meilleure nous eft apportée de Strafboug.
Cette Poix entre dans la compofition de
plufieurs onguens, on en fait des empla-
tres avec la Cire appellez Ciroënes dont
les pauvres & les gens de la campagne fe
fervent communement, lorfqu'ils fe font
bleffez en portant des fardeaux trop pe-
fants , ou qu'il ont fait quelque effort
dans leur travail ; ils l'appliquent fur les
vertebres des lombes , ou fur les autres
parties fouffrantes. La Poix de Bourgogne
eft refolutive , digeftive , deterfive , & ra-
moliffante ; il eft dangereux de l'appliquer fur une partie lorfqu'il y a difpofition à Erefipele, car elle pouroit augmenter l'inflammation.

J'ay rangé ces drogues dans ce chapitre parce qu'elles font de la nature de la
Terebentine qui eft tres aperitive.

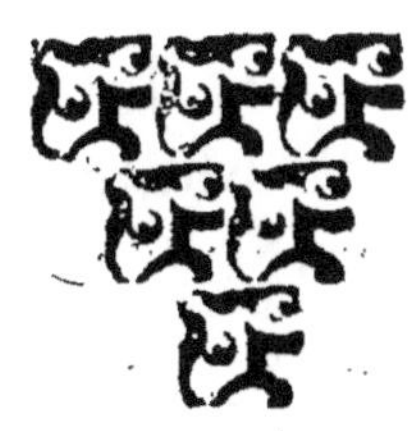

PLANTES VULNERAIRES
APERITIVES QUI
SONT RAPPORTÉES DANS
D'AUTRES CLASSES.

L'Armoife, fes feüilles, & fes fom-mitez entrent dans la compofition de l'eau Vulneraire, elles font aperitives en tifane & en decoction ; voyez la Claffe des Plantes Hifteriques No. 11.

La Verveine eft auffi employée dans cette eau , & cette plante eft reconnuë propre à déboucher les vifceres , & pour les pâles couleurs, le fuc & l'huile ou les fommitez ont infufé gueriffent les bleffu-res. Voyez la Claffe des plantes Ophtal-miques N°. 1v.

La Tanaifie & la plufpart des plantes ameres comme l'Abfinte, la petite Cen-taurée, le Chamaras & la Germandrée font Vulneraires aperitives. Voyez les Claffes des Plantes Stomachiques, Febri-fuges, & celle des Diaphoretiques.

L'Aigremoine & l'Eupatoire d'Avicenne sont tres Vulneraires & aperitives. Voyez la Classe des plantes Hepatiques N°. 1. & N°. 11.

SECONDE CLASSE

DES PLANTES

EMOLLIENTES.

ON remarque affez fouvent dans le cours des maladies une fecherefle & une tanfion dans les fibres de certaines parties, lefquelles font capables de produire des fymptômes très funeftes; foit par l'interception & le fejour des humeurs qui s'epaiffiffent & interrompent la circulation du fang; foit par la retenuë de celles qui devroient être chaffées hors du Corps: Les remedes qu'on employe dans ces circonftances s'appellent Emolliens, parcequ'ils ont la proprieté d'amollir & de relacher les fibres trop tenduës, auffi bien que d'adoucir l'acreté des fucs qui par leur irritation entretiennent & occafionnent cette tenfion; ainfi dans les inflammations ou difpofitions inflammatoires internes ou externes, on fe fert avec fuccez des plantes Emollientes ; comme dans la diffenterie, les coliques bilieufes, venteufes

ou nephritiques ; dans les fievres arden_
tes, la retention d'urine, le gonflement
douloureux du bas ventre &c. on donne
des lavemens avec la decoction des herbes dont nous allons parler, on les applique en fomentation fur les parties fouffrantes & on en fait des cataplafmes tres
utiles. Nous commencerons par celles
qu'on a nommé, preferablement aux autres, les Emollientes qui font au nombre
de cinq dont l'ufage eft auffi ordinaire dans
la Medecine que dans la Chirurgie.

I.

MAUUE.

1 *Malua vulgaris flore majore folio finuato
I. B. Tom. II. pag. 949. Malua filveftris folio finuato C. B. 314. Malua fyveftris major
Tab. ic. 768. Malua erratica 2. vel Malua
equina Brunf.*

2. *Malua vulgaris flore minore, folio rotundo I. B. Tom. II. pag. 949. Malua fylveftris
folio rotundo C. B. 314. Malua fylveftris minor Tab. ic. 769. Malua fylveftris repens pu-
mila Lob. ic. 651.*

3 *Malua rofea five hortenfis I. B. Tom. II.
pag. 951. Malua rofea folio fubrotundo C. B.
351. Malua arborea five hortenfis Tab. ic.
765 Haftula regia Gefn. Hort. cui & Malua*

Romana. Rofe d'Outremer ou Tremier.

LEs deux premieres efpeces de Mauve font tres communes dans les terres graffes & fumées on les employe indifferemment & on cultive la troifiême dans les Jardins & dans les Marais, on fubftituë les feüilles en hyver aux autres, lorfqu'elles ne fe trouvent pas commodement. On n'ordonne gueres de decoction Emolliente & adouciffante fans la Mauve ; fa racine, fes fleurs & fes femences font egalement capables d'humecter , de lacher le ventre , d'appaifer les douleurs , d'adoucir l'acreté des urines , & de prevenir l'inflammation des parties , je n'ay point trouvé de meilleur remede pour foulager un vieillard affligé d'une ardeur d'urine ancienne & habituelle, que l'infufion des fleurs de Mauve à la maniere du Thé, prife tous les jours à la dofe d'une chopine le matin à jeun en deux prifes. On employe la mauve comme la plante fuivante & dans les mêmes compofitions.

II.

GUIMAUVE.

Althæa Diofcoridis & Plinij C. B. 315. *Althæa five Bifmalua I. B. Tom II. pag.* 954.

Althæa ibiscus Dod. 655. Althæa sive Malua-
viscus Ang.

TOutes les parties de cette plante font utiles en Medecine, mais on employe plus ordinairement la racine dans la plufpart des tifanes adouciffantes& pectorales, avec cette precaution de ne la m t- tre que fur la fin fans la laiffer boüillir, de peur qu'elle ne rende la liqueur gluante & pâteufe ; la dofe eft d'une once fur deux pintes d'eau, avec les autres plantes con- venables à la maladie qu'on veut guerir. Dans la nephretique & la retention d'u- rine, on ajoute la racine de nenufar, la graine de lin &c. dans chaque pinte de ti- fane on diffout un gros de criftal mineral, ou de falpêtre raffiné. Dans les maladies du Poulmon, la toux opiniâtre, les maux de gorge, les fievres ardentes & les in- flammations des parties du bas ventre, la tifane de Guimauve eft fort utile, fur- tout lorfqu'elle eft accompagnée de la fai- gnée. On employe les feüilles de cette plante dans les lavemens adouciffans & Emolliens, dans les cataplafmes & fo- mentations, on les ajoute fouvent aux fa- rines refolutives pour les appliquer fur les tumeurs lorfqu'on apprehende une trop promte refolution, & qu'il y a dif- pofition inflammatoire. Les fleurs & les

ſemences de Guimauve s'ordonnent de
même & dans les mêmes maladies , leur
doſe eſt d'une dragme pour une livre
d'eau.

On prepare un ſirop , des Tablettes ou
conſerves & un onguent avec la Guimauve : Le ſirop ſe peut faire ſimplement
avec l'infuſion des racines & des fleurs &
parties égales de ſucre ; celuy qu'on prepare dans les boutiques eſt plus compoſé
car pluſieurs plantes aperitives & bechiques entrent dans ſa compoſition qui le
rendent également propre à pouſſer les
urines & à faire cracher. La doſe eſt d'une
once dans ſix onces d'eau diſtilée ou dans
un verre de tiſane. Les tablettes de Guimauve ſont auſſi ſimples & compoſées ;
les premieres ſe font avec la moëlle ou
pulpe des racines boüillies , & le ſucre
cuit dans l'eau roſe ; à l'égard des tablettes compoſées chacun les fait à ſa maniere, & il y a des gens qui font un ſecret
de leur compoſition ; celle que Monſieur
Lemery decrit (1) eſt des meilleures. La
doſe de ces tablettes ou conſerves eſt d'une
demy dragme ou une dragme au plus qu'on
laiſſe fondre dans ſa bouche pour adoucir l'acreté de la toux , faciliter le crache-

[1] Pharmaco-|page 570.
pée univerſelle

ment , & pour épaiffir les ferofitez qui
écoulent dans la poitrine & piquottent la
gorge : Les tablettes compofées font pre-
ferables aux fimples , la Guimauve ayant
befoin d'être animée par quelqu'autre drogue, c'eft par cette raifon que l'onguent
de Guimauve compofé dans lequel la Terebentine & quelques Gommes font employées eft plus refolutif & plus utile que
celuy qui eft fimple & fans gomme. L'u-
fage de cet onguent eft d'en frotter les
parties affligées par le rhumatifme , la
fciatique & quelque fluxion douloureufe:
cet onguent eft eftimé pour le mal de côté qui accompagne les maladies de la poitrine. On le rend plus penetrant & plus
efficace en y ajoutrant l'efprit de vin cam-
phré , mais ce n'eft que dans le rhumatifme , ou la fciatique & lorfqu'il n'y a ni
fievre ni inflammation à craindre.

La Guimauve entre dans le firop Anti-
nephritique de Charas , dans le looch
fain & dans quantité d'autres preparations refolutives & Emollientes familiaires
dans la Chirurgie.

III.

V IOLIER, Violete.
Viola martia, purpurea flore fimplici odoro

C. B. 199. *Viola martia purpurea I. B. Tom.*
II. pag. 542. Viola nigra seu purpurea Dod.
156.

ON employe ordinairement les feüilles & les fleurs de cette plante ; les
premieres entrent dans la pluspart des decoctions Emollientes & laxatives , dans
les lavemens ordinaires & dans les fomentations adoucissantes : Les fleurs font un
peu purgatives , rafraichissantes & du
nombre des quatre fleurs cordiales ; Poterius asseure qu'un gros de leur poudre
purge bien : On prepare trois sortes de
sirop avec ces fleurs , le simple dont la
couleur est tres belle pourvû qu'on ne le
fasse pas bouillir ; le composé qui est de
l'invention de Mesué dans lequel entrent
les Jujubes , les Sebestes & les semences
de Mauve & de Coing. Ces deux sortes de
sirops font tres propres pour les maladies
de la poitrine causées par des humeurs
acres & salées , ils font incrassans & rafraichissans. Le troisiéme sirop de Violette est le purgatif dans lequel on employe les calices des fleurs & les semences de cette plante qui font plus purgatives que les fleurs mondées ; Monsieur
Lemeri [1] en a donné la description &

____

[1] Pharmac. universelle pag. 198.

Monsieur Tournefort [2] croit qu'on pourroit y ajoûter les racines.

Etmuller rapporte que Timæus prepraroit une excellente conserve laxative avec les fleurs de Violete, en donnant à la Manne la consistence de conserve après l'avoir fondue dans leur suc, cette preparation est utile à ceux qui ont le ventre paresseux; la dose est d'une demye once ou environ. Les semences de Violette sont purgatives on s'en sert dans la colique Nephritique, la retention d'urine & les autres maladies ou il n'est permis de purger qu'en adoucissant; on en pile une once ou une once & demye dans un mortier on les delaye peu a peu avec six onces d'eau de chientdent, on passe ensuite la liqueur & on y ajoûte une once de sirop violat.

IV.

MERCURIALE, Foirole.

1 *Mercurialis testiculata sive mas Diosc. & Plinij C. B.* 121. *Mercurialis mas Dod.* 658. *I, B. Tom. II. pag.* 977. *Phyllon arrhegonon Theoph. Cord.* Mercuriale mâle.

Mercurialis spicata sive femina Diosc. & Plinij C. B. 121. *Mercurialis femina Dod.*

[2] Hist. des environs de Paris page 171.

658. *I. B. Tom. II. pag. 977. Phyllon Theli-gonon Theopis. Cord.* Mercuriale femelle.

ON employe indifferemment ces deux efpeces qui fe trouvent commune-ment dans les Jardins ; leur ufage ordinai-re eft d'entrer dans les decoctions emol-lientes & laxatives fur tout dans les la-vemens qu'on ordonne aux femmes en couche & dans les fuppreffions des re-gles : on prepare un miel avec le fuc des feuilles de Mercuriale qu'on ordonne à deux onces dans les mêmes maladies. Nos Anciens conviennent que cette plante eft purgative ; on en prepare un firop fimple & compofé, le firop fimple s'ordonne à une ou deux onces pour lâcher le ventre, pour pouffer les urines & les Vuidanges. Celuy qui eft compofé s'appelle firop de longue vie ou de Gentiane que l'on prepa-re differemment les uns y ajoutent le fuc de la racine de flambe & les autres n'y en mettent point. La compofition de Mon-fieur Tournefort me paroift affez bonne, j'en ay fait preparer de cette maniere dont je me fuis bien trouvé pour tenir le ven-tre libre, purifier le fang, fortifier l'efto-mac & faciliter la digeftion ; pour diffiper certaine bouffiffure qui menace d'hydro-pifie, pour preferver de la fciatique & du rhumatifme. En voicy la preparation.

Prenez six livres de miel blanc, quatre
livres de suc de Mercuriale, une livre de
suc de Bourache, mêlez le tout dans une
bassine sur le feu & les passez par la chaus-
se sans le faire bouillir, ajoûtez y ensuite
trois demy septiers de vin blanc dans le
quel on aura fait infuser pendant 24.
heures deux onces de racine de Gentiane
coupée menu, mettez le mélange sur le
feu, & remuez bien les sucs avec le vin &
la Gentiane, passez ensuite sans faire bouillir, puis faites cuire ce que vous aurez passé en consistence de sirop que vous garde-
re pour le besoin ; la dose est d'une ou
deux cuillerées â jeun qu'on delaye dans
un verre d'eau tiede, & on ne mange que
deux heures apres.

La Mercuriale entre dans le lenitif, dans le
Catholicon & dans quelques autres compositions. Quelques uns en font boüillir
une poignée dans un boüillon de veau
qu'ils prennent à jeun pour lâcher le ventre.

V.

PARIETAIRE.

*Parietaria Officinarum & Dioscoridis C,
B. 121. Parietaria I. B. Tom. II. pag. 976.
Dod 102. Helxine , Vrceolaris , Perdicium
Cesalp. 169. Vitriola Adu. Lob. 98.*

CEtte plante eſt employée ordinaire-ment dans les decoctions Emollien-tes , & dans les demy bains qu'on ordon-ne dans la nephritique, elle eſt egalement aperitive , Emolliente, & reſolutive , on l'appliquoit du tems de Dioſcoride ſur les parties ou la goutte ſe faiſoit ſentir ; on en ordonnoit le ſuc dans la vieille toux, on en preparoit un gargariſme pour les maux de gorge , & on l'injectoit dans l'oreille pour appaiſer la douleur de ces parties. Ceſalpin , Tragus, Dodonée & la pluſpart des Auteurs conviennent que la Parietai-re eſt tres utile dans la ſupreſſion d'urine, & dans la gravelle ; on en fait prendre l'eau diſtilée à la doſe de trois onces avec autant d'eau de lys, une once d'huile d'a-mandes douces & autant de ſirop de li-mon pour la colique nephritique ; ce remede m'à ſouvent reuſſi : on applique la parietaire bouillie en cataplaſme ſur la re-gion de la veſſie , & ſur le bas ventre pour diſſiper les obſtructions des viſceres & faciliter le cours des liqueurs.

Les ſommitez de la Parietaire entrent dans la compoſition du ſirop de Guimau-ve de Fernel.

VI.

SENEÇON.

Seneçio minor vulgaris C. B. 131. Senecio vulgaris sive Erigeron I. B. Tom. II. pag. 1041 Lob. ic. 225. Verbena famina Brunf. Senecio sive Herbulum Tragi 285.

CEtte plante est Emolliente, adoucissante & resolutive, on l'employe dans la d coction ordinaire des lavemens, & dans les cataplasmes propres à avancer la suppuration des tumeurs. On fait boüillir le seneçon dans du lait pour l'appliquer sur les hemorroides, sur les mamelles dans lesquelles le lait est grumelé & sur les parties affligées de goutte; ou bien on le fait frire avec le beurre frais. Monsieur Tournefort [1] asseure que deux onces de suc de Seneçon font mourir les vers & appaisent la colique.

VII.

POIRE'E, Bete.

1 Beta alba vel pallescens qua Cicla Officinarum C. B. 118. Beta candida I. B. Tom. II.

[1] Hist des plan- de Paris page 301.
tes des environs

pag. 961. Dod. 620. Trag. 706.

2 *Beta rubra radice rapa C. B.* 118. *Beta radice rubra craffa I. B. Tom. II. pag.* 961. *Beta rubra Romana Dod.* 620. *Rapum rubrum fativum Fuchf.* Bette rave.

TOut le monde fçait l'ufage de la Poirée dans la cuifine & qu'on en mêle les feuilles avec celles de l'ozeille dans le potage, pour adoucir l'acide de cette derniere. On fe fert auffi de ces feüilles dans la Medecine, elles font Emollientes adouciffantes & legerement laxatives ; ainfi on les employe dans les decoctions ordinaires. On les applique exterieurement fur la peau, lorfqu'elle a été enlevée par quelque veficatoire ou remede cauftique, on les met auffi fur les petits ulceres de la galle, elles entretiennent avec douceur l'écoulement des humeurs qu'on veut faire fortir par les glandes de la peau: On fait afpirer par le nez le fuc de la Poirée blanche, pour detremper & pour diffoudre la pituite qui s'y eft épaiffie & qui en bouche les conduits, ou bien on y introduit un morceau du pedicule de la feüille coupé pour cet effet. Ces pedicules font appellez Cardes lorfqu'elles font parvenuës à une certaine grandeur, on les aprête dans la cuifine comme un aliment utile & agreable.

Les racines de la Bete-rave cuites au
four fourniſſent un mets fort uſité,

VIII.

ARROCHE, Belle-Dame, Bonne-
Dame, Follette.

1 *Atriplex hortenſis alba ſive pallide virens*
C. B. 119. *Atriplex hortenſis* I. B. Tom. II.
pag. 970. Atriplex ſativa alba Lob. ic. 253.

2 *Atriplex hortenſis rubra* C. B. 119. *Atriplex ſativa altera folio & flore purpurea, li-
vens Lob. ic. 253.*

ON ſubſtituë dans la cuiſine auſſi bien
que dans la Medecine les feuilles de
ces deux eſpeces aux feüilles de la Poirée,
ſoit pour le potage, ſoit pour les decoctions Emollientes, rafraichiſſantes & laxatives.

IX.

EPINARS.

Lapathum hortenſe ſeu ſpinacia ſemine ſpinoſo,
C. B. 114. *Spinacia mas* I. B. Tom. II. *pag.*
963. *Spinacia vulgaris capſula ſeminis aculeata Inſt. 534. Olus Hiſpanicum Spinacia vulgaris Tragi 325.*

CEtte plante est d'un usage plus familier comme aliment que comme remede , elle est cependant tres utile dans
les maladies ou il faut amolir & lâcher le
ventre ; & adouc r la toux & les acrétez
de la poitrine au rapport de Constantin ;
Tragus aioute que le suc des Epinars &
leur eau distilée appaisent la chaleur des
entrailles , les ardeurs d'un estomac irrité
par une bile enflammée ; & qu'il procurent la generation du lait. On peut se servir avec succez des Epinars dans les decoctions & cataplasmes Emolliens & les
substituer aux plantes precedentes lorfqu'on les a plus commodement.

X.

BON Henry.
Lapathum unctuosum folio triangulo C. B. 115
Bonus henricus I. B. Tom. II. pag. 965. Tota
Bona Dod. 651. Chenopodium folio triangulo
Inst. 506. Rumex unctuosus Trag. 319. Spina-
cia sylvestris Math.

ON peut substituer cette plante à l'E-
pinars, auquel elle ressemble par la
figure exterieure ; & par les facultez ,
étant également Emolliente & laxative.
Dodonée asseure qu'on l'applique utilement

ment sur les playes nouvelles en cataplafme, apres avoir coupé & écrafé les feüilles, ce remede reunit la playe & la conduit à une prompte cicatrice : Le même
Auteur ajoute que cette plante eft auffi
propre à netoyer les ulceres & les playes
ou la vermine commence à s'engendrer,
qu'elle a la proprieté de detruire ; ainfi
on peut la regarder comme Vulneraire
& deterfiue.

XI.

ACANTE ou Branc urfine.
*Acanthus fativus vel mollis vergilii C. B.
Carduus acanthus five Branca urfina I.B.Tom.
III. pag. 75. Acanthus fativus Dod. 719.*

ON employe ordinairement fes feüilles en decoction comme celles de
Mauve, pour les lavemens & les fomentations Emollientes ; Diofcoride recommande cette plante pour pouffer les urines, & moderer les cours de ventre, on
l'applique auffi utilement fur les parties
brulées, & fur les membres difloquez.
Dodonée ajoute que fa racine approche
des vertus de celles de la grande Confoude, & qu'on peut s'en fervir également
dans le crachement de fang, la Pulmonie,
& les bleffures internes caufées par quel-

que chûte , ou par des coups violens.

XII.

Berce, fauſſe Branc urſine.
Sphondilium vulgare , hirſutum C. B. 157.
Sphondilium quibuſdam , ſive Branca urſina
Germanica I. B. Tom. III. Part. 2. *pag.* 160.
Sphondilium Dod. 307. *Acanthus vulgaris*
ſive Germanica Fuchſ.

ON ſubſtituë les feüilles de cette
plante à la precedente & on l'employe de la même maniere ; ſa racine &
ſes ſemences ont d'autres proprietez ſuivant le rapport de Dioſcoride & de Galien qui leur attribuent les mêmes qualité qu'aux eſpeces de Panais & à quelques
autres plantes umbelliferes , ſçavoir d'ê-
tre inciſives & aperitives , propres aux
maladies du foye , & à l'Epilepſie , aux
ſuffocatiõs de matrice& aux maladies du
cerveau ; il faut appliquer en fomentation
la ſemence concaſſée, & mêlée avec l'huile
en conſiſtence de cataplaſme. Tabernamontanus aſſeure que la decoction des
feüilles ou de la racine de la Berce eſt
laxative & qu'elle ſoulage les perſonnes
ſujettes aux vapeurs.

XIII.

BOuillon blanc , Moléne , Bon homme.

1 *Verbascum mas , latifolium luteum C. B.* 239. *Verbascum vulgare flore luteo , magno , folio maximo I. B. Tom. III. App. pag.* 871. *Verbascum latius Dod.* 143. *Verbascum mas & Candela Regia Lob. obf.* 303. *Thapfus Barbatus Ger. & Offic. Verbascum aut Phlomos vulgaris mas Diofc. Lob. ic.* 561.

2 *Verbascum femina flore luteo magno C. B.* 239. *Verbascum maximum meridionalium , odoratum luteum I. B. Tom. III. App. pag.* 871. *Verbascum maximum album femina , flore fubpallido Lob. ic.* 561.

ON employe indifferemment les feuilles de ces deux efpeces qui ne font pas fort differentes , leur ufage eft commun dans les decoctions adouciffantes , elles font auffi Vulneraires aftringentes , appliquées fur les playes reçentes apres les avoir écrafé ou pilé & mêlé avec un peu d'huile d'olive en maniere d'onguent , je m'en fuis fervi heureufement à la campagne à l'exemple des Payfans. Dans la Diffenterie , le Tenefme , la colique , les tenfions douloureufes & inflammatoires du bas ventre , la decoction de Boüillon

blanc est tres utile, & d'un usage tres commun ; on la prend même interieurement
& en maniere de tisane , mais alors on
employe plustôt les fleurs qu'on jette par
pincées dans la tisane lorsqu'on est prest à
la tirer du feu ; ces fleurs sont Bechiques
& pectorales , propres à adoucir les acre-
tez du sang & les demangeaisons de la
peau, & pour les hemorroides internes &
externes. Je me suis bien trouvé dans cette derniere maladie de la decoction des
feüilles de Boüillon blanc & de Guimauve dans le lait, soit en appliquant les herbes sur les hemorroides étant sur un bassin
à demy plein de cette decoction, soit en
reçevant simplement la fumée assis sur
une chaise percée ce qui est plus commode. J'ay fait percer & suppurer doucement
des clouds & des petits abcés qui étoient
survenus autour du fondement de quelques personnes sujettes aux hemorroides,
par le secours de semblables fumigations,
qui les ont preservé de la fistule dont ils
étoient menacez.

Tragus & Mathiole disent que l'eau distilée des fleurs de Boüillon blanc est tres
bonne pour la brulure, pour la goutte,
pour l'eresipele& pour les autres maladies
de la peau , ce dernier Auteur ordonnoit pour les hemorroïdes un cataplasme
fait avec les feüilles de nôtre plante &

s celles de Poireau malaxées & pilées avec
l la mie de pain & quelques jaunes d'œufs.

XIV.

LI s.

Lilium album flore erecto & vulgare C. B.
76. Lilium album vulgare I. B. Tom. II. pag.
685. Lilium candidum Dod. 197. Ambrofia
five Lilium album Nicandri Ang.

IL y a peu de cataplaſmes emolliens &
reſolutifs dans leſquelles on n'employe
la racine ou l'oignon de Lis , cuit ſous la
cendre , ou dans l'eau , & écraſé avec les
autres herbes pour en former une moelle
ou pulpe. Le Lis avance la ſuppuration des
tumeurs; adoucit l'inflammation appliqué
exterieurement & interieurement. On prepare une huile & une eau diſtilée avec ſes
fleurs & quelquefois avec la racine ; l'eau
diſtilée s'ordonne comme les autres depuis quatre juſqu'à ſix onces dans lesjuleps
& potions anodines , ſoit pour appaiſer
les douleurs de la nephritique , ſoit pour
les trenchées des accouchées , & de ceux
qui ont la colique ou la Diſſenterie. Lhui-
le de Lis eſt ſimple ou compoſée , la premiere eſt plus en uſage pour les maladies
de la peau , pour les tumeurs , & pour
les fluxions de la tête , & des oreilles.

Aaa iij

L'huile qui est composée de l'invention de Mesué est remplie d'Aromates, elle est beaucoup moins en usage que l'autre & moins adoucissante.

XV.

LIN.

Linum sativum C. B. 214. Linum I. B. Tom. III. pag. 450. Linum sativum vulgare cæruleum Lob. ic. 412.

LA seule semence de cette plante est d'usage, on la fait bouillir dans l'eau pour les decoctions Emollientes & adoucissantes, qu'on ordonne dans les cours de ventre, & dans la Dissenterie, la colique, &c. Dans la nephritique & la retention d'urine l'eau de Lin est excellente; on jette dans une pinte d'eau bouillante demye once de graine de Lin enveloppée dans un linge fin & on la laisse infuser simplement sans la faire bouillir, parce qu'elle feroit un mucilage & une liqueur gluante. La farine de cette semence est employée avec les autres dans les cataplasmes resolutifs & Emollients. L'huile qu'on tire par expression est aussi resolutive & capable d'avancer la suppuration.

XVI.

LINAIRE, ou Lin sauvage,
Linaria vulgaris lutea flore majore C. B. 212.
Linaria lutea vulgaris I. B. Tom. III. pag.
456. Linaria prior Dod. 183. Osyris Math·
Fuchs. Osyris major Tab. ic. 826.

LA Linaire est fort adoucissante & resolutive, on en prepare un onguent
tres utile dans les hemorroïdes ; on fait
boüillir les feüilles dans l'huile ou l'on a
fait infuser des escarbots , ou des cloportes ; on passe l'huile par un linge , &
l'on y ajoute un jaune d'œuf durci , & autant de cire neuve qu'il en faut pour luy
donner la consistence d'onguent. D'autres font boüillir la Linaire dans du sein-
doux jusques à cequ'il soit d'un beau verd
& y ajoutent un jaune d'œuf lorsqu'ils veulent s'en servir. Il y en a qui remplissent
des sachets de Camomille & de Linaire
sêches , ils les font boüillir dans du lait
& les appliquent sur les hemorroïdes. Cesalpin l'estime pour le Cancer & pour l'e-
resipele ; Tragus pour les fistules , & il
ajoute que cette plante est aperitive, propre pour la jaunisse , les obstructions du
foye, & la retention d'urine : On en peut
appliquer des fomentations sur la region

de la veſſie avec ſuccez pour cette derniere maladie.

XVII.

OLIVIER.

1 *Olea fructu maximo Inſt. 569. Oliva maxima Hiſpanica C. B. 472. Oliva craſſior circa Hiſpalim naſcens Cluſ. Hiſt. 25. Oliuæ ſuperbæ nucis fere magnitudine Ceſalp. 73.* Olives d'Eſpagne.

2 *Olea fructu oblongo minori Inſt. 599. Oliva minores & genuenſes & ex Provincia C. B. 472. Oliva minor oblonga Bot Monſp. & Hort. Reg. Monſp.* Olive Picholine.

J'Ay cru devoir placer dans cette Claſſe l'arbre qui fournit des fruits dont on tire par expreſſion une huile qui eſt émolliente, reſolutive, adouciſſante, & d'un uſage auſſi commun dans la pharmacie, qu'elle eſt utile dans la cuiſine, ſoit pour aſſaiſoner les ſalades, ſoit pour apprêter le poiſſon & quantité d'autres alimens. Les Olives dont on tire la meilleure huile & la plus douce par ſa ſaveur, & par ſon odeur ſont les Picholines qu'on cultive dans la Provence, l'Italie & les Pays chauds; il faut qu'elles ſoient dans leurs parfaite maturité pour donner de l'huile, & qu'elles ſoient noires; avant cela

leur suc est trop gluant. L'huile qui sort la
premiere est appellée huile vierge , elle
est preferable aux autres pour les alimens
& pour les remedes : Elle adoucit les tranchées de la colique , & les douleurs du
Tenesme, & de la Dissenterie , soit qu'on
la donne par la bouche à une ou deux
cuillerées ; soit qu'on la mêle avec les
decoctions Emollientes en lavement , ou
dans de l'eau seule à la dose de deux ou
trois onces. L'huile qu'on employe si
communement dans les emplâtres & dans
les onguents, est la plus vieille & par consequent la plus resolutive.

Plusieurs personnes mangent à jeun des
roties à l'huile pour avoir le ventre libre,
d'autres en avallent une ou deux cuillerées dans un verre d'eau tiede pour se
faire vomir. On sçait que l'huile & le vin
battus ensemble font un Baume propre
pour la brulure c'est ce qu'on appelle Baume de l'Evangile ou du Samaritain. Le
Marc ou la lie d'huile d'olive appellée
Amurca est un bon remede pour le rhumatisme & la sciatique ; pour la rendre plus
penetrante on y ajoute un peu d'eau de
vie, ou d'esprit de vin. Schroder assure
qu'en Vvestphalie on fait avaller une si
forte dose d'huile d'olive avec de la bierre à ceux qui ont été blessez , que la su-

eur que ce remede excite à l'odeur de l'huile qu'ils ont pris.

L'huile Omphacine recommandée par
les Anciens pour les hemorragies, se ti-
roit selon eux des olives vertes ; quoy qu'il
y ait des Auteurs qui pretendent qu'elle
étoit naturelle, il est certain que les
olives vertes ne fournissent qu'un suc visqueux & gluant, parceque leurs principes sulfureux ne sont développez que dans
leur parfaite maturité, ainsi il paroist
plus probable que cette huile omphacine
étoit artificielle c'est-à-dire une infusion
de drogues astringentes dans l'huile d'o-
live ordinaire.

Je ne parlerai point icy de la maniere de
confire les olives vertes comme on nous
les envoye de Provence & d'Espagne, ce
qui regarde plustost les Alimens que les remedes ; ainsi le lecteur peut consulter la
dessus le traité des alimens de Monsieur
Lemery le fils dont il aura lieu d'estre satis-
fait.

XVIII.

P EUPLIER.

1 *Populus nigra* C. B. 429, *Dod.* 836. *Po-*
pulus nigra sive aigyros I. B. *Tom.* I. *pag.* 155.
Peuplier noir.

2 *Populus alba majoribus foliis* C. B. 429.
Populus alba leuche I. B. *Tom.* I. *pag.* 161.

Populus alba Dod. 835. Peuplier blanc.

LEs boutons du Peuplier noir qu'on ceüille daas le Printems donnent le nom à l'onguent *Populeum* qni est fort adoucissant; Tragus y ajoute la racine de Coulevrée & les sommitez de Ronce : On s'en sert avec succez dans l'inflammation des hemorroïdes , surtout en y ajoutant l'Opium. La teinture des boutons du Peuplier noir , tirée avec l'esprit de vin est excellente pour les vieux cours de ventre , & pour les ulceres interieurs ; la dose est d'un demy gros , ou d'un gros pris soir & matin dans une cuillerée de boüillon chaud.

Le Peuplier blanc n'est pas d'un usage si familier que le noir , cependant son écorce & ses feüilles en decoction passent pour Emollientes & adoucissantes.

XIX.

HOux.
Aquifolium sive Agrifolium vulgo I. B. Tom. I. pag. 114. Aquifolium Dod. 658. Ilex aculeata , baccifera , folio sinuato C. B. 425.

LEs racines , l'ecorce & les bayes de cet arbre sont utiles, la decoction des premieres est fort Emollienre & resolu-

tive au rapport de Mathiole ; Dodonée
assure que dix ou douze de ses bayes avallées guerissent la colique & Monsieur Rai
(1) dit qu'il a connu' une Dame qui apres
avoir inutilement essayé plusieurs réme-
des , fut enfin guerie en buvant du lait &
de la biere dans lesquels on avoit fait
boüillir les pointes des feüilles de Houx.
Tout le monde sçait qu'ou fait de là glu
avec l'écorce de cet arbre qu'on laisse
pourir dans l'eau pendant un certain tems,
on la pilé ensuite & on la laue pour en
faire de la glu : le même Auteur rapporte la maniere de la preparer en Angleterre , on peut le consulter ; aussi bien que
Ruel (1) qui attribue beaucoup de proprietez à cette drogue , entr'autres celle
d'amollir , de resoudre , '& de conduire
à suppuration les tumeurs , les Parotides ,
& ies depots d'humeurs qui doivent ab-
ceder ; il en ordonne un cataplasme fait
avec paities égales de Resine & de cire.

(1) Hist. 1623   (2) De natura stirpium pag. 348.

PLANTES EMOLLIENTES

QUI SONT RAPPORTE'ES

DANS D'AUTRES CLASSES.

LA pluspart des Plantes de la Claſſe ſuivante ſont Emollientes, & reciproquement pluſieur plantes émollientes ſont reſolutives, entr'autres les quatre farines qu'on employe dans les cataplaſmes Emolliens. Les ſemences de Fenugrec, & celle dont on fait du pain comme la farine de froment, de Blé ſarraſin, de Blé de Turquie. Voyez cy apres la Claſſe des Plantes Reſolutives.

La Ciguë amortie ſur une pêle chaude ou dans une terrine, & appliquée ſur les tumeurs, eſt Emolliente & reſolutive, on l'employe avec ſuccez dans le gonflement de rate. Voyez la Claſſe des Plantes Aſſoupiſſantes N°. III.

Preſque toutes les plantes Anodines & Narcotiques ont la vertu de ramollir, étant appliquées exterieurement en cataplaſme, ſur tout la Morelle, la Juſquiame, la Mandragore. Voyez cy apres la même Claſſe.

Entre les plantes rafraichiſſantes & incraſſantes , la plus grande partie ont la proprieté d'amollir les tumeurs ſur tout celles ou il y a diſpoſition inflammatoire, pourveu qu'on les tempere , & qu'on les mêle avec les Emollientes & reſolutives, autrement on feroit une trop ſubite repercuſſion. Les ſemences froides s'ordonnent en émulſion qu'on donne dans les tenſions douloureuſes des inteſtins , dans les coliques &c. Dans les lavemens émolliens & laxatifs , on ſe ſert avec ſuccez de la laituë, du Pourpier, de l'Endive, du Nenufar. Voyez cy apres la Claſſe des Plantes rafraichiſſantes.

La Camomille & le Melilot s'employent utilement dans les decoctions & dans les cataplaſmes émolliens , on choiſit ſur-tout leurs fleurs qu'on mêle en poudre avec les autres ingrediens. Voyez la Claſſe des Plantes Carminatives Nᶜ. x. & XI.

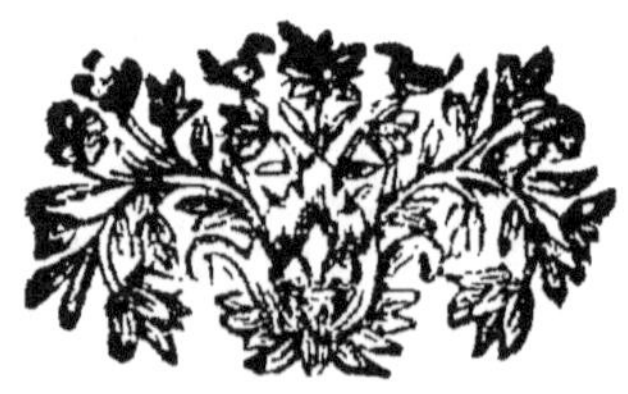

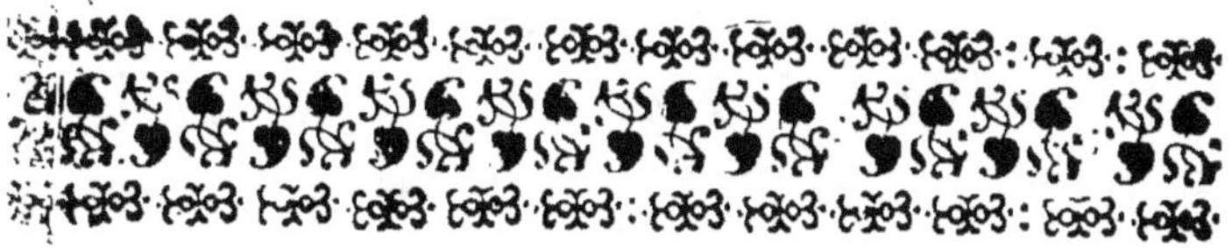

TROISIEME CLASSE

DES

PLANTES RESOLUTIVES.

CE n'est pas souvent assez d'amollir &
de relâcher les fibres trop tenduës &
de retablir leur souplesse pour les rendre
plus propres à hâter le cours des humeurs
lorsqu'il est rallenti ; ces humeurs sont
quelquefois parvenues à un tel point d'é-
paississement & de coagulation qu'elles
eludent l'impression du ressort des parties
solides , si on ne trouve le moyen de les
resoudre & de retablir leur fluidité naturelle, les remedes qui produisent cet effet s'appellent Resolutifs & s'appliquent
ordinairement à l'exterieur en cataplasme
& en fomentation ; on y joint les Plantes
Emollientes lorsqu'il y a disposition inflammatoire , & quelquefois les Rafraichissantes , lorsqu'il faut resoudre insensiblement & avec mesure. Si au contraire
il faut diviser & dissoudre des matieres
dures & schirreuses, & les disposer à sup-

puration ou à resolution, on anime les farines Resolutives avec les poudres de Camomille & de Melilot, on y ajoute les semences de Cumin, d'Aneth, les sommitez d'Absinte & de quelques plantes aromatiques : on employe même quelque fois les Emplâtres fondants dans lesquels entrent les Gommes &c. Ces remedes sont d'un usage tres familier dans la Chirurgie, comme étant propres dans la pluspart des maladies externes.

Nous avons dit cy devant que plusieurs Plantes Resolutives étoient Emollientes, c'est que ces plantes en divisant le sang & les matieres extravasées dans les porositez des chairs, ramolissent en même tems les fibres dont la tension extraordinaire cause des douleurs insupportables.

Nous commencerons cette Classe par les farines resolutives ordinaires, nous parlerons ensuite des semences qu'on peut leur substituer, & nous finirons par les autres plantes resolutives.

I.

ORGE.

1 *Hordeum polystichon hybernum C. B. 22. Hordeum Polystichon I. B. Tom. II. pag. 329. Hordeum majus Tragi 638. Hordeum polystichum hybernum majus Tab. ic. 274.*

2 *Hordeum polystichum, vernum C. B. 22.*

*Hordeum hexasticum, pulchrum I. B. Tom.
III. pag.* 329. *Hordeum polystichum æstinum
Tab. ic.* 275.

ON employe indiferemment les semences de ces deux especes ; rien
n'est plus commun que l'usage de l'orge
dans les tisanes ordinaires , on en met une
poignée dans trois pintes d'eau , on le fait
d'abord jetter un boüillon dans une pinte
seulement , qu'on rejette ensuite comme
inutile & même nuisible , parce qu'elle
est trop acre ; cet Orge ainsi lavé sert à la
tisane , on le fait boüillir avec du chient-
dent , avec les autres racines dont on veut
se servir , il ne faut pas attendre qu'il
soit crevé pour retirer la tisane du feu ,
mais qu'il soit seulement gonflé ; alors la
liqueur est rafraichissante , nourissante , é-
molliente , & legerement aperitive : Elle
est aussi un peu detersive & sert à délayer
les remedes qu'on ordonne pour les gargarismes dans les maladies de la gorge.

L'Orge mondé , c'est a dire dépouillé de
son écorce , est d'un usage tres ordinaire ,
on le fait boüillir comme le precedent ,
mais sans y joindre d'autres drogues ; car
il fournit seul une liqueur assez chargée ,
d'un blanc jaunâtre , & d'une qualité
plus nourrissante & plus adoucissante que

Bbb

que la premiere. On met une* cuillerée
d'Orge mondé dans une pinte ou deux liv.
d'eau qu'on fait boüillir jufqu'à la diminution d'une fixiéme partie, & on a foin
d'en feparer l'écume : On fait prendre une
chopine ou environ de cette liqueur chaude comme un boüillon ordinaire, apres
y avoir diffout demy-once de fucre : On
y méle quelque fois parties égales de lait
pour rendre ce boüillon plus nourriffant,
& on a foin de l'écrêmer à plufieurs reprifes lorfqu'il eft fur le feu, afin qu'il
charge moins l'eftomac, & n'y laiffe pas
tant de craffe.

Cette boiffon eft utile aux perfonnes
dont la poitrine eft delicate ou échauffée,
dans la toux opiniâtre, dans les rhumes
inveterez ; & lorfqu'on à intention de
temperer & rafraichir les entrailles. On
s'en fert auffi pour les emulfions rafraichiffantes en y délayant les femences froides pilées, comme nous dirons cy apres
dans la derniere Claffe.

Tout le monde fçait qu'on fait un pain
affez nouriffant avec l'Orge, auffi bien
qu'une boiffon tres agreable qu'on appelle Bierre.

J'ay placé cette femence dans la Claffe
des Plantes refolutives plutoft que dans
celle des rafraichiffantes, parce que fa

farine est une des quatre qu'on employe dans les cataplasmes resolutifs.

II.

SEGLE.

Secale hybernum vel majus C. B. 23. Secale I. B. Tom. II. pag. 416. Rogga sive secale Dod. 499. Siligo Brunf. Farrago Ruel 416. Olyra Cord. Tipha cerealis & Tipha Theop. Portæ.

LA farine de Ségle est une de celles qu'on substituë aux quatre resolutives qu'on employe ordinairement, ayant à peu pres la même vertu que celle de l'orge, étant assez emolliente & Resolutive; le pain qu'on en prepare est plus leger que celuy de Froment & d'Orge, 'il est même un peu laxatif & convient aux personnes qui ont le ventre paresseux. Il y a des gens qui font rotir le Ségle comme on fait le Caffé & s'en servent de la même maniere apres l'avoir reduit en poudre; cette boisson les échauffe moins, mais elle n'à n'y les qualitez n'y l'agrément du Caffé.

III.

Bᴌᴇ', Froment.

Triticum hybernum aristis carens C. B. 21.
Triticum vulgare glumas triturando deponens.
I. B. Tom. II. pag. 407. Siligo spica mutica.
Lob. ic. 25.

Pᴇʀꜰᴏɴɴᴇ n'ignore l'usage ordinaire du Blé, qui fournit une nouriture aussi utile qu'elle est agréable ; sa farine, & la mie de Pain qu'on en prepare, l'écorce de sa semence ecrasée qu'on appelle son, en latin *Furfur*, & l'amidon sont employez tous les jours dans la Medecine. La farine de Froment s'employe comme les autres dans les cataplasmes resolutifs, la mie de pain est plus émolliente & plus adoucissante ; elle donne le nom au cataplasme *de mica Panis* qu'on fait simplement avec le lait, la mie de pain, & les jaunes d'œufs, & qu'on employe pour appaiser la douleur & l'inflammation des tumeurs ; pour rendre ce cataplasme plus resolutif, on y ajoute le Saffran en poudre & l'huile rosat, ce remede est anodin & fort usité.

Le son n'est pas d'un usage moins familier, tout le monde sçait que sa decocti-

…on dans l'eau comune fournit un lavement
adouciſſant, émollient & legerement deterſif ; on l'ordonne ordinairement avec
la graine de lin dans les cours de ventre
& la diſſenterie. On fait auſſi une tiſane
propre pour les rhumes inveterez, & la
toux opiniâtre, avec le ſon le plus net ;
on en fait bouillir une cuillerée dans une
pinte d'eau qu'on fait écumer, on le retire
enſuite, & apres l'avoir laiſſé repoſer on
le verſe par inclination, & on y fait fondre une once de ſucre ; on boit cette tiſane un peu chaude : Le ſon eſt auſſi reſolutif qu'émollient, on le fait boüillir
dans la biere ou dans l'urine & on en fait
des cataplaſmes pour appaiſer les douleurs
de la goutte, & pour reſoudre les tumeurs
des jointures.

L'Amidon eſt employé dans pluſieurs
compoſitions pectorales & rafraichiſſantes entr'autres dans la poudre Diatragacant froide.

IV,

BLE' noir, ou Sarraſin.

*Eriſinum Theophraſti, folio hederaceo C. B.
27. Lob. ic. 63. Fagotriticum I. B. Tom. II.
pag. 993. Fagopyrum vulgare erectum Inſt.
511. Raij Hiſt. 182. Ocymum veterum Trag.*

648. *Ocymum cereale Clus. Pan. Tab. ic.*
276. cui & Tragopyrum.

ON fçait que cette efpece de Blé fe
cultive dans plufieurs endrois pour
nourrir les gens de la campagne, fa femence eft noire & triangulaire, femblable à celle du Hêtre en latin *Fagus* d'où
vient le nom de *Fagopyrum* ; la farine en
eft blanche, on la mêle avec celle de Ségle pour la rendre plus nourriffante ; on
peut fubftituer cette farine aux precedentes dans les cataplafmes refolutifs &
émolliens. Tragus affeure que cette forte de Blé infufée dans le vin convient
aux perfonnes bilieufes, dans la difficulté
d'uriner, & dans l'enflure.

V

BLE' de Turquie.

Frumentum Indicum Mays dictum C. B.
25. Triticum Indicum I. B. Tom. II. pag.
453. Mays granis aureis Inft. 531. Frumen-
tum Turcicum Dod. 509. Milium Indicum
maximum Mays dictum, feu frumentum In-
dicum, Park. Raij Hift 1249.

CEtte plante se cultive en Asie , en
Afrique , & dans quelques endrois
de l'Amerique pour la nouriture des peuples , le pain qu'on prepare avec cette
sorte de Blé ne convient qu'à des estomacs
vigoureux & acoutumez à cet aliment ,
sa farine peut être employée comme les
precedentes & dans les mêmes cas.

VI.

AVOINE.

1 *Avena nigra C. B. 23. I. B. Tom. II.
pag. 432. Avena sylvestris , nigra , tenuior
que Casalp.*

2 *Avena vulgaris seu alba C. B. 23. Avena
alba I. B. Tom. II. pag. 432. Avena Dod.
511.*

LA semence de cette plante n'est pas
seulement la nouriture des Chevaux
elle est encore fort utile aux hommes , &
les peuples du Nort qui n'ont pas les
autres especes de Froment ne laissent pas
de s'en nourir & d'en faire du pain qui
n'est pas mauvais : En Europe même on
l'employe de cette maniere dans les années de famine & lorsque les autres grains
manquent.

On se sert de l'Avoine en Medecine interieurement & exterieurement ; on la dépoüille de sa bâle & de son écorce dans un moulin fait exprés & on en prepare ce qu'on appelle Gruau , dont on fait une boisson pectorale , adoucissante , legerement aperitive , propre aux personnes échauffées , & maigries par de longues maladies ; & on la prepare comme l'Orge mondé dont nous avons parlé cy dessus. On fait aussi avec le Gruau & le lait une sorte de boüillie , qui fournit un aliment tres utile & plus leger que le Ris , & que l'Orge mondé. On fricasse l'Avoine avec le vinaigre qu'on applique chaudement entre deux linges dans la Pleuresie & dans la douleur de côté.

La farine d'Avoine s'employe aussi dans les cataplasmes resolutifs & Emolliens.

VII.

Feue , haricot.

1 *Faba flore candido lituris nigris conspicuo C. B. 338. Faba cyamos I. B. Tom. II. pag. 278. Faba major recentiorum Lob. ic. 57. Bona sive Phaselus major Dod. 513.* Féve de Marest.

2 *Phaseolus vulgaris Lob. ic. 59. Smilax hortensis sive Phaseolus major C. B. 339. Smilax hortensis*

hortensis I. B. Tom. II. pag. 255. Dolichos Theoph. Anguil. Haricot, Feverole.

ON sçait assez l'usage de ces legumes dans la cuisine, & que leurs semences fournissent un aliment utile & & commode ; elles ne sont pas moins propres à la Medecine , leur farine est une des quatres resolutives qu'on employe si communement dans les cataplasmes, pour amollir, resoudre & disposer les tumeurs à suppurer : On prefere ordinairement la premiere espece, quoy que la seconde ne luy soit pas inferieure : Dans les cours de ventre, lorsqu'il est permis de les arrêter, la boüillie faite avec le lait & la farine de Féve de marest est un bon remede , je m'en suis souvent servi avec succez. La cendre des tiges & des gousses de cette plante brulée est aperitive , on en fait bouillir une once dans une pinte d'eau qu'on filtre ensuite , & qu'on fait boire aux hydropiques. J'en ay veu quelques bons effets. L'eau distilée des fleurs est un assez bon cosmetique propre à netoyer les tâches & les rousseurs du visage.

VIII.

OROBE.

Orobus siliquis articulatis semine majore C.

B. 346. *Orobus sive Eruum multis I. B. Tom.*
II. pag. 321. Mochus sive cicer sativum Dod.
524.

LA farine de la semence de cette plante est une des quatre farines resolutives qu'on employe si familierement dans
la Chirurgie ; cette semence est aussi detersive & aperitive, on s'en sert comme de
celle du Poix chiche dont nous avons parlé dans la Classe des Plantes aperitives
N°. XXII.

IX.

VESSE,
1 *Vicia sativa vulgaris semine nigro C. B.*
344. Vicia vulgaris sativa I. B. Tom. II.
pag. 310. Vicia Cam. Epit. 320. Eruum
Brunf. Orobus sativus & vicia major & 1.
Trag. 624.

2 *Vicia sativa alba C. B. 344. Vicia albo*
femine I. B. Tom. II. pag. 311. Eruum vete-
rum vel Faba veterum Trag. 626.

ON prend indifferemment la semence de ces deux especes pour en tirer
une farine qu'on substituë à celle de l'O-
robe, la pluspart des Auteurs conviennent
que leurs qualitez sont aussi semblables
que leur figure. La Vesse est d'ailleurs

astringen e, épaisissante, propre dans les cours de ventre. On s'est trouvé reduit dans des famines à faire du pain de Vesse, il est tres lourd & difficille à digerer.

X.

LUPIN.

Lupinus sativus flore albo C. B. 347. Lupinus vulgaris semine & flore albo sativus I. B. Tom. II. pag. 288. Lupinus sativus Dod. 529. Trag. 622.

LA farine des semences de cette plante est la quatriéme des farines resolutives si souvent employées dans les cataplasmes Emolliens. La decoction de cette semence est aperitive, propre à déboucher le foye, & à lever les obstructions des visceres ; elle pousse les mois comme les urines, les Lupins en poudre mêlez avec le miel & le vinaigre tuënt les vers, aussi bien que leur decoction, Tragus y ajoute les feüilles de Ruë & le Poivre : Il y a des pays ou on mange les Lupins comme les autres legumes. La decoction de cette semence est propre à netoyer la peau & le visage, elle est detersive & capable de guerir la gale, les dartres, & les ulceres au rapport de cet Auteur. La farine de Lupins détrempée & cuite avec le vinaigre, appliquée enſuite en cataplaſme ſur les tumeurs, & ſur les écroüelles, les diſſipe inſenſiblement ſur tout dans leur naiſſance.

XI.

FENUGREC, ou Senegré.
Fænumgracum ſatiuum C. B. 348. Fænugrecum I. B. Tom. II. pag. 363. Dod. 536. Trag. 597.

LA farine de Fenugrec eſt Emollien-te, Reſolutive, Anodine, propre à reſoudre en adouciſſant, on la mêle avec les precedentes dans les cataplaſmes ; elle diſſipe la dureté des mammelles, elle appaiſe la douleur de la ſciatique ; ſa decoction eſt auſſi deterſive qu'adouciſſan-te, on l'employe utilement dans les cours de ventre, & dans la dyſſenterie „ dans les tranchées de la colique & lorſqu'il y a ulcere dans les inteſtins. Tragus aſſure ſur le rapport de Pline que la decoction de la farine de cette plante eſt utile aux phti-ſiques & dans la toux inveterée.

XII.

LENTILLE.
Lens vulgaris ſemine ſubruſo C. B. 347.

Lens I. B. Tom. II. pag. 317. Lens minor Dod. 526. Lens vulgaris five agreftis , & lenticula primum genus Trag. 628.

LA femence de cette plante eft en ufage dans la cuifine plus communement que dans la Pharmacie , je l'ay cependant rangé dans cette Claffe parce qu'elle à les mêmes vertus que les autres legumes , & que fa farine peut être employée dans les cataplafmes refolutifs & emolliens avec le même fuccez , fur tout dans les tumeurs des mammelles & dans les parotides comme l'affure Tragus. La decoction des Lentilles lâchent un peu le ventre lorfquelle eft legere , car une forte decoction , ou dans laquelle on à écrafé ce legume pour la rendre plus épaiffe & en faire ce qu'on appelle une purée , eft plus capable de refferrer que d'ouvrir le ventre , & on la donne dans les flux lienteriques avec fuccez. La premiere eau ou la decoction legere des Lentilles eft deterfive & adouciffante , on l'employe utilement pour baffiner le vifage dans la petite verole , j'en ay veu de bons effets , il faut attendre que l'inflammation des puftules commence à ceffer , & ne s'en fervir que lorfqu'elles blanchiffent & viennent à fuppuration.

XIII.

Pois.

Pisum hortense majus flore fructu que albo C. B. 343. Pisum vulgatius majus Lob. ic. 65. Cicer arietinum Trag. 605. Pisa majora alba I. B. Tom. II. pag. 299. Piseolus Cesalp. 231.

IL y a plusieurs especes de Pois dont l'usage est plus ordinaire dans les alimens que dans les remedes ; j'ay fait seulement icy mention de ce legume, parceque dans un besoin on pourroit substituer sa farine à celle des Lupins & de la Vesse , toutes ces sortes de semences étant resolutives & emollientes : une legere decoction de Pois est laxative & adoucissante ; quelques uns pretendent que les Pois appaisent la toux & Tragus soutient qu'ils sont utiles aux Epileptiques ; l'experience nous apprend qu'ils sont venteux , & contraires à ceux qui sont sujets à la gravelle.

XIV.

GRANDE Scrophulaire , Herbe du Siege.

1 Scrofularia nodosa fœtida C. B. 235. Scro-

*phularia vulgaris & major I. B. Tom. III.
pag. 421. Scrophularia Dod. 50. Clymenum
mas Gefn. Galeopfis Fuchf. Ocimaftrum alterum Trag. 185. Millemorbia , Ficaria , Caf-
trangula , Ferraria quorumdam* Grande Scrofulaire.

2 *Scrophularia aquatica major C. B. 235.
Scrophularia maxima , radice fibrofa I- B.
Tom. III. pag. 421. Betonica aquatilis Dod.
59. Ocimaftrum majus Trag. 185. Clymenum
fæmina Gefn.* Herbe du Siege.

LA racine, les feüilles & la femence de
la grande Scrofulaire font en ufage,
mais particulierement la racine & les feuilles, qui font tres refolutives & tres Emollientes, elles font auffi deterfives & Vulneraires, leur fuc étant propre à netoyer
les ulceres, & ceux même qui font carcinomateux. On prepare un onguent avec
les racines qu'on employe avec fuccez
pour les tumeurs fcrofuleufes, pour les
hemorroides , & pour la gale ; on fau-
poudre auffi les parties affligées avec la
poudre de ces racines, & on en fait prendre au malade le matin à jeun la pefan-
teur d'une dragme, liée en bol ou en conferve avec quelque firop aperitif.

Voicy la maniere dont Tragus prefcrit
la methode de faire l'onguent de Scrofulaire. Tirez dans le mois de May le fuc

de toute la plante , conservez le pendant
une année dans un vaisseau bien bouché, &
le mêlez ensuite avec parties égales d'huile & de cire neuve ; cet Auteur vante beaucoup ce remede pour toutes sortes de gale & de gratelle , celle même qui approche de la lepre ; il recommande aussi l'eau
distilée de cette plante pour les boutons
& pour les rougeurs du visage : suivant
cette methode il faut mettre de l'huile sur
le suc pour le mieux conserver & l'empêcher de moisir. Il y a un autre maniere de
faire cet onguent qui est plus prompte.
Prenez en Automne les racines de nôtre
plante , pillez les avec du beurre frais , &
les mettez pendant quinze jours à la cave
dans un pot de grez bien bouché , ou bien
en digestion au Bain marie dans une cucur-
bite de verre garnie de son chapiteau, pendant trois jours seulement , il faut ensuite
le passer par un linge apres l'avoir fait
fondre. Ces onguens sont excellens pour
la goute, les hemorroides & pour les dartres vives ; on fait cependant prendre aux
malades la poudre des racines comme nous
avons dit cy dessus , ou bien un verre de
vin dans lequel la racine aura infusé pendant la nuit : Tragus asseure que la semence de scrofulaire ecrasée & prise à
la dose d'une dragme dans le vin est capable de tuer les vers ; & que celle de nô-

tre feconde efpece broyée & mêlée avec
le miel en confiftence d'emplâtre & appliquée fur le front arrête les fluxions des
yeux. L'herbe du fiege fe fubftituë à la
grande Scrofulaire & a les mêmes vertus.

XV.

PETITE Scrofulaire, ou petite Chelidoine.

*Chelidonia rotundifolia minor C. B, 309.
Scrophularia minor five Chelidonium minus
vulgo dictum I. B. Tom. III. pag. 468. Ranunculus vernus rotundifolius minor Inft. 286.
Chelidonium minus Dod. 49. Ficaria, He-
morroidum Herba Offic. Malacociffus minor
Fuchf. Favagello Cefalp. 546. Strumea Plinij.*

CEtte plante à les mêmes vertus que
la precedente, on employe fur tout
ces racines qu'on ceüille au mois de Mars
& dont on fait un onguent avec le beurre frais, qui eft tres utile pour les hemorroides, j'ay confirmé par l'experience
ce que tous les Auteurs en difent ; Tragus
ordonne la poudre, le fuc, & l'eau diftilée de toute la plante, qu'il eftime pour
les ulceres qui viennent au fondement.
Cefalpin louë nôtre plante pour les écrou-

elles, soit qu'on en fasse prendre la poudre mêlée avec un peu de miel le matin à jeun, soit qu'on en bassine la partie avec l'eau distilée, ou qu'on la fasse boire au malade. Sylvaticus fait manger les racines, & Dodonée conseille de bassiner les hemorroides avec leur suc mêlé avec du vin, ou avec l'urine du malade.

XVI.

CHARDON Hemorroidal ou Chardon aux Asnes.

Carduus vinearum repens sonchi folio C. B. 377. Carduus vulgatissimus viarum Ger. Raij. Hist. 310. Carduus serpens lævicaulis I. B. Tom. III. pag. 59. Cirsium arvense sonchi folio radice repente, caule tuberoso Inst. 448. Carduus Hæmorroidalis Parisiensium. Ceanothos Theophrasti Col. Part. 1. pag. 46.

CEtte espece de Chardon qui est tres commune se rencontre quelquefois la tige interrompuë par des tubercules formez par la piqueure des insectes, l'on pretend que ces tubercules portez dans la poche, ou noüez dans le coin de la chemise guerissent les hemorroides, c'est ce qui m'a determiné à la placer dans cette Classe, je n'ay jamais reconnu que ce remede ait fait un effet bien sensible, on ne risque rien de l'éprouver.

XVII.

RACINE Vierge, Seau de Notre-Dame.

Bryonia lævis, sive nigra racemosa C. B.
297. Vitis nigra quibusdam, sive Tamnus Pli-
nij, folio cyclamini I. B. Tom II. pag. 47.
Vitis sylvestris Dod. 401 Tamnus racemosa
flore luteo pallescente Inst. 103. Sigillum B.
Maria Officin. Raij Hist. 660.

LA racine de cette plante est tres reso-lutive & Vulneraire ; son usage est familier parmi le peuple pour les contusions & les meutrissures, qu'elle dissipe en peu de tems, on ratisse cette racine, ou on l'écrase & on l'applique en cataplasme sur la partie meurtrie. Monsieur Raj assure que la poudre des racines mêlée avec la fiente de Vache & le vinaigre, forme un cataplasme admirable pour les douleurs de la goutte. Lobel pretend que nostre plante est tres aperitive & pousse avec violence le sable & les urines, aussi bien que les ordinaires des femmes; quelques Auteurs la croyent bechique & propre à diviser la limphe épaissie dans les bronches du Poulmon, & par consequent utile dans l'asthme & dans quelques maladies de cette partie.

PLANTES RESOLUTIVES

QUI SONT RAPPORTE'ES

DANS D'AUTRES CLASSES

LA Ciguë appliquée en cataplasme, ou l'emplâtre auquel elle a donné le nom resout les tumeurs, celles même qui ont de la disposition à devenir schirreuses. Voyez cy apres la Classe des plantes Assoupissantes Nᵒ. III.

Le Poix chiche mis en poudre fournit une sorte de farine qu'on peut substituer à celle de l'Orobe pour les cataplasmes resolutifs. Voyez cy devant la Classe des plantes aperitives Nᵒ. XXI.

La Camomille en poudre entre dans la pluspart des compositions resolutives, aussi bien que le Melilot, & la semence de Carvi, celle d'Aneth & quelques autres. Voyez cy devant la Classe des Plantes Carminatives.

Saffran, ses fleurs en poudre se mêlent assez ordinairement avec la mie de pain le lait & les jaunes d'œufs dans les cataplasmes Emolliens & resolutifs, sur tout pour appaiser l'inflammation. Voyez la Classe des plantes Histeriques Nᵒ. XIV.

Marrube, le noir & le blanc amortis
sur la pêle chaude ou bouillis dans l'eau
& appliquez chaudement sur les tumeurs
ont la proprieté de les resoudre lorsqu'elles sont naissantes. Voyez la même Classe
N°. XIII.

La Persicaire en fomentation est tres
utile pour dissiper & resoudre les bouffis-
sures & les enflures des jambes, j'en ay
veu des effets merveilleux. Voyez cy devant la Classe des plantes Vulneraires Detersives N°. I.

Le Soucy sauvage, pris en tisane pendant un espace de temps un peu suivi con-
tribuë beaucoup à la guerison des écroüelles & des autres tumeurs de cette nature. Voyez cy devant la Classe des Plantes Histeriques N°. VII.

Le Sureau & l'Yeble, leurs feuilles
échauffées & mises en cataplasme sur les
tumeurs & bouffisures, les dissipent quelquefois assez heureusement. Voyez cy-
devant la Classe des plantes Purgatives
N°. XII. & XIII.

Bardane, ses feuilles pilées & échauffées mises en cataplasme sur les tumeurs,
particulierement sur celles des jointures
les resout en peu de temps, j'en ay veu
plusieurs experiences. Voyez cy devant
la Classe des plantes Aperitives N°. XXIV.

La pluspart des plantes Emollientes

font refolutives comme je l'ay dit cy devant.

Plufieurs de la Claffe fuivante ont auffi la proprieté de refoudre les tumeurs & d'appaifer l'inflammation, entr'autres la la Morelle, la Jufquiame &c. Voyez la Claffe des Plantes Affoupiffantes & anodines.

Prefque toutes les Gommes étrangeres. comme l'Ammoniaque, le Galbanum, l'Opoponax & les autres font refolutives, & entrent dans la plufpart des emplâtres.

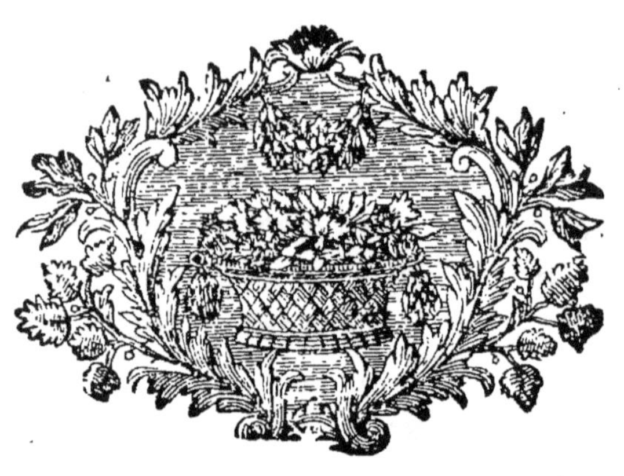

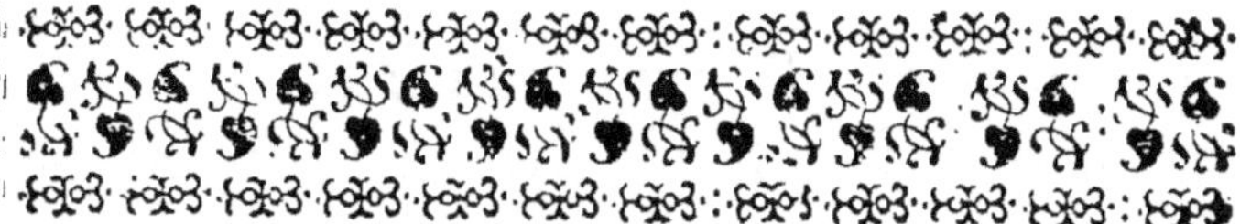

QUATRIÉME CLASSE

DES PLANTES

ASSOUPISSANTES ET

ANODINES.

LEs remedes qui calment les douleurs s'appellent Anodins, & ceux qui provoquent le sommeil Assoupissans, Hypnotiques ou Narcotiques ; les uns & les autres ne different que du plus au moins : Si ce n'est qu'entre les Anodins il n'y en a point qui ne soit utile lorsqu'il est bien appliqué, au lieu que la pluspart des Narcotiques sont dangereux & souvent de vrais poisons pris interieurement.

Plusieurs plantes Emollientes comme la Mauve la Guimauve, le Lis, le Lin &c. & la pluspart des rafraichissantes comme la laituë, les semences froides, la Joubarbe, le Nenufar, sont Anodines, en ce qu'elles appaisent l'inflammation & moderent le mouvement precipité des liqueurs ; elles peuvent en cela devenir quelquefois aſſoupiſſantes : C'eſt ce qui avoit peut-être donné lieu aux Anciens de ſoupçonner que les Narcotiques agiſſoient par une qualité froide ; mais l'experience & l'Analyſe nous apprennent que l'opium par exemple ne l'eſt nullement, car il eſt d'une ſaveur amere & dégoutante, & d'une odeur forte & deſagreable, il eſt rempli de ſel acre & de ſoufre, il excite des nauſées, & pouſſe aſſez ſouvent par les ſueurs, ſur tout lorſqu'il eſt mêlé avec quelque drogue aromatique : Il arrive même preſque toujours que le ſommeil qu'il procure eſt precedé d'agitations, & accompagné d'une petite fievre & de rêveries fatiguantes, enſorte que c'eſt plûtoſt une yvreſſe qu'un ſommeil doux & tranquile.

La pluſpart des plantes Hypnotiques entr'autres la Juſquiame, la Ciguë, la Mandragore & la Pome epineuſe ſont des poiſons pris interieurement, leſquels cauſent ſouvent des coliques, des convulſions, des affections ſoporeuſes, des tranſports phrenetiques & la mort même lorſqu'on n'y remedie pas aſſez promptement ; ainſi il y a de grandes precautions a prendre avant de preſcrire les Narcotiques, il ne faut jamais les ordonner dans les pertes des femmes de quelque nature quelles foient, dans le flux hemorroidal & dans toutes les évacuations naturelles lorfqu'il eft evident que ces évacuations font neceffaires & utiles & que leur fuppreffion feroit fuivie de fymptômes funeftes. Il faut eftre auffi fort circonfpect dans l'ufage de l'Opium & du Pavot à l'égard des enfans, des femmes groffes ou accouchées, & des vieillards, & lorfqu'on ne peut fe difpenfer abfolument de leur en donner, commencer par une petite dofe & l'augmenter infenfiblement fi elle ne fait aucun effet; il eft plus fur auffi de corriger l'Opium par quelque drogue cordiale ou Cephalique comme le faffran, la canelle, le Saffafras, le Bezoard, le Caftoreum &c.

I.

PAVOT.

1 *Papaver hortenfe femine albo , fativum Difcoridis, album Plinio C. B. 170. Papaver album I. B. Tom. III. pag. 390. Papaver album fativum Lob. ic. 272.* Pavot blanc.

2 *Papaver hortenfe nigro femine fylveftre Diofcoridis , nigrum Plinio C. B. 170. Papaver nigrum fativum Dod. 445.* Pavot noir.

Ddd

ENtre les Plantes Narcortiques, il n'y en a point qui soit plus en usage que le Pavot, la partie de la plante qu'on employe ordinairement pour cet effet c'est la tête, ou cette capsule qui renferme les semences, lesquelles ne sont point capables de faire dormir, mais seulement d'adoucir & d'épaissir le sang, comme peuvent faire les semences rafraichissantes avec lesquelles on les mêle dans les emulsions a peu pres à la même dose. On appelle la semence de Pavot blanc oeillette. On prefere les têtes du Pavot blanc qui sont ouales à celles du noir qui sont rondes & plus petites, on les rompt par morceaux & on en fait boüillir une dans chopine d'eau pour les lavemens anodins qu'on donne dans la dyssenterie, dans les tranchées douloureuses de la colique nephritique & dans les autres maladies du bas ventre, ou il y a disposition inflammatoire. On en fait boüillir trois ou quatre dans un chaudron plein d'eau, dans lequel on fait mettre les jambes des malades auxquels on n'ose pas donner interieurement le Pavot, ce petit bain leur provoque un doux sommeil, j'en ay veu des experiences.

L'usage interieur du Pavot est delicat & demande beaucoup de circonspection la preparation la plus ordinaire est le sirop qu'on appelle Diacode, qui se fait ainsi. Prenez deux livres de tête de Pavot blanc presque mures, & une livre de celles de Pavot noir ; coupez les par morceaux, & les mettez dans un vaisseau de terre vernissé, versez dessus sept ou huit livres d'eau boüillante & apres l'avoir bouché laissez le sur les cendres chaudes pendant 24. heures, faites boüillir ensuite pendant un quart d'heure, passez & coulez la liqueur avec expression, ajoûtez deux livres de sucre que ferez cuire en consistence de sirop : Sa dose est depuis demy once jusqu'à une once ; on l'ordonne avec succez dans la toux violente & opiniâtre, dans les tranchées de la colique venteuse & nephritique, sur tout avec partie égale d'huile damandes douces, dans la dissenterie, le tenesme, dans le flux immoderé des menstrues & des hemorrhoides, lorsqu'il est à propos de les arrester ; car aux femmes en couche, & à celles qui sont dans le temps de leur regles il faut le deffendre. Il est aussi tres utile pour appaiser les douleurs du rhumatisme & de la goutte sciatique. Il est necessaire de remarquer que ce sirop excite quelquefois le vomissement à moins qu'on n'ait la precaution de ne point donner d'aliment au malade deux heures devant de le pren-

dre , & deux heures apres l'avoir pris : Ce
sirop est même contraire à ceux qui sont
sujets aux vapeurs & à la migraine auxquels il cause des étourdissemens , des
nausées , & augmente leur vapeurs. Les
fleurs de Pavot peuvent s'employer en
infusion comme le Thé , ou dans les tisanes pectorales , dans l'enroüement , la
toux , le crachement de sang , la pleuresie
&c. On en met une pincée sur huit onces
de liqueur ; on peut aussi faire bouillir une
tête de Pavot blanc coupée par morceaux
sur deux livres d'eau dans les tisanes qu'on
ordonne pour les mêmes maladies.

L'Opium qu'on nous apporte presentement de Turquie n'est pas si pur que celuy des Anciens appellé *Opium Thebaicum*
parce qu'il venoit de Thebes ; le nôtre est
leur *Meconium* , c'est à dire le suc tiré par
expression des têtes & des feüilles des Pavots , que les Turcs sement dans leurs
campagnes en quantité ; ce suc reduit
en extrait par l'évaporation nous est en-
voyé en pains de differentes grosseurs couverts des feuilles mêmes de la plante ;
comme cet extrait est rempli de saletez il
a besoin de preparation , apres laquelle
on l'appelle *Laudanum*. Nous avons dans
les Dispensaires plusieurs manieres de corriger & de purifier l'Opium ; les uns ajoûtent à sa dissolution tant de drogues diffe-

...rentes aromatiques ou autres que c'eſt
le pluſtoſt une electuaire qu'un extrait : Les
autres perſuadez qu'il y a dans l'Opium
un ſouffre & un ſel qu'il faut egalement
diſſoudre & ſeparer de beaucoup de terre
qui les enveloppe , employent un menſ-
true aqueux tel que l'eau de pluye , & un
ſpiritueux comme l'eſprit de vin : Quelques uns font conſiſter toute la corr ction
de l'Opium dans une lotion & une diſſolution tant de fois reiterée qu'il n'y reſte
preſque plus de cette odeur deſagreable
qui luy eſt particuliere. Enfin il y en a qui
ſans tant de façon le mettent en digeſtion
dans le vin blanc à feu doux pendant trois
ou quatre jours , en y ajouttant du ſel de
tartre environ un ſeiziéme du poids de
l'Opium. Ces deux dernieres preparations me paroiſſent les plus ſimples & les
meilleures , apres leſquelles on peut employer l'Opium depuis un quart de grain
juſqu'à un grain ou plus s'il eſt neceſſaire ,
& avec les precautions dont j'ay parlé cy
deſſus.

L'Opium entre dans la Theriaque &
dans le Mithridat.

Nous n'avons point en France l'Opium
en larme qui coule par inciſion de la
tête des Pavots dans l'Orient , les Turcs
le gardent pour eux dont ils font un uſage
ordinaire, car cette pretieuſe reſine n'à pas

befoin de preparation. On fait avec nos
Pavots une efpece d'extrait qui approche
des vertus du Meconium & dont on peut
donner une double dofe; la meilleure maniere de le preparer eft de concaffer les
têtes des Pavots blancs & noirs apres en
avoir feparé les femences, on les met en
digeftion pendant huit jours fur les cendres chaudes ou dans une etuve, dans du
vin blanc ou dans fuffifante quantité de
leffive ordinaire; on ajoute au vin blanc
un peu de fel de tartre : On paffe cette infufion avec une forte expreffion, on la
cuit enfuite en confiftence d'extrait.

Le Laudanum liquide, ou les gouttes
anodines ne font autre chofe qu'une diffo-
lution du Laudanum dans l'eau de vie ou
dans l'efprit de vin qu'on ordonne depuis
dix gouttes jufqu'à vingt ; cette preparation n'eft pas fi affoupiffante que le Laudanum folide. J'ay été obligé de m'eten-
dre dans cette article au delà des bornes
d'un abregé, la matiere eft d'un ufage fi
familier que j'ay cru le devoir faire pour
l'intereft public.

II.

HAnnebane, Jufquiame.

Hyofciamus vulgaris vel niger C. B. 169.
Hiofciamus vulgaris I. B. Tom. III. pag. 629.

Raij Hiſt. pag. 711. Hyoſciamus niger Dod.
450. Apollinaris Cord. Faba ſuilla vel porcina,
Dens caballinus quorumdam.

L Uſage des feuilles de cette plante eſt tres pernicieux quand il eſt interieur, ſa ſemencé ne l'eſt pas tant, Hælideus la recommande pour le crachement de ſang en la mêlant avec la conſerve de roſes ; quelques uns la font bruler ſur une pêle chaude & font reçevoir cette fumée dans la bouche de ceux qui ont mal aux dens par le moyen d'un entonnoir renverſé dont le bout du tuyau s'applique pres la racine de la dent gâtée. Tragus aſſeure que le ſuc de Juſquiame, ou l'huile faite par infuſion avec ſes graines guerit la douleur d'oreille ſi on les ſeringue dans cette partie. La racine de Juſquiame n'eſt pas indifferente, il y a des nourices qui la coupent par morceaux qu'ils font ſêcher apres les avoir enfilez, ils en font des colliers qu'ils mettent au col des enfans pour les empêcher de crier, & calmer la douleur des dents ; mais ſi ce topique reuſſit quelquefois, il demande des precautions ; car comme les enfans portent à leur bouche tout ce qui ſe rencontre ſous leurs mains, s'ils mâchoient quelques morceaux de cette racine ils en ſe-roient fort incommodez & peut être em-

poifonnez. On à veu arriver plufieurs
accidens à l'occafion de cette plante, laquelle ayant été prife par inadvertance
ou par ignorance, à caufé des tranchées
douloureufes fuivies de flux diffenteriques
des mouvemens convulfifs, des fyn-
copes, des pertes de veuë & de fentì-
timent, des affeétions foporeufes & lethargiques & plufieurs autres effets tres
pernicieux,

L'ufage exterieur de la Jufquiame n'eft
pas de même, car on l'employe utilement en cataplafme bouillie dans le lait
& appliquée fur les endrois affligez de la
goutte; les feuilles amorties ou cuites fous
la braife & mifes fur les mamelles font
paffer le lait ; Tabernæmontanus mêle
avec le vin les graines pilées pour les appliquer en cataplafme fur le fein des nouvelles accouchées : L'huile tirée par expreffion de ces graines à les mêmes vertus ; on expofe les mains & les pieds affligez des engelures à la fumée des graines de Jufquiame ; ainfi cette plante eft
anodine & refolutive, elle entre dans
l'onguent *populeum.*

III.

CIGUË.

1 *Cicuta major* C. B. 160. *Cicuta* Dod.
461

461. *I. B. Tom. III, Part.* 2. *pag.* 175. *Cicutaria vulgaris Clus. Hift. CC. Trag.* 474.

2 *Cicuta minor Petrofelino fimilis C. B.* 160. *Cicutaria apij folio I. B. Tom. III. Part.* 2. *pag.* 179. *Cicutaria fatua Lob. ic.* 280. *Petrofelini vitium Trag.* 459.

Tout le monde fçait que l'ufage interieur de la Ciguë eft mortel, mais exterieurement cette plante à de grandes vertus ; c'eft un des plus puiffans refolutifs , & Anodins qu'on puiffe employer dans les tumeurs , dans les inflammations, mêmes pour les fquirres & les loupes dans leur naiffance. Cette plante entre dans l'emplâtre Diabotanum dont on fe fert avec fuccez dans ces maladies ; elle à donné le nom à l'emplâtre de Ciguë qui eft un bon fondant, pour les tumeurs du foye , de la ratte & des glandes du mezentere ; je m'en fuis fervi plufieurs fois affez heureufement dans femblables maladies. Les feüilles de Ciguë fur tout de la premiere efpece , amorties & chauffées s'appliquent fur la ratte, & fur les autres parties gonflées ; on les fait auffi boüillir avec le lait pour mettre fur les hemorrhoides, & fur les parties affligées de la goutte. Le cataplafme de feüilles de Ciguë pilées avec quelques limaçons & malaxées avec les quatres farines refolutives eft ex-
Eee

cellent pour l'inflammation des bourfes ,
pour la goutte & pour la fciatique. Ainfi
la Ciguë eft une plante anodine , repercu-
ffive, refolutive , adouciffante & narcotique au rapport de Tragus.

IV.

MANDRAGORE.

1 *Mandragora fructu rotundo C. B.* 169.
Mandragora mas I. B. Tom. III. pag. 617.
Dod. 457. Mandragore mâle.

2 *Mandragora flore fubcæruleo purpurafcen-
te C. B.* 169. *Mandragora fæmina Hift.*
LXXXVII. Mandragore femelle.

QUoy que cette plante ne vienne pas
naturellement en France mais feulement en Efpagne & en Italie , je n'ay pas
laiffé de la placer icy parce qu'on peut l'e-
lever aifement dans nos Jardins : Son
ufage eft pluftoft exterieur qu'interieur ,
plufieurs Auteurs foutiennent que fon
fruit peut être mangé impunement , on
en trouve dans Hernandes [1] un exemple affez convainquant. On employe ordinairement la racine & le plus fouvent fon

(1) Plant. Mexica page 279.
narum Hift.

ecorce ; ses feüilles sont aussi d'usage :
Les unes & les autres boüillies dans le lait
ou cuittes dans l'eau & écrasées sont tres
resolutives & adoucissantes appliquées en
cataplasme sur les tumeurs scrophuleuses
& squirreuses. On les mêle avec la Jusquiame & la Ciguë. Les feüilles de Mandragore entrent dans l'onguent *Populeum.*

V.

MORELLE.

1 *Solanum Officinarum C. B. 166. Solanum
hortense seu vulgare acinis nigris. I. B. Tom.
III. pag. 608. Solanum hortense baccis nigri-
cantibus Dod. 453.*

2 *Solanum scandens seu Dulcamara C. B.
867. Glycypicros sive amara dulcis I. B. Tom.
II. pag. 109. Dulcamara Dod. 402. Salicas-
trum Plin. Cast. Circaa Adu. Lob. 104. Vitis sylvestris Cam. Epit. 986.*

LA premiere espece est le plus ordinairement employée, quoy qu'on puisse
luy substituer la seconde ; on prend indifferemment la Morelle dont les bayes
sont noires, rouges ou jaunes ; les feüilles & les fruits sont tres Anodins, emolliens & adoucissans, on s'en sert avec succez pour moderer l'inflammation & re-

lâcher les fibres trop tenduës, on les appplique en cataplafme, ou fimplément pilées & écrafées fur les hemorroides, leur fuc exprimé fait le même effet, on le remuë quelque temps dans un mortier de plomb, & on en baffine enfuite le Cancer: Ce fuc animé avec la fixiéme partie d'efprit de vin bien rectifié eft fort bon pour l'erefipele, le feu volage, les dartres, les boutons & les demangeaifons de la peau; fans efprit de vin il eft trop froid & trop repercuffif. Dans la plufpart des cataplafmes Anodins on employe la Morelle, elle entre en quantité dans l'onguent *Populeum?* L'eau diftillée de Morelle à les mêmes ufages que le fuc mais pas tant de vertu. On n'employe pas fi hardiment la Morelle au dedans qu'au dehors à caufe de fa grande froideur, Cefalpin affeure cependant, comme le rapporte Monfieur Tournefort, (1) qu'on en fait boire l'eau ou le fuc dans l'inflammation du ventricule, & dans l'ardeur d'urine ; il dit que la même eau prife à trois onces avec pareille quantité d'eau d'abfinte pouffe les fueurs. Tragus dit au contraire que cette eau tuë les cochons & qu'il n'eft permis de s'en fervir interieurement que deux ou trois ans apres l'avoir diftillée.

(1) Hift. des Plan-|Paris page 41.
tes des environs de |

A l'égard de la feconde efpece de Morelle fon ufage interieur n'eft pas fi fufpect,
ce dernier Auteur [1] affeure qu'on
guerit les vieilles jauniffes, avec un
verre de vin blanc, dans lequel on à
fait boüillir legerement la tige de cette
plante coupée menu ; on en met une livre
fur deux livres de liqueur, dans un pot
bien bouché &on la laiffe confommer d'un
tiers. Camerarius recommande la racine
dans l'hydropifie & pour purger les ferofitez, il la fait boüillir dans l'eau & ajoûte à cette decoction deux verres de vin
trempé d'eau falée ; on peut mettre environ une poignée de la racine fur chopine
d'eau, & la donner enfuite à deux ou
trois prifes dans la matinée.

VI.

Belladona.

Solanum melanocerafos C. B. 166. Solanum
manicum multis five Belladona I. B. Tom. III.
pag. 611. Solanum lethale Park. Raij Hift.
679. Belladona Clus. Inft. 77. Solanum fom-
niferum Adu. Lob. 102. Mandragora Theo-
phr-

(1) Tragi ftirpium Hift. pag. 817.

L'Usage interieur des fruits de cette plante est tres pernicieux, les Auteurs rapportent plusieurs accidens arivezàceux qui en ont pris, d'ou vient le nom que luy ont donné quelques uns ; mais exterieurement ses feüilles sont fort adoucissantes & resolutives ; on les employe comme celles de la Morelle ordinaire en cataplasme sur les hemorroides & sur le Cancer, on les peut faire boüillir avec le saindoux, ou employer leur suc. Monsieur Raj l'estime pour les ulceres carcinomateux & pour les durillons des mamelles. Les Dames en Italie se servent de l'eau distillée de cette plante pour l'embelissement de la peau, d'ou vient son nom ; les Peintres en miniature font macerer son fruit ; & en preparent un fort beau verd.

VII.

POMME Epineuse, ou Stramonium.

Solanum pomo spinoso, rotundo, longo flore C. B. 168. *Stramonia multis dicta sive Pomum spinosum* I. B. *Tom.* III. *pag.* 624. *Stramonia Dod.* 460. *Stramonium fructu spinoso, rotundo, flore albo simplici Inst.* 118. *Nux Methel Avicenna Ang.*

CEtte plante eſt auſſi dangereuſe que la Juſquiame, la Belladona & la Ci-guë lorſqu'elle eſt priſe interieurement, elle n'eſt utile qu'à l'exterieur & appliquée en cataplaſme comme les precedentes ; de cette maniere elle eſt adouciſſante & reſolutive, Anodine, & emolliente ; on s'en ſert utilement dans les ereſipeles, la brulure, les inflammations, les ulceres carcinomateux &c. On fait un onguent avec ſon ſuc qui eſt excellent pour les hemorroides.

VIII.

POMME Dorée, ou Pomme d'Amour.

Solanum Pomiferum fructu rotundo, ſtriato molli, C. B. 167. Mala aurea odore fœtido, quibuſdam Lycoperſicon I. B. Tom. III. pag. 620. Aurea mala Dod. 458. Lycoperſicon Galeni Ang. 217. Inſt. 150.

CEtte plante eſt à peu pres de même qualité que la Mandragore, mais d'un uſage interieur moins dangereux, car dans quelques endrois de l'Europe entr'autres en Italie on mange ſon fruit confit au vinaigre au ſel & au Poivre ; c'eſt un aſſez mauvais aliment. Je con-

nois des perfonnes qui font infufer ce fruit
dans l'huile d'olive , dont ils fe fervent
enfuite pour les contufions , les tumeurs ,
le rhumatifme , & la fciatique , c'eft un
affez bon refolutif & anodin. Le fucde toute la plante s'employe exterieurement
dans l'inflammation des yeux , & des autres parties , on l'applique en fomentation ; on peut s'en fervir auffi en cataplafme comme des feüilles de la Morelle
ordinaire.

IX.

MAYENNE.

Solanum pomifernm fructu oblongo C. B. 167.
Melongena veteribus I. B. Tom. III. pag. 618.
Mala infana Dod. 458. Melongena fructu ob-
longo violaceo Inft. 151.

LEs qualitez de cette plante font affez
femblables à celles de la Mandragore
& de la Pomme d'Amour , quelques uns
même luy donnent auffi ce dernier nom ;
ainfi on peut employer fes feüilles & fon
fruit dans les cataplafmes Anodins & refolutifs , dans les hemorroïdes , le Cancer , les brulures & les inflammations :
fon ufage interieur n'eft pas abfolument
pernicieux , car en Italie on confit fon
fruit au vinaigre comme celuy de la plan-

...te precedente & on le mange en salade
...de même que le concombre ; Bellon rap-
...porte qu'en Egypte on le fait cuire sous
...la cendre, ou dans l'eau, & qu'on le sert
...journellement sur les tables ; tous les Au-
...teurs conviennent que c'est un aliment
...aussi mauvais que les champignons, il
...excite des vents, des indigestions &
...quelquefois des fievres.

PLANTES ASSOUPISSANTES

ET ANODINES.

Qui sont rapporte'es

Dans d'autres Classes.

ENtre les Plantes Emollientes plusieurs
font Anodines en ce qu'elles calment
& appaisent l'inflammation, ainsi la
Mauve la Guimauve, le Bouillon blanc,
le Violier, le Lis & le Lin peuvent être
employées avec les plantes precedentes
dans les cataplasmes Anodins.

Les fleurs de Camomille & de Melilot
peuvent passer aussi pour Anodines par la
même raison, & on s'en sert dans les mêmes maladies, & de la même maniere.

Voyez cy devant la Claſſe des plantes
Carminatives N° x. & xi.

La pluſpart des plantes Rafraichiſſantes de la Claſſe ſuivante , ſont Anodines
& Aſſoupiſſantes , en ce qu'elles moderent le mouvement du ſang lorſqu'il eſt
trop precipité , & temperent l'ardeur dè
la bile exaltée dans les fievres ardentes : la
laituë par exemple , le Nenufar, la langue de Chien , l'herbe aux puces , les
ſemences froides majeures en emulſion
& quelqu'autres procurent ſouvent un
ſommeil doux & tranquille; on peut même
avancer qu'il eſt plus prudent de commencer par l'uſage de ſes plantes , lorſqu'onà beſoin de faire dormir les malades,
que de mettre d'abord en pratique le Pavot
& l'Opium qui demandent comme nous
avons dit cy deſſus tant de precaution.

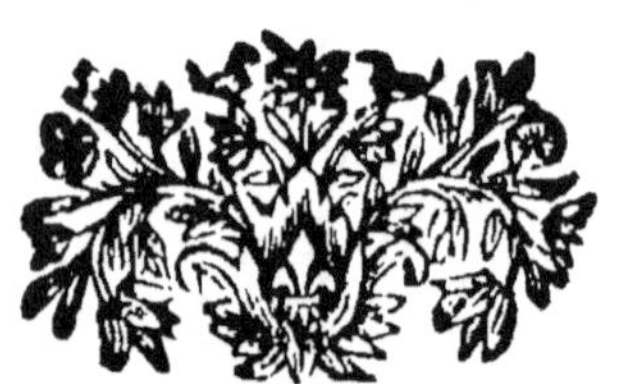

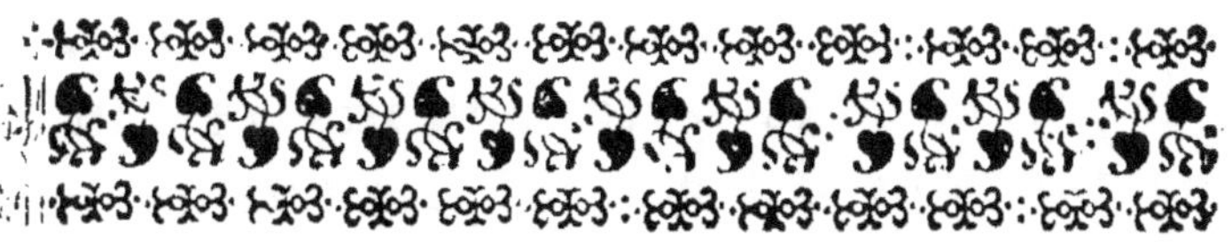

CINQUIE'ME CLASSE

DES PLANTES

R A F R A I C H I S S A N T E S E T

E P A I S I S S A N T E S.

ON comprend affez par le titre de cette Claffe qu'elle contient les Plantes capables d'appaifer le mouvement precipité des humeurs , ou de leur donner plus de confiftence ; foit en delayant les fels acres qui agitent le fang & le tiennent en diffo-lution, foit en les embaraffant & en les en-veloppant ; ainfi toutes les plantes qui par des parties huileufes ou mucilagineufes peuvent adoucir l'acreté de nos humeurs , & moderer leur activité, telles que font les femences froides , celles de *Pfyllium* , le Ris , le Millet ; les feüilles de Laituë , de Joubarbe; les fleurs de Nenufar, de Mau-ve , Guimauve , Boüillon blanc , les ra-cines de Nenufar , de Guimauve , de Grande confoude , la Gomme adragant & Arabique ; toutes ces drogues dis-je meri-

tent le nom de Rafraichiſſantes & d'E-
paiſſiſſantes, & ſont ordinairement employées dans les fievres ardentes., les inflammations des viſceres, les retentions
d'urine, &c.

Les acides moderez tels que ſont ceux
des vegetaux ont auſſi la même vertu, en
ce qu'ils donnent au ſang une conſiſtence
naturelle lorſqu'il eſt devenu trop diviſé
& trop diſſous ; c'eſt pour cela que les ce-
riſes, les groſeilles, les framboiſes, les
fraiſes, l'Epine-vinette, la Grenade, le
Citron, les Raiſins, les feüilles d'Ozeille, de Patience, d'Alleluia &c. ont auſſi
la proprieté de rafraichir. Et comme il
arrive quelquefois que la chaleur eſt ex-
citée dans notre corps par les obſtructions
des vaiſſeaux capillaires, cauſées par des
acides vitieux & étrangers qui coagulent
les humeurs, & occaſionnent leur ſéjour
dans les parties, ou elles s'aigriſſent &
fermentent. Les Aperitifs & les Amers
temperez comme ſont les Plantes Chicoracées [dont nous avons parlé au commencement de la Claſſe des plantes aperitives,] conviennent merveilleuſement
dans ces ſortes d'occaſions ; & c'eſt pour
cela que la pluſpart des Auteurs les mettent au nombre des plantes Rafraichiſſantes.

Les quatres ſemences froides majeures

sont les semences de Citroüille , de Concombre , de Courge & de Melon ; les
quatres mineures sont celles de Laituë ,
de Pourpier , de Chicorée & d'Endive ;
ainsi nous commencerons cette Classe par
ces plantes.

I.

CITROÜILLE.

1 *Anguria Citrullus dicta C. B.* 312. *Ci-*
trullus folio Colocynthidis secto , semine nigro
quibusdam Anguria I. B. Tom. II. pag. 235.
Anguria , Cucumis , Citrullus Dod. 664. *Cu-*
cumer vel Cucumis Citrullus Fuchs.

2 *Pepo oblongus C. B.* 311. *Lob. ic.* 641.
Pepo major oblongus Dod. 665. *Pepo oblongus,*
vulgatissimus Adu. Lob. 365.

LES semences de ces deux especes s'employent indifferemmeut dans les é-
mulsions & dans cette boisson rafraichissante qu'on boit en Eté autant pour le plaisir que pour la santé , qu'on appelle Orgeat à cause de l'eau de l'Orge qui en est
la base , dans laquelle on delaye les quatre semences froides pilées avec les amandes douces , on ajoute à ce mélange, apres
l'avoir passé, une quantité suffisante de sucre , & on l'aromatise avec un peu d'eau
de fleur d'Orange ; plusieurs Limonadiers

épargnent les femences froides & leur
fubftituent du lait pour rendre la liqueur
plus blanche & plus épaiffe. Lorfqu'on
n'à pas le temps ni la commodité de faire
preparer des émulfions , on peut couper
une carafe d'Orgeat avec deux fois autant
d'eau commune & ordonner cette boiffon
aux perfonnes échauffées & dans les maladies caufées par un fang trop boüillant,
Quand on prefcrit des émulfions , la dofe
des femences froides eft ordinairement
d'une once, de toutes enfemble pour une
pinte ou trois chopines d'eau mefure de
Paris, on y ajoute une douzaine d'amandes douces pelées & apres avoir pilé le tout
on le délaye avec l'eau d'Orge ou l'eau de
Ris felon l'intention ; on paffe la liqueur
avec expreffion & on y fait fondre deux
onces de fucre, ou bien fur chaque livre de
liqueur on met une once de firop de Nenufar , de Violette , de Limon ou de quelqu'autre fuivant les differentes indications qu'on à de rafraichir , d'ouvrir le
ventre , de pouffer les urines &c.

Tout le monde fçait que la chair de la
Citrouille fournit un aliment fort utile &
qu'on la prepare differemment dans la
cuifine. Le fruit de la feconde efpece eft
tres commun dans nos Marais ou Jardins potagers.

II.

CONCOMBRE.

Cucumis sativus, vulgaris, maturo fructu subluteo C. B. 310. Cucumis vulgaris viridis I. B. Tom. II. pag. 245. Cucumis vulgaris Dod. 662. Citruolus vulgo Cesalp. 199.

ILA semence de ce fruit est une des quatre Majeures & des plus Rafraichissantes, on l'employe comme la precedente dans les émulsions & dans l'eau de Poulet émulsionnée qu'on ordonne assez utilement dans les fievres ardentes, dans les entrailles échauffées, la difficulté d'uriner, & dans la violente fermentation du sang & des humeurs.

On prend un Poulet entre deux âges on luy coupe les extremitez, on le vuide & on l'écorche, on le remplit ensuite d'une once de quatre semences froides majeures, on y ajoute quelquefois une cuillerée de Ris ou d'Orge mondé, & une ou deux douzaines d'amandes, lorsqu'on veut le rendre plus humectant & plus nourissant ; on fait ensuite boüillir ce Poulet dans quatre ou six livres d'eau, c'est à dire deux ou trois pintes, à la consomption du tiers, on coule le boüillon avec expression, & on en fait prendre aux malades

trois ou quatre verres pendant la journée
entre les boüillons ordinaires.

Le Concombre fournit à la cuisine un
aliment fort usité pendant les chaleurs de
l'Eté ; il ne convient gueres aux estomacs
délicats à cause de sa froideur : On le confit au vinaigre pour le mettre dans les salades, mais c'est un aliment d'une mauvaise & difficile digestion.

III.

Courge, ou Calebasse.

*Cucurbita longa folio molli, flore albo I. B.
Tom. II. pag. 214. Cucurbita oblonga flore albo folio molli C. B. 513. Cucurbita longior Dod.
669. Cucurbita lagenaria Ger. Cucurbita, sive
Zuccha omnium maxima anguina Adu. Lob.
366.*

On employe la semence & le fruit de
la Courge de la même maniere &
aux mêmes usages que celuy du Concombre, ainsi je ne repeteray point ce que je
viens de rapporter à ce sujet.

IV.

Melon.

*Melo vulgaris C. B. 310. Melones I. B. Tom
II. pag. 242. Melo sive Melopepo vulgo, Cucumis Galeni Dod. 663. Pepo Math. Fuchs.*

LEs femences du Melon ont les mêmes facultez que les precedentes & s'employent de la même maniere, mais le fruit fournit un aliment plus agréable & plus aifé à digerer quand on en mange avec moderation ; il eft trop connu pour m'étendre icy fur ces proprietez, & chacun dans l'ufage de ces fortes d'alimens doit être fon Medecin, & fe priver volontiers d'un plaifir, qu'on paye bien cherement lorfqu'il eft capable d'intereffer la fanté.

V.

LAITUË.

Lactuca Romana longa dulcis I. B. Tom. II pag. 998. Lactuca folio obfcurius virente femine nigro C. B. 123. Lactuca Dod. 644. Laituë Romaine.

2 *Lactuca fativa C. B. 122. Lactuca fativa vulgaris non capitata I. B. Tom. II. pag. 997. Lactuca fativa folio fcariolæ Lob. ic. 241.*

3 *Lactuca fylveftris cofta fpinofa C. B. 123. Lactuca fylveftris feu endivia multis dicta folio laciniato dorfo fpinofo I. B. Tom. II. pag. 1003. Seris domeftica Lob. ic. 234. Endivia Officinarum quorumdam, Scariola & ferriola Cord.* Laituë fauvage.

ff

CEtte plante eſt d'un uſage tres familier dans les alimens, on la mange
cruë en ſalade & cuite dans la ſoupe, ou
appretée avec le beurre, cet aliment convient aux bilieux & à ceux qui ont les entrailles échauffées. Dans la Pharmacie les
feüilles de Laituë fourniſſent une eau diſtilée qui ſert ordinairement de baſe aux
Juleps Rafraichiſſans & aux ſomniferes;
ſa ſemence qui eſt une des mineures s'ordonne à deux ou trois gros en pareil cas ;
la Laituë s'employe auſſi interieurement
dans les boüillons & les lavemens rafraichiſſans , dans les fievres ardentes &
dans les maladies qui menacent d'inflammation les parties internes: A l'égard de
l'exterieur on applique la laituë avec ſuccez ſur le front en bandeau ou ſeule ou
fricaſſée avec le vinaigre , le Cerfeüil, &
le Pourpier , ce frontal eſt utile dans
la migraine. On pretend que l'uſage de
cette plante augmente le lait des nourices.
La Laituë ſauvage eſt plus amere que
celle qu'on éleve dans les Potagers , mais
elle à preſque les mêmes vertus.

Elle entre auſſi bien que les autres eſpeces dans le ſirop de Chicorée.

VI.

LAITRON.

1 *Sonchus lævis , laciniatus latifolius C. B.*
124. *Sonchus minus laciniosus , mitis sive mi-*
nus spinosus I. B. Tom. II. pag. 1014. *Son-*
chus lævis Dod. 643. *Lactuca leporina Apulei*
Endivia sylvestris Lon. Andryala minor Lugd.
Cicerbita , lactucella quorumdam Palail de
Lievre.

2 *Sonchus asper non laciniatus C. B.* 123.
Sonchus minor laciniosus asperior spinosior I. B.
Tom. II. pag. 1014. *Intybus sylvestris seu er-*
ratica acutis foliis Trag. 270.

CEtte plante se seme d'elle même dans
tous les Jardins & dans les terres gra-
ces & fumées en si grande abondance qu'elle étouffe les autres herbes qu'on y cultive ; on l'arrache & on la cercle comme
une herbe inutile , mais ceux qui nourris-
sent des Vaches , des Lapins & autres animaux domestiques la receüillent avec soin:
Ses facultez sont à peu pres les mêmes
que celles de la Laituë & on peut sans
rien hazarder s'en servir dans les mêmes
maladies. Le Laitron est employé dans le
sirop de Chicorée.

VII.

POURPIER.

Portulaca latifolia sive sativa C. B. 288.
Portulaca hortensis latifolia I. B. Tom. III.
pag. 678. Portulaca sativa Dod. 661.

LEs feüilles de cette plante font ordinairement employées dans les falades & dans le potage, on en confit les tiges quand elles ont acquis une certaine groffeur, pour les conferver par le moyen du fel & du vinaigre. Le Pourpier eft une plantes des plus rafraichiffantes, l'eau diftilée ou le fuc de fes feüilles fe donne à deux, trois & quatre onces dans les fievres chaudes, pour calmer l'impetuofité du fang & des efprits ; on applique auffi fur le front le Pourpier dans les violens maux de tête, comme nous l'avons dit cy deffus; dans les hemorragies & les pertes de fang des femmes l'eau de Pourpier eft fouvent un des plus affurez remedes, je l'ay plufieurs fois éprouvé, la dofe eft de deux à quatre onces.

Cette eau eft bonne contre les vers, j'en ay donné à des enfans avec fuccez ; on peut leur faire avaller le fuc qui fait le même effet à la même dofe.

VIII.

ENDIVE, Chicorée, ou Scariole.

Intybus sativa latifolia sive Endivia vulgaris C. B. 125. Intybum sativum latifolium I. B. Tom. II. pag. 1011. Endivia, scariola & Seriola Offic. Cichorium latifolium sive Endivia vulgaris Inst. 479. Seris domestica Dioscoridis.

2 Intybus crispa C. B. 125. Tab. ic. 173. Endivia crispa Ger. Endivia Romana crispa Cam. Intibum sativum crispum. I. B. Tom. II. pag. 1011. Cichorium crispum Inst. 479. Chicorée frisée.

L'Usage de l'Endive & de la Chicorée est aussi commun dans la cuisine que celuy de la Laituë, ces deux plantes s'employent aussi de même dans les remedes, étant également propres à temperer le sang & la bile, particulierement l'espece de Chicorée qu'on appelle blanche, & qu'on rend ainsi par la culture, car alors elle est d'une saveur plus douce & moins amere que celle qui est verte, cette derniere à les mêmes vertus que la Chicorée sauvage dont nous avons parlé dans la Classe des plantes aperitives N°. 1. On met ordinairement les feüilles de Chicorée dans les bouillons rafraichissans, & dans ceux qu'on

fait au Bain marie, qui font des remedes
aperitifs temperez, tres utiles dans les obftructions de vifceres, & dans les maladies caufées par une bile épaiffie. La femence d'Endive eft une des quatre mineures & s'employe comme les autres &
à la même dofe. Les feüilles de cette
plante ont donné le nom au firop de Chicorée dont l'ufage eft commun.

IX.

JOUBARBE.

1 *Sedum majus vulgare C. B. 283. I B.
Tom. III. pag. 687. Semperviuum majus alterum five Jovis barba Dod 127. Aizoon Diofc.
Vmbilici veneris fpecies altera Ang. Cotyledon
altera 1. Sedum vulgare Clus. Hift.* LXIII.

2 *Sedum minus teretifolium album C. B. 283.
Sedum minus, folio longiufculo tereti, flore can-
dido I. B. Tom. I. B. Tom. III. pag. 690.
Vermicularis, craffula minor Officinarum, &
Illecebra major Lob. ic. 377.* Trique mada-
me.

LEs feüilles de la premiere efpece font
d'un ufage tres familier dans l'inflammation des hemorroides, on en fait
un onguent avec le beurre frais dans lequel on les fait cuire en certaine confiftence, cette plante eft deterfive & aftrin-

gente , quelquefois même elle est resolutive , souvent aussi elle est repercussive , &
son usage demande quelque circonspection. Dans l'Esquinancie en fait avec succez gargariser le malade avec son eau distilée , & on applique sur la gorge des é-
crevisses de riviere pilées avec ses feüilles , ou bien en gargarisme avec les suc
d'écrevisses & de Joubarbe pilez ensemble. Dans la descente de la matrice &
dans les ulceres profonds ces sucs peuvent être quelquefois employez en injection.

On applique assez ordinairement les
feüilles de Joubarbe sur les corps des pieds
& sur les nodus des gouteux. Monsieur
Tournefort (1) ajoute que rien n'est
meilleur pour les Chevaux fourbus que de
leur faire boire chopine du suc de cette
plante.

La Trique-madame se mange quelquefois en salade , on employe l'une & l'autre espece dans l'onguent *Populeum* & dans
quelques autres compositions adoucissantes & rafraichissantes.

(1) Hist des Plan Paris page 533.
tes des environs de

X.

Nombril de Venus.

1 *Cocyledon major C. B. 285. Cotyledon vera, radice tuberosa I. B. Tom. III. pag. 683. Cotelydon , umbilicus veneris Cluf. Hist. LXIII.*

2 *Cotyledon radice tuberosa longa repente Mor. Cotyledon flore luteo , radice tuberosa longa repente Ac. Reg. Paris 73.*

ON peut se servir de cette plante come de la precedente car elle à les mêmes vertus & les mêmes usages, la premiere espece ne s'éleve pas aisement dans les Jardins , elle se plaist davantage dans les Rochers, & les lieux pierreux pres des fontaines ; mais la seconde espece qu'on peut luy substituer n'est pas difficille à conserver par la culture.

XI.

NEnufar , Lys d'étang , Blanc d'eau , Volet.

Nymphæa alba major C. B. 193. Nymphæa alba I. B. Tom. III. pag. 770. Dod. 585. Nenufar album Brunf.

La

LA racine & les fleurs de cette plante font les parties qu'on employe ordinairement dans les maladies ou il est necessaire d'appaiser le mouvement violent du sang, & des esprits ; ainsi dans les fievres ardentes, dans les insomnies, les inquietudes & agitations d'esprit ; dans l'ardeur & la retention d'urine, dans l'inflammation des visceres on se sert avec succez de la tisane faite avec la racine de Nenufar ; le sirop qu'on prepare avec ses fleurs & qu'on ordone à une once dans les Juleps & les potions rafraichissantes à les mêmes vertus, leur eau distilée sert ordinairement de base à ces sortes de remedes depuis trois jusqu'à six onces : on fait avec les calices & les étamines de ces fleurs (qui n'entrent point dans l'infusion destinée à faire le sirop) un miel qu'on donne à deux onces dans les lavemens adoucissans & émolliens.

XII.

MILLET, Mil.
Milium femine luteo C. B. 26. I- B. Tom.
II. pag. 446. Dod. 506.

LA semence de cette plante fournit un aliment tres utile dans certains Pays, on la dépoüille de son écorce & on la fait cuire avec le lait comme on fait le Ris dont elle à les vertus ; le Millet est tres adoucissant, rafraichissant & anodin, il convient aux maladies de poitrine & dans la toux opiniâtre, il tempere le mouvement du sang, mais il resserre un peu le ventre & cause quelquefois des vents. La farine de Millet peut être employée dans les cataplasmes émolliens & resolutifs. On en peut faire une bouillie, & même du pain comme avec les autres farines, qui ne laisse pas de nourir quoy qu'il soit plus pesant & moins facile à digerer que celuy de froment.

XIII.

HERBE aux puces.
Psyllium majus erectum C. B. 191. I. B. Tom. III. pag. 513. Psyllium Dod. 115. Plantago caulifera Psyllium dicta Raij Hist 881. Pulicaris herba Lugd. 1172.

ON ne se sert que de la semence de cette plante qui fournit un mucilage fort adoucissant & propre pour appaiser les inflammations mêlé avec les autres herbes

rafraichiſſantes dans les cataplaſmes ; on
donne ce mucilage en lavement dans la
diſſen terie & dans les inflammations des
reins, on employe cette ſemence comme
celle de graine de Lin ; elle donne le nom
à l'électuaire *de Pſyllio* dans lequel elle ſert
pluſtoſt pour adoucir l'acreté des purgatifs qui font la principale vertu de cette
compoſition , que pour en augmenter
l'effet.

XIV.

L ANGUE de Chien.
Cynogloſſum majus vulgare C. B. 257. Cyno-
gloſſum I.B. Tom. III. pag. 598. Cynogloſſum
Dod. 54. Cynogloſſa major Brunf. Lycopſis
Lac.

L A racine & les feüilles de cette plante font en uſage , comme rafraichiſſantes, émollientes, anodines, & aſtringentes ; dans la diſſenterie , les cours de
ventre, l'ardeur d'urine, & la toux con-
vulſive la decoction , l'infuſion & la tiſane faite avec la racine eſt tres utile, elle
eſt propre dans le crachement de ſang ;
on ajoute les feüilles dans les decoctions
& dans les cataplaſmes émolliens & reſolutifs. La racine de langue de Chien à
donné le nom aux pilules de Cynogloſſe

dans la vertu eft d'adoucir l'acreté du fang,
& de provoquer le fommeil, mais cette
proprieté eft deuë à l'Opium & à la femence de Jufquiame qui entrent dans ces pilules, la dofe ordinaire eft de huit à dix
grains dans lefquels il y a un grain ou environ d'Opium.

XV.

CERISIER.

1 *Cerafus fativa, fructu rotundo, rubro &
acido Inft. 625. Cerafa fativa, rotunda rubra
& acida Tab. ic. 985.*

2 *Cerafus fructu aquofo Inft. 626. Cerafa
carne tenera & aquofa C. B. 450. Cerafia
aquea Tab. ic. 986.* Guignier.

ON regarde les fruits de ces arbres &
de leurs differentes efpeces plutoft
comme des alimens agreables que comme
des remedes utiles ; les Cerifes ont cependant des qualitez qui les peuvent faire
confiderer comme des fruits tres rafraichiffans, capables d'appaifer la foif, d'humecter, de calmer le mouvement impetueux
des liqueurs, d'adoucir par leur acidité les
humeurs acres & bilieufes, & de pouffer
doucement les urines. Les noyaux & les
amandes concaffées & infufées dans le vin
blanc pendant la nuit, environ deux dou-

zaines dans trois ou quatre onces de vin,
sont tres aperitives & j'ay veu des personnes sujettes à la nephritique s'en servir
avec succez. On fait secher les Cerises &
on permet aux malades qui ont une bouche seche & la langue amere d'en mâcher
quelques unes & d'en rejetter ensuite le
marc ; les Cerises fraiches lâchent le ventre, les seches le resserrent.

XVI

FRAMBOISIER.

1 *Rubus Idæus spinosus C. B.* 479. *Rubus
Idæus spinosus fructo rubro I. B. Tom. II. pag.*
59. *Rubus Idæus Dod.* 743.

2 *Rubus Idæus fructu albo C. B.* 479. *Rubus Idæus spinosus, fructu albo I. B. Tom. II.
I. B. Tom. II. pag.* 59. *Rubus Idæus albo fructu Clus. Hist.* 117.

LEs fruits de ces deux sortes d'arbrisseaux ne different que par la couleur,
ils ont à peu pres les mêmes proprietez
que les Fraises si ce n'est qu'elles sont plus
rafraichissantes ; quelques uns pretendent
qu'elles sont antiscorbutiques & aperitives. Les feüilles du Framboisier sont detersives & astringentes & peuvent être sub-
stituées à celles de Ronce pour les gargarismes qu'on employe dans les maux de la

gorge & des gencives. L'infusion des
fleurs dans l'eau d'Orge eſt utile pour les
ereſipeles & les inflammations des yeux,
il faut la faire tiedir & en baſſiner ſouvent la partie.

XVIII.

GROSEILLIER.

1 *Groſſularia ſimplici acino vel ſpinoſa ſyl-*
veſtris C. B. 455. Vua criſpa ſive Groſſularia
I. B. Tom. I. Part. 2. pag. 47. Vua criſpa
Dod. 748. Criſpina vera Cord. Cæanothus
ſpina Theoph. Groſeillier blanc épineux.

2 *Groſſularia multiplici acino, ſive non ſpino-*
ſa, hortenſis rubra ſive Ribes Officin. C. B.
455. Ribes vulgaris acidus ruber I. B. Tom. II
pag. 97. Ribeſium fructu rubro Dod. 749.

LEs fruits de la premiere eſpece ſont
plus en uſage dans les ragouſts de la
cuiſine que dans les remedes, on les employe alors lorſqu'ils ſont encore verds &
dans les mêmes cas que l'on employe le
verjus, leur acidité en fait toute la vertu ;
lorſqu'ils ſont meurs & beaucoup plus
doux, ils humectent, rafraichiſſent, & ſont
moins aſtringents que lorſqu'il ſont verds.
Pour ce qui eſt des groſeilles en grappe il y
en à de rouges & de blanches, mais les
premieres ſont plus communes, qu'oy

qu'on les mange dans la santé comme un
fruit délicieux , elles ne sont pas moins
utiles drns la maladie. On prepare avec
leur suc & le sucre une gelée, & un sirop;
qui sont tres propres pour moderer les ardeurs de la fievre, causée par une bile trop
exaltée ; leur agreable acidité appaise la
soif des malades , & leur donne bonne
bouche ; la boisson faite avec le sirop de
groseilles battu dans de l'eau est d'un usage familier en Eté & est aussi utile & agreable que la Limonade, le Citron & la gro-
seille ayant à peu pres les mêmes qualitez.

XVIII.

MEurier.
    1 *Morus fructu nigro C. B.* 459. *Morus
nigra I. B. Tom. I. pag.* 118. *Morus Dod.* 810
Meurier noir.
    2 *Morus fructu albo C. B.* 459. *Morus al-
ba I. B. Tom. I. pag.* 119. *Morus candida
Dod.* 810. Meurier blanc.

ON fait avec les meures noires un sirop tres utile pour adoucir les acre-
tez de la gorge & de la poitrine, on en
mêle une cuillerée dans un verre d'eau ;
ces fruits dans leur maturité appaisent la
soif & rafraichissent ; avant leur maturité

ls sont detersifs & astringens & on les employe dans les gargarismes pour les ulceres de la bouche & de la gorge. Les meures blanches sont peu usitées, leur saveur étant fade & desagreable ; l'écorce & la racine du Meurier sont detersives & aperitives en decoction.

XIX.

PIN.

Pinus sativa C. B. 491. Pinus osficulis duris, folis longis I. B. Tom. 1. pag. 248. Pinus Dod. 859. Pinus sativa sive domestica Ger. Pin cultivé.

IL y a plusieurs especes de Pin dont la plufpart fournissent une resine par l'incision qu'on fait à leur écorce ; cette resine s'appelle Terebentine lorsqu'elle est claire & liquide, & Galipot ou encens commun lorsqu'elle est dure & jaunâtre, nous en avons déja parlé cy dessus. Je n'ay placé le Pin cultivé dans cette Classe que pour son fruit appellé Pomme de Pin qui contient sous ses écailles de petites coques osseuses remplies d'une amande longue & cilindrique, qui est d'un usage tres familier en Medecine sur tout en Provence, en Languedoc & dans les Pays chauds ou cet arbre est commun ; on appelle ces coques *Strobili Pinci*, *Nuces pineæ*, *cocculi*, en François Pignons.

Il faut bien prendre garde en les ordonnant de les confondre avec les Pignons d'Inde qui sont des purgatifs tres violens, ceux cy sont au contraire tres adoucissans, humectans, rafraichissans, propres à calmer la toux violente, & les douleurs de la nephritique; on les employe dans les émulsions avec les semences froides depuis demy once jusqu'à une once. L'huile qu'on en tire par expression à les mémes vertus que l'huile d'amandes douces.

XX.

Gomme Adragant, Barbe renard.

Tragacanthum, *Dragacanthum*, *Gummi Tragacantha*.

CEtte Gomme coule par incision de la racine d'un petit arbrisseau épineux qui croit aux bords de la mer pres de Marseille, & plus communement en Candie en Syrie & dans l'Orient. Voicy ses synonimes.

Tragacantha C. B. 388. Tragacantha masslienfis I. B. Tom. I. pag. 407. Tragacantha sive Hirci spina Dod. 751. Poterium Tab. ic. 533.

LA Gomme adragant est plus ou moins
pure & en gros morceaux noirâtres, ou
en petits grumeaux tortillez & blancs,
selon qu'elle est mêlée avec la terre sur laquelle elle tombe, ou qu'elle en est sepa-
rée ; la maniere ordinaire de s'en servir est
de la faire fondre dans l'eau commune ,
l'eau rose ou quelqu'autre pour en former
un mucilage qui sert à incorporer la pluspart des poudres qu'on met en masse ou
pour en former des trochisques , des
pilules , des tablettes ou d'autres preparations de cette nature. Cette Gomme
est rafraichissante, incrassante , adoucissante , bechique & tres propre à calmer
le mouvement impetueux des humeurs ,
& à adoucir leur acreté , on l'employe
aussi en poudre & elle à donné le nom
à la poudre Diatragacant qui est froide ou chaude selon les differents ingrediens qu'on joint avec elle ; celle qu'on
appelle froide est d'un usage tres utile pour
la toux opiniâtre , pour les acretez de la
poitrine, pour les personnes d'un temperament vif & bilieux dont elle tempere la
vivacité ; sa dose est de demy gros dans
un bouillon rafraichissant. Les semences froides & celle de Pavot blanc, la reglisse & l'Amydon qui entrent dans cette
poudre lui communiquent ces proprietez.

La poudre Diatragacant chaude eſt au contraire compoſée de Canelle, d'hyſ-ſope & de Gingembre , corrigez avec les amandes , les Pignons, la ſemence de Lin & la regliſſe ; ce qui la rend propre à faciliter la digeſtion , & à diſſoudre la limphe epaiſſie dans les bronches du Poulmon des aſthmatiques , qu'elle fait cracher plus facilement. Sa doſe eſt la même que l'autre.

DROGUES ETRANGERES.

XXI.

GOMME Arabique.
Gummi Arabicum C. B. 498. Gummi Thebaicum, Babilonicum, Acanthinum, Sarracenicum quorumdam.

NOus avons parlé dans la Claſſe des plantes Vulneraires Aſtringentes. N°. XLI. de l'arbre d'ou coule la Gomme arabique, & ces noms differens ne luy ont été donnez que par rapport à quelques autres arbres, & aux differens lieux d'ou on la tire : On l'appelle auſſi Gomme turique, Gomme vermiculée, & Gomme d'Angleterre ſuivant les differentes figures qu'elle prend en ſortant de l'arbre, ou qu'on luy donne avant de la debiter celle

qui coule dans un temps pluvieux & humide & qui s'amasse en morceaux, lefquels joints enfemble dans les vaiffeaux
qui l'apportent à Marfeille , forment des
maffes qui pefent plus de cent livres, cette forte s'appelle Gomme turique ou tu-
ris ; les Teinturiers en foye s'en fervent.
La Gomme arabique vermiculée eft
ainfi nommée parce qu'elle à pris la figure
d'un ver en fortant de l'arbre. Enfin la
Gomme d'Angleterre n'eft autre chofe
que la Gomme d'Arabie ou du Senega la
plus blanche , fonduë dans un peu d'eau ,
& reduite en une pâte à laquelle on donne la confiftence de la colle de Flandre.

La veritable Gomme Arabique eft en
larmes blanches & quelquefois jaunâtres,
claires , tranfparentes , fêches , fans faveur ni odeur fenfible ; elle eft rare en
Europe depuis qu'on y en apporte une autre de la Guinée & du Brefil au fenega à
laquelle on donne le même nom , & qui
à les mêmes vertus , & la même figure à
la blancheur prez.

Toutes ces Gommes auffi bien que celles qui coulent de nos Pruniers, Cerifiers,
Amandiers & autres arbres fruitiers ont à
peu prés les mêmes ufages dans la Medecine & dans les arts : On les employe
comme la Gomme adragant & dans les
mêmes remedes, La Gomme Arabique

entre dans la Theriaque des Anciens &
dans la poudre Diatragacant froide dont
nous avons parlé cy deſſus.

XXII.

RI s.

Oryza Italica C. B. 24. I. B. Tom. II.
pag. 451. Hordeum Galaticum Columella Ruel.
4.27.

LA ſemence de cette plante eſt d'un uſage ſi commun entre les alimens, que
tout le monde en connoît les proprietez
& la maniere de la preparer ; à l'égard
de ſes uſages en Medecine, c'eſt une nouriture tres utile aux perſonnes épuiſées
par des hemorragies ; aux femmes qui ont
ſouffert des pertes exceſſives , aux Pulmoniques & aux Etiques ; nous avons
peu d'aliment plus capable d'adoucir l'a-
creté du ſang, de l'epaiſſir & de le temperer. On en fait boüillir une cuillerée
dans une pinte d'eau pendant un quart
d'heure, on la coule enſuite & on y ajoute tres peu de ſucre pour la boiſſon des
malades , elle ſert quelquefois de baſe
aux émulſions à la place de l'eau d'Orge ;
on en met une poignée dans les boüillons
humectans & rafraichſſans , on en fait
une gelée, ou crême ; une bouillie, du

pain & quantité d'autres preparations qui regardent autant le regime de vie des malades , que les remedes qui conviennent dans les maladies longues: le Ris s'éleve aisement dans les lieux humides de l'Orient & en quelques endrois de l'Europe entr'autres en Italie & en Espagne.

PLANTES RAFRAICHISSANTES

QUI SONT RAPPORTE'ES

DANS D'AUTRES CLASSES.

ON employe dans les cataplasmes rafraichissans & propres dans les inflammations, la plufpart des plantes émollientes , entr'autres les Mauves, Guimauves, violiers &c. ou bien la mie de pain & le lait avec le jaune d'œuf.

Dans les tifanes rafraichiffantes & propres à épaiffir un fang trop diffous on ordonne la plufpart des Plantes Bechiques comme les jujubes , les raifins , les amandes , les figues , les fleurs de coquelicot &c.

Plufieurs plantes Vulneraires Aftringentes font auffi rafraichiffantes comme la racine de Grande Confoude , le Plantain , la Grenade , l'Epine-vinette. Voyez la Claſſe de ces Plantes.

Entre les plantes Narcotiques la ſemence & la tête du Pavot, les feüilles de Morelle ſont auſſi des plantes rafraichiſſantes. Voyez cette Claſſe Nᵉ. 1. & No. v.

La pluſpart des Plantes aperitives temperées & celles que nous avons appellé Chicoracées ſont rafraichiſſantes & s'ordonnent avec ſuccez dans les tiſanes capables de rafraichir le ſang en moderant le mouvement precipité des humeurs ; l'Ozeille, la patience, la Chicorée ſauvage, le fraiſier ſont de cette nature.

Enfin nous avons entre les Plantes Cordiales & Alexiteres des acides temperez tre utiles dans les fievres ardentes pour appaiſer la ſoif des malades les rafraichir & calmer le mouvement trop precipité du ſang tels ſont l'Alleluia, le Citron & le Limon. On met une poignée des feüilles d'Alleluia dans les boüillons qu'on laiſſe amortis ſur le feu aſſez de temps pour en tirer une legere teinture. Voyez la Claſſe des Plantes Alexiteres N°. ix.

A l'égard du Citron & du Limon tout le monde ſçait l'utilité de la Limonade pendant les chaleurs de l'Eté ; quoy qu'on en uſe plus volontiers en ſanté, par l'agréement qu'à cette boiſſon, que dans la maladie & pour le beſoin ; on s'en ſert

cependant avec succez dans les fievres ai
guës, lorsque les malades ont la langue
sêche & noire, & principalement dans
les pays chauds. Voyez la même Classe
N°. x.

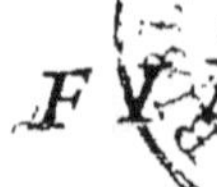

FIN

TABLE

TABLE
DES
NOMS FRANÇOIS
DES PLANTES DONT
on à parlé dans cet Ouvrage.

Hhh

I iij

I iiij

H

FIN.

FAUTES A CORRIGER

Au difcours Preliminaire , page 23. ligne 29 *nuits* , lifez fruits.

p. 27. l. 2 *de compofitions* , lifez de decompofitions.

p. 30 l. 2 *la determinent* , lifez le determinent.

p. 33 l. 22 *parce qu'elles* , lifez en ce qu'elles.

p. 36 l. 17 *& être* , lifez & pour être.

p. 40 l. 4 *inffufion* , lifez infufion , l. 24 *Hippolaphatum* , lifez Hippolapathum.

p. 48 l. 6 *Hrtn* , lifez Hern.

p. 49 l. 3 *dice* , lifez radice.

p. 59 l. 5 *gomandra* , lifez gamandra.

p. 97 l. 3 *diaphoriques* , lfiez Diaphoretiques.

p. 99 l. 7 *d'exciter* , lifez à exciter.

p. 104 l. 7 *defertive* , lifez deterfive.

p. 107 l. 23 *dans leurs* , lifez de leurs.

p. 110 l. 12 *melonopiper* , lifez melanopiper.

p. 112 l. 11. *canimum* , lifez caninum.

p. 137 l. 31 *fatidum* , lifez fætidum.

p. 277 l. 5 *callionmius* , lifez callionimus.

p. 287 l. 17 *tabula ic* , lifez Tab. ic.

p. 360 l. 4 *agentum* , lifez argenteum.

p. 423 l. 23 *vinteranus* , lifez cortex Vvinteranus

p. 442 l. 4. *on couve* , lifez on couvre.

p. 463 l. 4 *berberiflego* , lifez Berberis vulgo.

p. 511 l. 6 *cancanum* , lifez cancamum.

p. 69 No. III. lifez No. IV.

p. 80 No. XVI. lifez No. XVII.

p. 175 No. xx. oublié

p. 397 No. I. lifez No. II. No. II. lifez No. III.

On fupplie le Lecteur de fuppléer aux fautes d'impreffion , ou autres qui auront pû échaper à l'Auteur.

EXTRAIT

Des Registres de l'Academie Royale des Sciences du 7 May 1712.

MEssieurs Reneaume & Geoffroy qui avoient été nom_mez pour voir un ouvrage de Monsieur C H O M E L intitulé *Abregé de l'histoire des Plantes Usuelles*, en ayant fait leur rapport, l'Academie à jugé que l'impression en seroit tres utile, en foy de quoy j'ay signé le present Certificat. A Paris ce 8 May 1712.

Signé

FONTENELLE
Secretaire de l'Academie Royale des Sciences.

APPROBATION.

J'AY lû par l'ordre de Monseigneur le Chancelier ; un Manuscrit intiulé Abregé de l'histoire des Plantes Usuelles &c.& j'ay cru que l'impreßion en seroit tres utile au public. Fait à Paris ce 9 Janvier 1712. Signé

GEOFFROY.

LOUIS par la grace de Dieu Roy de France & de Navarre ; à nos amez & feaux Conseillers, les gens tenans noſtre cour de Parlement, Maiſtre ordinaire de noſtre Hoſtel , grand Conseil Prevoſt de Paris Baillifs , Snechaux, leurs Lieutenant & à tous autres, nos Juges & Officiers qu'il appartiendra. S A L U T nôtre amé *Jean Baptiſte Chomel* Docteur Regent en la Faculté de Medecine de Paris ; nôtre Medecin Ordinaire, & aſſocié dans l'Academie Royale des ſciences , nous a fait expoſer qu'il deſireroit donner au Public un *Abregé des Plantes Uſuelles , &c.* de ſa compoſition ; s'il nous plaiſoit luy accorder nos lettres de Privilege ſur ce neceſſaires, à ces Cauſes voulant traiter favorablement le compoſant , nous luy avons permis & accordé permettons & accordons par ces preſentes de faire imprimer vendre & debiter, dans tous les lieux de nôtre obeïſſance ; par tel Imprimeur qu'il voudra choiſir. *L'abregé de l'hiſtoire des Plantet Uſuelles* de ſa compoſition , en tant de Volumes , de telles marges & caracteres , & autant de fois que bon luy ſemblera pendant le temps de dix années

9 782011 347930